PSYCHOSES ET TENDRESSE

Psychanalyse et Civilisations

Collection dirigée par Jean Nadal

L'histoire de la découverte de la psychanalyse témoigne que démarche clinique et théorie issues de champs voisins ont concouru, par étayage réciproque à élaborer le concept d'inconscient, à éclairer les rapports entre pathologie et société et à reconsidérer les liens entre le malaise du sujet singulier et celui de la civilisation.

Dans cette perspective, la collection *Psychanalyse et Civilisations* tend à promouvoir cette ouverture nécessaire pour maintenir en éveil la créativité que Freud y a trouvée pour étayer, repenser et élargir la théorie. Ouverture indispensable aussi pour éviter l'enfermement dans une attitude solipsiste, qui en voulant protéger un territoire et préserver une identité, coupe en réalité la recherche psychanalytique de ses racines les plus profondes.

Dernières parutions

Isaac SALEM et Philippe VALON (dir.), *La maltraitance, une des figures du traumatisme. Traitement psychanalytique par le psychodrame des patients traumatisés,* 2021.
Jean-Michel PORRET, *Les régressions intrapsychiques. Une révision de leur conception dans la théorie psychanalytique*, 2020.
Albert LE DORZE, *Homme animalisé ou animal humanisé ?*, 2020.
Jean BROUSTRA, *Détestation de mots. Mots intrigants et quelques amours*, 2020.
Alain LEFEVRE, *Psychanalyse critique de la destinée, Du théâtre antique à l'inconscient,* 2019.
Louis MOREAU DE BELLAING, *D'un sens l'autre, Le sacré-profane et l'entre-nous*, 2019.
Urias ARANTES, *La Cité des Dames, Enquêtes sur les relations entre la psychanalyse et les féminismes*, 2019.
Martín RECA (dir.), *Salomon Resnik, Un psychanalyse à l'écoute de la folie*, 2019.
Saverio TOMASELLA, *La subjectivité face au désastre, Subjectivation et catastrophes,* 2018.
Jean BROUSTRA, *Psychoses et langages. Scènes psychothérapiques du dire*, 2018.
Michel BASS, *Mort de la clinique. Analyse de la fracture du système de santé*, 2018.

Claude Forzy

PSYCHOSES ET TENDRESSE

LES DEUX OCTAVE

Récit romanesque autant que fidèle

L'Harmattan

Du même auteur

Psychothérapies de psychotiques. La Source 94, l'Harmattan 2001

Les dessous du divan, l'Harmattan 2011

La saga du Faulx, L'Harmattan 2013

Rêver plutôt que mourir, Publibook 2016

Le petit bourg et son banc, Publibook 2016

Elodie et leurs dernières volontés, Publibook 2017

À la suite d'Elodie, Publibook 2018

5-7, rue de l'École-Polytechnique – 75005 Paris
www.editions-harmattan.fr
ISBN : 978-2-343-23996-5
EAN : 9782343239965

Merci à Anne-Marie Pelletier pour son lourd travail de correction.

Merci aussi à Pierre Edouard Forzy. Ce récit est à l'intention de la génération montante.

Félix et Mathias,

Margaux et Romane

Camille et Arsène

Lubin et Oscar

Mon chéri lointain Eli

Et pour l'heure encore, le tout petit Noë

Avec tout le respect de leurs ancêtres

Merci aussi aux barils de tendresse dans ma vie, partagés avec Jeanne Antoine-épouse Forzy, décédée en 1971, Geneviève décédée 1981 et Nanou, vaillante septuagénaire, Dieu merci !

En plus de Jean Nadal qui a permis la publication de ce récit, l'humanisme de Pinel et d'Auguste Marie, de Minkowski et de Henri Ey a inspiré mon travail. Avec Pierre Margat et Michel Schweich, nous avons entrepris, en asile, les soins de 9 patients internés, 3 chacun, avec trois séances par semaine et un sévère intercontrôle hebdomadaire il y a plus de 70 ans. Nous avons poursuivi notre travail chez Paul Sivadon. Celui-ci m'a vivement encouragé à le suivre dans diverses institutions privées et associatives. La liste est longue de mes collègues, Angelbert, Paumelle, Jean-Girard et Jean Oury et surtout Charles Brisset, Émile Rogé et Gérard Blès, avec lesquels j'ai travaillé efficacement dans les sociétés scientifiques auxquelles j'ai participé. Certains et particulièrement Geneviève Forzy-Dupont, Monique de Hadjet-Laché, Catherine Perrot-Gallien, Françoise Rose-Merlin, Gérard Henry, Jacqueline Flandin ont mis en place avec moi l'association la Source 94, lieu de soin à temps complet y compris lors des vacances, avec hébergement parfois familial, « lieu de rencontre entre malades et familles, lieu de réinsertion efficace ».

Prologue

Psychose et Tendresse se marient peu et surtout mal l'une à l'autre. Les deux Octave qui vont bavarder dans les pages à venir sauront-ils les réconcilier ? C'est l'espoir de ce livre.

« Sur un trottoir, la silhouette d'une personne au comportement étrange qui avance face à lui fait passer bien souvent le passant sur le trottoir d'en face ».

Le docteur Octave Antrau, qui a pris la fâcheuse habitude de se parler à lui-même à voix haute, s'en fait la confidence. Il se trouve, sans bien comprendre pourquoi, allongé, apparemment bien lucide, sur un lit qui n'est pas le sien :

– Je parle souvent tout seul à nouveau, et je me mets moi aussi à changer de trottoir face à une silhouette inopportune depuis que j'ai pris ma retraite, alors que j'ai passé 50 ans de ma vie au milieu des patients psychotiques et que leur compagnie m'était souvent plus agréable que celle de patients névrosés.

Dans une importante clinique de l'Île-de-France, une collègue psychiatre se faisait accompagner par ses 2 bergers allemands en visitant, de chambre en chambre, ses patients. Elle recevait ses patients dans son bureau de la même façon. L'amour des bêtes était son alibi.

Avec vigueur, Elizabeth Badinter aimait dire que l'instinct maternel n'existe pas. Octave Antrau estime que ces propos sont inexacts. Dans la bergerie de la ferme où il est né, à la période printanière de l'agnelage, fouinant à droite et à gauche, alors que tous ses aînés étaient adultes ou pensionnaires, il constatait dès sa petite enfance que des brebis, mères de plusieurs agneaux d'une seule portée, allaient jusqu'à tuer leurs nouveau-nés en les piétinant rudement s'ils cherchaient à se nourrir à leur pis. C'était surtout le cas s'ils étaient vrais jumeaux ou parfois trois. Les autres brebis indifférentes ne bousculaient jamais violemment les nouveau-nés qui n'étaient pas les leurs. La mère nourrissait le plus fort des agneaux et donnait le reste de son lait à l'autre si les mamelles contenaient encore du lait du jour. La mère ne se trompait jamais dans le troupeau. Le berger autorisait même les enfants du village à nourrir au biberon les abandonnés ou les orphelins avec le lait tiré sur les pis des vaches et des jeunes brebis bien portantes. Il me semble que le plaisir des enfants, filles et garçons du village, venait de l'imitation du plaisir des mamans nourrices. Ces jouissances tendres de nourrir leurs bébés non dissimilés sur leurs têtes et leurs regards.

Octave Antrau était le huitième et dernier enfant, huitième enfant de Gaston et Jeanne Antoine-Antrau. Octave aimait et surtout admirait ses parents.

Très peu de noms propres du texte suivant ont été inventés. En citant la plupart des professionnels, vivants ou décédés, ayant eu une pratique différente des pratiques actuelles, on peut comprendre que l'esprit humain n'est pas obligatoirement aliéné à sa pratique. Le lecteur comprendra qu'il doit beaucoup à certains psychiatres du siècle dernier, très érudits, très humanistes, même si l'éthique médicale s'est, parfois heureusement, profondément modifiée. Il peut avoir une haute estime pour les différents modes d'approche du soin si ses aînés ont su conserver leur éthique malgré leur pratique différente. Comme l'avaient dit un certain nombre de nos ancêtres, c'est le respect des malades qui prévaut.

Antrau est l'un des trois psychiatres dont il sera particulièrement question ici. Ils ont fait leurs études de médecine et leur formation de psychiatrie à la même époque, juste après la dernière guerre mondiale. La quatrième, secrétaire médicale, beaucoup plus jeune qu'eux, est passée brusquement de la ferme familiale bretonne à Paris. Très vite après, curieuse, séductrice et ambitieuse, elle a fait son trou dans le milieu plus ou moins sophistiqué des intellectuels mi-médecins, mi-philosophes. C'était l'époque d'un essor désordonné de la connaissance après les drames de la dernière guerre.

Ce bouleversement culturel de l'après-guerre leur a fait, à tous les quatre, parfois oublier les coutumes de respect pour les personnages importants de leur enfance. Ce respect est resté pourtant inscrit dans leur être profond et ressurgit dans leurs rêves ou dans la réflexion sur les très bons et très douloureux moments de leur vie professionnelle.

Le départ aux armées de leurs professeurs, en Picardie comme au Maroc, ne les a pas contraints à accéder à une bonne formation scolaire, car ils étaient tous trois très doués, mais ils ont été doublement projetés dans un univers que leurs parents ne maîtrisaient pas. Les trois plus âgés avaient moins de dix ans au début de la drôle de guerre.

Marie-Charlotte, la plus jeune du petit groupe, subissait la folie de son frère aîné dans l'appartement familial dont il sortait à peine, sauf dans la nuit. Cela a contribué à son désir de comprendre, de supporter, et de contribuer à prendre soin, autant qu'elle le pouvait, de la cruelle pathologie mentale de son frère, son aîné de quatre ans. La maladie était cruelle pour son frère, bien sûr, mais aussi très cruelle pour elle, douloureuse pour son père impuissant à gérer le ***noyau familial***. Il était aussi insupportable pour le narcissisme de la mère de Marie-Charlotte se coupant progressivement de son mari et de sa fille. Marie-Charlotte ne voyait son frère, petite fille, qu'à l'occasion des séjours de celui-ci, l'été, chez ses grands-parents. Ceux-ci étaient tous quatre fermiers en Bretagne et elle était élevée par eux, tantôt les uns, tantôt les autres, loin de son frère et de ses parents, expatriés à Paris, fonctionnaires aux impôts. Le père de Marie-Charlotte lui manquait, sauf à l'école et pendant les heures d'étude. Elle travaillait et réussissait très bien. Très tôt, elle s'était réfugiée dans le travail et dans l'organisation, oublieuse des tracasseries de son frère allant jusqu'aux abus sexuels. Si celui-ci la martyrisait trop ouvertement, sa mère la réexpédiait chez l'une ou l'autre des deux grands-mères bretonnes bretonnantes. Elle n'en revint qu'après un concours administratif pour faire docilement les études dont sa famille considérait qu'elles étaient les meilleures pour elle. Docile à sa mère, bizarrement docile à son frère, elle accepta que son père qu'elle aimait beaucoup la conduise pourtant un jour chez un coiffeur pour faire couper très court ses cheveux dont elle était très fière. Son frère s'acharnait d'autant plus à les arracher qu'il savait que leur père et elle en étaient très fiers. Studieuse, elle s'isolait dans la bibliothèque municipale et se plongeait dans la littérature médicale de la psychiatrie sans y comprendre toujours grand-chose, mais elle y trouva très tôt de solides embauches. Têtue comme sont capables d'être les Bretonnes, elle quittait ses emplois si le patron lui déplaisait et retrouvait toujours aussitôt un emploi mieux rémunéré, à sa convenance. L'accumulation de connaissances pratiques avec les clients, l'expérience qui peu à peu lui devenait plus cohérente et la lourde pathologie de son frère faisaient d'elle une psychiatre autodidacte, en plus du secrétariat trilingue.

Amazigh Smadja, dont la famille très fière ne se considérait ni arabe, ni peuhl, ni juive, ni bien sûr métropolitaine, était psychiatre. C'était une femme très belle. Sa naissance fut une fête dans une importante oasis, dans le Sud désertique marocain, aux confins du Sahel. Son seul défaut était d'être une femme, aînée d'une nombreuse famille, chérie de son père, ancien sous-officier de la guerre de 1914. Les conflits latents favorisèrent son expédition dans un couvent de religieuses missionnaires qui firent d'elle une très brillante élève. Elle voulait être médecin et psychiatre surtout à cause de la jalousie lancinante de son frère cadet. Elle obtint, fille de militaire, une bourse à l'école de médecine de Bordeaux alors en pleine réorganisation. Blonde avec des yeux ravissants, elle paraissait beaucoup plus norvégienne que berbère. Elle écrivait à sa famille par l'intermédiaire d'une tante lettrée, mais ne mettait plus les pieds dans le puissant paysage saharien. Elle savait son frère apte à la tuer et cela la rendait hostile aux hommes. Étudiante dans une école militaire, elle vivait dans un milieu presque entièrement masculin. Elle ignorait les avances pressantes de ses collègues à la faculté de médecine. Elle épousa cependant un officier remarquablement sportif et machiste qu'elle voyait peu puisqu'il était toujours en opération. Comme tous les boursiers, elle devait des années de services à la Marine nationale et découvrit en érudite le monde entier. Un seul homme était son ami, un étudiant en médecine timide, lui aussi boursier de l'État à l'École navale de Bordeaux. Il se nommait Octave Ceytou. Il était amoureux d'elle et incapable de le lui dire. C'était très confortable pour eux deux. Comme elle, il quitta l'armée dès sa dette à l'État apurée et comme elle, obtint son affectation auprès des fous apaisés par les douches et les sédatifs vigoureux comme le chloral et les bromures. Ces fous apaisés venaient des asiles de l'agglomération parisienne. Ils étaient classés officiellement travailleurs et étaient hébergés par leurs patrons sur des paillasses dans l'étable ou la bergerie. Ceytou n'avait pas plus su ce qu'était une gamme qu'une mortaise, mais il chantonnait joyeusement un solide répertoire de chansons chez l'un des fermiers et artisans qui complétaient leurs maigres revenus par une pension de l'administration du Conseil général. Il affûtait merveilleusement les cisailles et les bêches.

Les deux Octave ont ici changé de patronyme pour leur donner, par de médiocres jeux de mots, leurs singularités particulières. « Sait tout » pour le plus érudit est devenu Ceytou. « En trop », pour le plus petit de sa famille est devenu Antrau. Les registres municipaux n'ont pas corrigé les orthographes. Le nom d'Amazigh Smadja est une invention, mais la camarade psychiatre d'origine berbère qui a travaillé quelque temps au siècle dernier n'est pas une invention. Marie-Charlotte Fouillou, Bretonne secrétaire trilingue a existé elle aussi. Dans ce texte difficile sur la tendresse et la folie, comme Amazigh d'ailleurs, sa place entre la pathologie familiale et sa fonction tout près des soignants nous paraît tout à fait légitime. Elle représente une cohorte importante pour les patients des psychiatres et des Institutions psychiatriques.

Ce récit est parfois romancé. Mais les incidents, les drames qui en font la trame correspondent à la réalité. Ils sont là pour tenter de suivre le lien de l'affectivité des soignants des malades mentaux, de leur entourage familial, vers le comportement de repliement sur soi, l'aggravation de leurs troubles et leur violence ou, au contraire, vers un mieux-être, une amélioration du comportement et même la guérison de troubles psychiques réputés incurables.

CHAPITRE I.

Tendresse et Folie

Voilà deux mots qui devraient se réunir le plus souvent harmonieusement dans le langage psychiatrique et philosophique. Mais ce n'est pas le cas. Peur et folie ; oui ! Moquerie et folie, bien sûr ! Folie et violence, oui ! Folie et suicide, c'est bien fréquent. Mais si tendresse et folie sont liées dans un texte ou un discours, c'est seulement poétique, emphatique ou moqueur.

Les professionnels de la santé mentale sont sages de diriger leurs élans de tendresse vers d'autres personnes que les fous, ceux que leur orientation professionnelle les a conduits à côtoyer. Mais si leur vie affective est pauvre ou instable en dehors de leur fonction soignante, ils ont un grand mal à garder leur sang-froid tout au long de leur vie.

Il fut un temps où l'expression ***NOYAU PSYCHOTIQUE*** était à la mode dans les colloques de psychiatres. Notre très cultivé et remarquable orateur Émile Rogé aimait à l'utiliser. Il semble n'avoir pas eu sa part dans la collection de mots de Sigmund Freud, mais il est évocateur de tous les traumatismes de la très petite enfance, non digérés de chacun de nous. Les psychotiques en sont gravement les victimes. Émile Rogé, dans l'une de ses envolées lyriques, avait dit un jour : « Les Noyaux psychotiques, je les broie avec un marteau. Antrau, lui, cette andouille, les prend dans ses bras, les dodeline et les fait fondre autant qu'il lui est possible ».

Octave Antrau rencontra son premier ami, aliéné, dès son enfance entre 6 et 8 ans. Ce monsieur se présenta d'abord à lui sous le **prénom** de Pierre. Il s'était bien habitué à la vie claustrale, car il disait être enfermé dans l'asile de Prémontré, très proche de la ferme des parents d'Antrau. Depuis des années, cet homme n'avait causé de soucis à personne, sauf à lui, parfois en s'automutilant contre son gré sur l'ordre de voix hostiles. Il bénéficiait à l'intérieur des très hauts murs et grilles de l'asile d'une assez grande liberté. C'est par son autodescription qu'il se présenta d'emblée à Octave. Ce dernier la savait imprévisible. Il lui fit part de son nom de famille sans voyelles, imprononçable. Ce monsieur a été le premier ami d'Antrau, enfant.

Quatre-vingt-cinq années ont passé.

Depuis quatre ans, dans l'isolement de sa retraite, Octave Antrau, désireux d'évoquer par écrit le plus sincère et le plus cher de ce qu'avait été sa vie professionnelle, voudrait voir vivre en harmonie sous sa plume la Folie et la Tendresse, mais il se chamaille avec lui-même à propos de leur mariage ! Il croit les maîtriser dans sa pensée, dans ses rêveries, ses méditations, surtout la nuit lors de ses insomnies. Il croit nécessaire d'en parler avec humour. Il croit en avoir fait, loyalement, le plus honnêtement possible, le socle de sa vie professionnelle et cette foutue machine à traitement de texte se refuse à s'accommoder de son infirmité à en écrire quoi que ce soit maintenant de cohérent. Malheureusement, il met un temps considérable à aligner les mots-clefs de sa pensée. Psychose et noyau psychotique, névrose et noyau familial, et surtout humour. L'humour qui seul peut transformer les noyaux indigestes, parfois mortels, en petits pépins de rien du tout. Si encore il savait à qui en parler. Tant pis !

Il ne peut que tenter d'écrire, mais le siège de son ordinateur lui fait vite mal au dos et un nouveau rendez-vous est prévu, bien lointain, chez l'oculiste. Mais Octave Antrau est obstiné. Il est picard. Il viendra à bout de cet essai avant de disparaître. Il est né haut picard et la race picarde est peu outillée sur le plan intellectuel.

Pour l'instant, Octave Antrau est le plus souvent endormi avec des périodes de lucidité qui ne lui permettent pas cependant de savoir ce qui vient de lui arriver. Ces alternatives de lucidité et de confusion le déroutent. Il n'est manifestement plus chez sa femme ! Mais pourquoi ? Depuis quand ? Il a des tuyaux qui excitent son nez. Il a le sentiment de n'avoir pas mangé depuis des années. Lorsqu'il réussit à tourner sans souffrir la tête sur sa gauche, il constate qu'il a un voisin dont la tête est cachée sous des bonnets, mais il s'endort souvent et se réveille seul. Une toute jeune fille en blouse blanche avec un masque sur le nez et la bouche, silencieuse, vient de pénétrer dans la pièce où il est étendu et même parfois attaché à son lit.

– Comment s'est passée votre nuit, Messieurs ? Vous n'avez pas à aller aujourd'hui d'un bout à l'autre des services d'examens. Vous allez pouvoir faire connaissance. Nous tous ici vous appelons les deux Octave. Vous avez fait tous deux au siècle dernier le métier de médecins psychiatres, mais vous semblez ne pas vous reconnaître ni même vous connaître. Votre femme a pris de vos nouvelles, Monsieur Antrau. Elle-même souffre pas mal, mais elle a toute sa tête. Elle est à l'autre bout de l'hôpital, mais ne peut pas composer elle-même les numéros. Quant à vous, Monsieur Ceytou, vous avez la chance que votre amie, tous les matins vous fasse coucou, par la porte entrouverte. Elle est très impatiente de votre prochain retour chez elle, mais elle n'ose pas poser la moindre question. Vous n'avez plus votre place ici en réanimation. Vous n'êtes pas en état de retourner chez vous. Mais où vous mettre ? Je vous parle avec plaisir, mais je ne sais pas si, l'un et l'autre, vous comprenez toujours ce que je vous dis ! Ma collègue et moi, nous aurions pu plus mal tomber. Vous êtes dociles et aussi coopérants que votre état de santé le permet. Certaines heures vous semblez tout simplement des vieux messieurs en cure thermale, mais parfois, je ne donnerais pas cher de votre peau.

Ceytou voulut faire de l'humour :

– Les Américains ont un très bon équipement médical. Ils soignent bien, parfois même, dans les couloirs de la mort. Voulez-vous tenter de nous y installer, côte à côte, l'un et l'autre ? Si vous et votre gentille collègue qui nous avez été attribuées restez avec nous, nous pourrons libérer ces lits si savamment équipés.

– Il est vrai qu'à vous deux, vous avez plus de 180 ans. C'est dur à cuire les psychiatres ! Vous étiez l'un et l'autre près de la retraite alors que je commençais à peine à travailler ici après mes diplômes. Votre histoire est celle du siècle dernier !

Octave Antrau s'efforça de répondre à l'élève infirmière :

– La psychiatrie a plusieurs milliers d'années dans la conscience des hommes. Elle a fait tous les parcours de la pensée humaine depuis les préhominiens jusqu'à notre Maître Jacques Lacan. Les psychiatres ont fait communiquer les dieux et Satan avec l'humanité. Privilège initiatique. Satanisme justifiant tortures et immolation par le feu de cigarettes sur le dos de la main. Enfermement des fous avec les prisonniers de droit commun et à leur merci ! Il y a beaucoup à dire pour une variété assez macabre d'historiens. Ici, je voudrais, avec je le souhaite l'aide de mon voisin de chambre ancien psychiatre militaire, parler de folie, mais surtout de tendresse dans la relation thérapeutique avec les psychotiques. Le temps nous presse, mais nous irons plus vite avec nos vieux souvenirs et notre vieux voisin.

Si Octave Antrau a pu faire et a cru bien le faire auprès de grands malades, pendant des années, ce travail de soins, c'est certainement, pendant plus de 30 ans, grâce à la compétence, à l'empathie et à la tolérance de ses collègues de l'association, La Source, qu'ensemble ils ont peu à peu mise en place. Ce désir était latent en lui depuis qu'il avait discuté quelquefois, enfant, avec Monsieur X l'interné d'office de l'asile de Prémontré. Mais sa rencontre avec Michel Schweich et Pierre Margat a été décisive. Elle lui a permis de construire son outil de travail : la distance empathique à géométrie variable jusqu'au corps à corps avec le patient psychotique. Mais c'est surtout, si j'ai compris ses confidences, grâce à Geneviève, sa première épouse, et à l'ouverture de la porte de leurs maisons familiales successives dans la région parisienne et en Picardie où ils ont, auprès de leurs enfants, choisi de recevoir et parfois d'héberger quelques jours certains patients isolés. Ils le faisaient surtout s'ils sentaient urgent de les détacher de leur lieu d'enfermement sur eux-mêmes. Antrau aime à se remémorer ces souvenirs sans gommer ceux, très nombreux, qui ont été médiocres et même très douloureux. Mais, depuis qu'il a cessé son activité, des cauchemars le réveillent avec la représentation cruelle de ses échecs. Souvent lorsqu'il repense aux personnes qui se sont tirées d'affaire au milieu de son petit groupe de collègues, au milieu de sa famille, pour mener la vie quotidienne des gens « dits normaux » il respire bien mieux. Mais son corps de vieux s'approche de l'asphyxie, parfois le jour, surtout la nuit, lorsqu'il se ressent seul, sans avoir quelqu'un de vivant à qui parler. On voit des vieux causer de plus en plus souvent sur le petit écran. Si l'on juge selon les choix des émissions télévisées du vingt et unième siècle encore tout jeune, tout le monde peut constater que l'on offre de plus en plus la parole à des personnes d'un âge avancé, plus encore que le sien, et que les vieilles souches usent du petit écran et parlent d'eux sans modération. Pourquoi lui aussi ne s'y essayerait-il pas ? « Parler, crier, parler encore, toujours sur terre, parler comme l'on parle au moment de se taire ». Il s'agissait de deux vers d'une tragédie : *Caracalla*, que ce vieux bonhomme avait rédigés en pension, à l'âge de 14 ans, au collège, avec deux copains. L'un fut interné, schizophrène, peu après, l'autre partit s'enrichir en Amérique du Sud, se désintéressant sagement de ses souvenirs. L'œuvre, jouée sur une scène de théâtre, malgré sa versification alexandrine irréprochable n'a pas plu aux professeurs, scandalisés par le nombre de morts qui y disparaissaient les uns après les autres jusqu'à la fin de la saynète. La vanité, cette vertu qu'Octave encourageait ses patients paranoïaques à cultiver plutôt que l'orgueil, avait servi Octave une bonne partie de sa vie. La vieillesse l'en privait.

Octave en avait conclu qu'il était grand temps d'arrêter le métier où, proclamait-il, l'écoute de l'autre a tant d'importance. Et pour être sûr de trancher les liens de quelques relations de transfert positif interminables, il lui fallait partir le plus loin possible de son divan et de son bureau. Cela lui a été d'autant plus facile qu'une convocation lui avait été faite, trois ans auparavant, dans un somptueux bâtiment tout neuf de la sécurité sociale. Il s'agissait de vérifier si le régime général de la SS avait toutes les données sur sa vie de salarié depuis l'âge de 17 ans et quelques mois où il avait enseigné les sciences dites naturelles dans un lycée à des élèves de terminale abandonnés par leur professeur accidenté. La dame de la SS qui l'a questionné était tellement fascinée par l'écran de son ordinateur qu'elle ne s'est pas retournée pour voir sa tête. Cependant la précision des dates que possédait l'administration sur sa vie, y compris la plus intime, le stupéfiait. La dame dont il ne vit que le dos volumineux lui demanda de lui confirmer qu'il était veuf et remarié, qu'il était le père de 4 enfants et qu'aucun d'entre eux n'était mort. Médusé, il donna son accord à tout. Il apprit que lorsqu'il avait été l'un des rares psychiatres de cette lointaine époque à avoir fait son service militaire, très longuement même, en raison des conflits en Algérie, la SS en avait tenu compte. Beaucoup d'autres neuropsychiatres et étudiants en psychiatrie, par le plus grand des hasards, étaient mis à la réforme, réformés P4, et non P5 pour n'être pas barrés à l'accès aux concours. Cela voulait dire en termes clairs désignés fragiles du ciboulot ou, parfois, si hostiles aux conflits qu'ils choisissaient d'être objecteurs de conscience. Cette dame soulignait les emplois salariés les plus divers qu'il avait pratiqués pour payer ses deux psychanalystes successifs comme c'était la mode alors. Elle avait commenté, sans indulgence, l'interminable durée de ses études et la fabrication dans la joie de quatre enfants avec une première épouse dont le seul mauvais goût fut de mourir bien trop tôt d'un cancer. Cette dame s'était étonnée de la diversité des employeurs temporaires. Patiemment, Antrau tenta de lui expliquer qu'il avait eu besoin de payer ses études et que la diversité des activités lui paraissait plus saine que l'immobilité devant un écran d'ordinateur. Cette dame, cadre A, prisonnière de sa fonction administrative, lui dit enfin qu'il pouvait se retirer de son bureau, sans jeter un regard sur lui. Il s'est permis de lui demander alors quelle somme le régime général de la sécurité sociale lui attribuerait chaque mois s'il prenait sa retraite maintenant. Elle joua à nouveau avec son clavier et lui dit enfin : « 4 850 francs par mois » (en vieux francs). C'était pour Octave le Pérou, du moins celui de la légende. 4 850 anciens francs et c'était il y a bien longtemps.

– Et pendant combien de temps, s'il vous plaît ?

– La qualification de neuropsychiatre est en voie de disparition. Elle a été créée pendant bien peu de temps pour amadouer les neurologues distingués. Il leur avait été promis, dans le cadre de la convention qui se mettait en place, le C3, c'est-à-dire le triple du remboursement de la consultation aux patients des médecins généralistes conventionnés. Cela n'a pas duré bien sûr. Vous ne restez qu'une poignée d'individus de cette curieuse espèce. Pourquoi ne pas inventer la podo-psychiatrie pour les pieds sensibles ou la gastro-psychiatrie pour les constipés ? Son ordinateur ne savait pas alors que l'espèce humaine possédait un deuxième cerveau dans le ventre.

Heureuse de son humour, cette dame a ajouté :

– Bien d'autres que vous sont morts dès leur retraite. Mais je peux vous donner une moyenne en fonction de votre âge plutôt avancé. Statistiquement, si j'en crois les chiffres actuels, vous toucherez votre pension jusqu'à votre décès, dans 3 mois et 20 jours.

CHAPITRE II.

Le quarteron des héros de ce récit

Les deux OCTAVE dans leur lit d'hôpital ont plaisir à se remémorer le petit groupe qu'ils formaient pendant plusieurs mois avec Amazigh, avant son triste accident professionnel, et avec de temps à autre Marie-Charlotte, qui aurait bien aimé y venir plus souvent. Octave Ceytou avait appris la clinique et la thérapeutique psychiatriques auprès d'enseignants très organicistes. Ceux-ci étaient exaspérés surtout par l'invasion des psychogénéticiens, médecins ou non de diverses écoles. Ils trouvaient ces derniers envahissants avec leurs théories psychologiques encombrées par une imagination foisonnante. Les adeptes des méthodes de soin organiques : l'insulinothérapie de Sakel, les électrochocs, la neurochirurgie de l'encéphale, les chocs au cardiazol, les médicaments opiacés en usage à cette époque, les camisoles de force, les isolements prolongés en cellules ne faisaient que poursuivre dans l'esprit de certains l'image de la folie comme une aliénation satanique. Les laboratoires n'avaient pas encore découvert les psychotropes. Ceux-ci devinrent en quelques années un gigantesque fromage à se partager. Bien au contraire, les psychogénéticiens se refusaient à utiliser des procédés dont ils dénigraient l'inhumanité et cherchaient, par la psychiatrie morale, à apaiser le désordre mental des patients dans des établissements parfois presque douillets.

Sigmund FREUD, dans son analyse et ses écrits sur l'Inconscient, tentait d'éclairer les patients sur les drames oubliés de leur enfance. Il fit école et ne fut pas tendre avec ceux de sa génération qui discutaient et contrariaient ses certitudes. Le vingtième siècle a été déchiré par deux guerres mondiales dans lesquelles des milliers de déments internés dans des asiles moururent de faim. En France, 40 % d'entre eux, lors de ces deux guerres, disparurent par la famine.

D'autres malades mentaux, en Allemagne nazie et ailleurs, considérés comme des sous-hommes au même titre que les mammifères dits supérieurs, servirent de cobayes, vivants ou morts, ils étaient disséqués sans scrupule aucun au nom de la recherche scientifique.

Après la Deuxième Guerre, un désir profond d'humanisme, une tentative collective de comprendre le psychisme des malades mentaux vint ouvrir la porte d'une psychiatrie plus humaine. Au début du vingtième siècle, un bon nombre d'aliénistes avaient cependant tenté de rendre plus humaine la vie quotidienne des ***déments*** et de mettre en place bien loin dans les provinces des asiles non carcéraux. Certains psychiatres pratiquaient la Psychiatrie morale. Dans le labyrinthe de la folie, les désirs de classification permettaient aux soignants psychiatres, psychologues et infirmiers d'éviter de patauger dans la complicité avec les malades. C'était préférable d'éviter de se reconnaître soi-même comme aliéné, déséquilibré, paranoïaque, ou même profondément débile. Le confort pour les soignants était donc de se réfugier dans une chapelle scientifique ou une autre. Nombreux étaient les psychiatres qui désiraient devenir Maîtres de telle ou telle École. L'opinion publique se contentait de considérer fou de vouloir soigner les fous. Si un crime, brusquement, défrayait la chronique et que les médias s'en emparaient, l'horreur était d'autant plus dénoncée que la loi sur l'irresponsabilité pénale et ses aménagements successifs permettaient aux auteurs de violences d'être déclarés : ***irresponsables au moment des faits***.

– Ne te souviens-tu pas de cet homme paranoïaque, essentiellement jaloux, qui menaçait de mort son voisin ? Il était certain dans son délire que celui-ci le trompait avec sa femme. Il fut hospitalisé, interné d'office, dans un établissement psychiatrique très proche de son domicile. Il obtint, après quelques mois, le droit de passer un week-end chez lui et dès la première nuit tua son voisin. La cour d'assises le jugea non responsable de son acte et il fut réinterné. La femme du malade obtint le divorce avec garde des enfants après un interminable procès. Elle obtint une très importante réparation financière, mais mourut peu après. Le malade, irresponsable pénalement, héritier de son épouse dut rembourser, dès qu'il retrouva la liberté, à parts égales avec le médecin qui avait accordé le droit de sortie, une somme exorbitante aux enfants de sa voisine veuve. Il eut l'intelligence d'épouser la veuve du vigneron assassiné dès qu'il le put, sous le régime de la communauté. Il n'était plus jaloux, il était très bon vigneron et le couple prospéra, mais le psychiatre dut continuer de payer au nouveau couple sa part du dommage.

– Pourquoi me racontes-tu cette vieille histoire ?

– N'avons-nous pas convenu de nous dire, maintenant que nous sommes d'irresponsables cacochymes, au gré de notre fantaisie, à déambulateurs rompus, tout ce qui nous passe par la tête ? Au fait, c'est l'heure et le jour de la venue dans notre studio de Marie-Charlotte ? Elle va prendre la parole et ne pas lâcher. Profitons des brefs instants qui restent pour nous deux.

Celle-ci prit le crachoir. Elle était heureuse de trouver auprès des deux Octave, la certitude d'être crue lorsqu'elle évoquait sa blessure atténuée par le fait d'être retraitée, mais jolie encore. Raconter une fois de plus qu'elle avait été martyrisée par son frère aîné idolâtré par sa mère la soulageait. Elle était surtout soulagée que celui-ci eût, dans un geste courageux, sauvé au carrefour de sa rue une fillette que sa mère ne surveillait pas assez. C'était son geste de courage qu'il l'avait tué, lui. Il ne s'était pas suicidé, fou furieux clochardisé, contrairement à ce qu'avaient dit la Presse, l'opinion publique et surtout ses propres parents. Marie-Charlotte poursuivit : « Il mourut, courageux adulte tenant serré dans sa main le sandwich que très souvent je lui offrais. Il me l'arrachait pourtant des mains sans un sourire de remerciement ». Elle fut elle-même considérée comme insensée de ne pas croire son frère tout à fait forcené sauf par les deux vieux messieurs avec lesquels elle tentait de faire équipe. Son attachement à son frère au-delà de la mort, malgré les sévices qu'il lui avait infligés, l'avait conduite à désirer faire un métier en rapport avec la psychiatrie. Ses deux parents honteux et accablés avaient accepté la version de l'opinion publique et moururent rapidement, chacun enfermé dans une solitude mortifère. Cette même situation, heureusement bien moins dramatique, avait conduit Octave Antrau à une curiosité bienveillante vis-à-vis des fous puisqu'il avait eu le plaisir d'avoir tout jeune pour ami, un monsieur, hospitalisé depuis de longues années. Ce monsieur paraissait avoir 40 ou 50 ans. Il n'était pas très beau, mais il était très souriant. Il semblait même parfois se faire d'aimables sourires à lui-même. Il était en treillis uniforme comme la grande majorité des personnes qui habitaient l'asile de Prémontré, où étaient hébergés, souvent à vie à cette époque, des centaines d'insensés venant des départements de l'Aisne, des Ardennes et des départements du Nord. Quelques personnes, hommes ou femmes, étaient hébergées dans les deux pensionnats, beaux bâtiments dont les fenêtres donnaient sur la cour d'honneur. Ces logements étaient une sorte de pension de famille pour malades mentaux. Les familles payaient une bonne partie du séjour et les malades y bénéficiaient, avec les mêmes soins que les autres, d'une chambre individuelle, d'un personnel plus respectueux et d'une nourriture plus soignée, la même que celle du petit groupe de médecins. Les insensés des pensionnats étaient peu nombreux. Ils venaient du Nord ou de la région parisienne, mais avaient aussi peu de visites de leur famille que le tout-venant des aliénés qui passaient leurs jours et leurs nuits dans leurs quartiers. Avant d'échouer à Prémontré, certains avaient été discrètement séquestrés plus ou moins longtemps dans des cliniques privées souvent coûteuses et leurs familles s'étaient lassées de visites conflictuelles. Ils avaient le droit de garder leurs vêtements civils parfois religieusement entretenus par l'une ou l'autre des Sœurs de la Communauté, mais l'absence de visites de leur famille les rendait plus dépenaillés encore que le commun de leurs compagnons d'infortune. Le nouvel ami du tout jeune Octave Antrau n'était pas de ceux-là. Il était habillé presque avec élégance du même uniforme de bagnard que la majorité, bleu gris, et portait sur ses pieds nus, des savates de cuir. Les frusques étaient fabriquées dans les ateliers de l'Asile par les aliénés dits travailleurs sous la surveillance des plus habiles des Sœurs de la Communauté religieuse. La voix de cet homme, qui se présentait à Octave sous des noms variables, était douce et calme sauf lorsqu'il poussait vers le ciel un cri furieux dont Octave ne comprenait alors ni la raison ni le sens. Il parlait dans un français très cultivé. Pourtant dans le ton de sa voix, il y avait un accent semblable à celui des compagnons polonais de la ferme de son papa à quelques kilomètres de là. Dès le début de la rencontre, ce monsieur s'est parfois présenté comme séjournant là parce qu'atteint, selon les dires des médecins aliénistes, d'une ***démence précoce***. Depuis quand était-il là ? Peut-être une vingtaine d'années. Auparavant, il était, avait-il dit au tout jeune Octave, à la Sorbonne. Il y étudiait et enseignait, disait-il, les langues du Moyen-Orient, y compris l'araméen. Comme il n'était pas très riche, il avait obtenu une bourse, en complément de ses traductions. Hébergé à Prémontré, plutôt qu'enfermé, car il avait bien assez de ressources pour s'en échapper s'il l'avait voulu, il était attaché aux écritures quelques heures par semaine à l'économat. Il avait donc beaucoup de loisirs et comme il bénéficiait d'une certaine liberté, il se promenait dans les couloirs et les allées de l'asile. Il tenait à bonne distance toutes les personnes qui, gardiens ou fous internés, portaient la même tenue de bagnards que lui. À la première rencontre, il s'est adressé à Octave.

– Je vous ai vu descendre de la Hotchkiss de Monsieur Antrau qui vient vérifier que tout va bien ici. Je connais son nom comme je connais beaucoup des événements de notre chère Abbaye. Ce Monsieur est sans doute votre père, car vous lui ressemblez fort, en plus petit. Il est bien connu ici. Vous êtes, sans doute, son huitième enfant puisque certains vous appellent Octave ou Monsieur Octave.

– Mon père est le maire du village picard de Bassoles-Aulers surtout peuplé de familles de paysans polonais chassés par la famine dans leur pays. Il fait partie du conseil d'administration de cet établissement de 1 300 aliénés comme on appelle les personnes plus ou moins enfermées dans cet asile au cœur de la forêt de Saint-Gobain. Êtes-vous, vous-même, un malheureux insensé ?

– Je suis a-liéné car je suis sans lien avec qui que ce soit. Je ne cause pas beaucoup avec les autres. Il y a tantôt un, tantôt deux médecins dits aliénistes auprès de nous. Ils ne cherchent pas à se fatiguer et ne nous saluent que de loin sauf si nous exigeons un entretien après avoir longuement parlementé avec un surveillant. Il y a une vingtaine de bonnes sœurs dont certaines sont gentilles. Certaines sont vieilles, mais elles ont encore un énorme trousseau de clefs que le plus malhabile des kleptomanes pourrait leur emprunter sans qu'elles s'en aperçoivent. Celles qui sont vieilles et sourdes de surcroît sont affectées au pavillon très bruyant des enfants de sexe féminin. On peut en juger par leur plaisir à mettre des rubans roses dans les cheveux ou sur les bonnets des aliénées, si leurs cheveux sont rasés, pour assister à la messe du dimanche matin. C'est une charmante chapelle, vestige du grand escalier, fierté disparue des moines prémontrés qui étaient enfermés ici des siècles avant nous. Cette chapelle est le premier des bâtiments indiquant la cloison entre les pavillons des hommes, là où vous et moi nous nous trouvons, et ceux des femmes, vers le nord.

– Les hommes comme moi, m'explique cet homme sympathique, sont gardés par des gendarmes à la retraite et un nombre assez restreint de gardiens et gardiennes qui sont recrutés dans les villages à l'entour de la magnifique Abbaye reconstruite et réaménagée depuis votre victoire de 1918.

– Pourquoi votre ?

– Parce que vous êtes français et que je suis, paraît-il, de nationalité allemande. Je suis juif aussi, disent certains, mais les médecins me disent de ne pas le dire. Il y a un gardien-chef et une religieuse ayant l'autorité sur plus de mille hommes, femmes et enfants presque tous sous le régime de l'Internement d'office comme moi. Nous sommes privés de nos droits civiques et internés sur la demande des gendarmes, des maires de villages picards ou sur proposition des préfets. Cette décision administrative arrange les familles, de ceux d'entre nous qui en ont encore, car ça les déculpabilise de nous rejeter. Moi, ça ne me dérange pas, car je suis un étranger et presque personne ne le sait.

Octave Ceytou coupe le monologue de son voisin.

– Tu me parles au présent à moins que tu ne te parles qu'à toi-même, toi, le petit garçon de huit ans qui va bientôt quitter son univers immuable ; la famille, les compagnons de jeu dans les bois tout autour de la ferme, la découverte d'une couvée de perdreaux, piétant serrés les uns contre les autres sans désirer ni penser s'envoler.

– Parmi nos gardiens, bien peu ont des diplômes d'infirmier, sauf sans doute la sœur Patricia, étrangère comme moi. Elle est anglaise ! C'est une femme très autoritaire, mais très aimée. Je vois arriver votre père : au revoir ! Je vous conterai les louanges de la Sœur religieuse un autre jour si vous avez envie de revenir me voir.

Longtemps après, vieux retraité, Antrau se parle à voix haute lorsqu'il est ou se croit seul, car son nombreux entourage familial dit connaître les péripéties de toute sa vie. Il lui arrive d'espérer que ses arrière-petits-enfants, qui ne savent pas lire encore et répondent à ses soliloques par de gentils sourires, l'écouteraient longtemps avec bienveillance si leurs parents les conduisaient auprès de lui, ici ou après son retour dans la maison de sa femme. Cela dépend de l'état de validité de leur grand-mère.

– Tu as fait la connaissance de ton premier ami en te faufilant dans la voiture de ton père comme tu le faisais aussi souvent que possible lorsqu'il allait discuter avec le directeur, le chef-comptable, le responsable de la ferme et les artisans qui permettaient à l'asile de fonctionner dans une réelle autonomie. Désœuvré malgré ses fonctions d'employé aux écritures, il y a des années que tu nous as raconté cette histoire, mon ami, lorsque nous tentions, avec Amazigh qui est morte aux confins du Sahel, mais qui est aussi présente en moi qui ai quatre-vingt-dix ans que lorsque nous nous penchions côte à côte sur des planches d'anatomie du cervelet. Marie-Charlotte était souvent là aussi avec ses interventions dont la pertinence nous paraissait le plus souvent encombrante. Ton monsieur X est comme des centaines d'autres en tenue de bagnard. Tu l'as cru professeur associé à la Sorbonne. Il t'a dit avoir poussé pendant un cours brusquement des hurlements en allemand à l'encontre d'une de tes copines étudiantes habillées en hommes. Cela a fait dans toute la faculté un affreux remue-ménage ? Ces cris étaient pour tout le monde les premiers symptômes de ce qu'on nommait alors ***démence précoce***. Il entendait des voix le plus souvent coléreuses en polonais. Il leur répondait parfois en hurlant brusquement.

La cohérence de son discours comme celle des discours de tous les schizophrènes, comme je le découvris plus tard, n'était pas du tout mensongère. Durant ses crises, Monsieur X comme tous les autres psychotiques ne mentait jamais. L'inventivité de son discours était parfois plus belle encore que celle de son cousin André Breton. Il faut avoir acquis l'âge de la névrose pour savoir mentir. Lorsqu'il perdait le contrôle avec notre réalité, il avait alors un fort accent polonais, mais, comme me l'a appris mon père, les deux tiers des habitants des villages désertés par les Picards étaient venus de Pologne en 1920, à cause de la famine.

Comme près de la moitié des aliénés, le nouvel ami d'Octave Antrau travaillait. Il dit au petit garçon faire mollement son travail dans les écritures, à l'économat, en fonction des compétences qui avaient été les siennes avant son internement. Pourtant, il n'était pas inactif, car il fabriquait sans cesse de merveilleux petits jouets pour les enfants de ses gardiens. Il lui a raconté qu'il avait dû abandonner son métier d'enseignant à cause de ses hallucinations auditives. Celles-ci étaient insultantes et menaçantes. Parfois, il entendait Sigmund Freud injurier Hippocrate. S'il se mettait tout à coup à crier, il ne fallait pas en avoir peur, car il était son ami. C'était aussi l'avis du père d'Octave à qui il en avait parlé dès la première rencontre. L'enfant ne comprenait pas tout ce que ce monsieur disait, mais ce dernier avait tant de plaisir à parler qu'il était plaisant de l'écouter. Monsieur X ou

W, je ne sais plus aujourd'hui, évoquait avec une certaine vanité tous les traitements qu'on lui avait administrés. Ces soins l'avaient rendu bavard, disait-il. Il ne trouvait personne assez intelligent pour l'écouter, aussi comme les petits vieux, comme moi maintenant, il se parlait à lui-même. Il avait, pour faire progresser la science, reçu des électrochocs, deux cures de Sakel et une lobotomie. Ces soins n'avaient eu aucun effet sur ses désagréables symptômes, mais lui avaient appris à s'en accommoder. Ses cris vers le ciel à l'adresse de ses démons persécuteurs ne faisaient pas peur à Octave. Dans la ferme tout le monde sauf son Père et sa mère criait beaucoup. Avec Monsieur W la conversation était cordiale et cultivée. La plupart du temps, W parlait de lui avec une distance curieuse comme s'il parlait d'une autre personne. Il n'était pas adepte du « MOI-JE ».

Après une période de silence : « J'emploie le mot AMI, redit à son voisin Octave Antrau, alors que je ne l'ai rencontré qu'une dizaine de fois pendant le temps du travail de mon père avec les notables de l'asile. J'ai tenté de savoir ce que la guerre de 39-45 a fait de lui. Je ne me souviens pas de l'un ou l'autre de ses noms et les archives de l'asile ont été pillées. Les documents concernant les résistants ou les juifs se faisant passer pour fous traînaient encore au sol. »

« Je vois où est la bizarrerie chez votre monsieur W », dit un matin Marie-Charlotte. Comme souvent alors, les quatre étaient réunis au café, Amazigh, Ceytou, Marie-Charlotte et Antrau. « Mais pourquoi est-il interné depuis si longtemps et en placement d'office en prime ? Mon frère ne l'a jamais été ! »

Antrau ne leur dit pas que Monsieur W, X ou Y avait failli tuer la concierge de son immeuble qui lui avait remis avec son courrier, une feuille ou était écrit : « Fous le camp, sale youpin, j'aurai ta peau ! », le mot était anonyme et la concierge fut gravement mordue par son locataire si gentil habituellement.

– Parle-nous de tendresse plutôt que de drame, intervint Amazigh. Patricia était votre modèle et elle ne se montrait pas très tendre.

– En 1938, peut-être, Wasislaw ne voulut rien me dire d'autre que : « Les vents sont contraires, les drames arrivent ». Pourtant, il me remit un très joli petit dirigeable et rencontrant Maman : « Aaron, mon grand-père, le seul sa fabrication. » Je lui ai baisé la main comme le faisaient les charretiers polonais, en homme, à lui qui, avant toi, a posé ses lèvres sur ma main. J'étais tout petit, mais j'avais dessiné pour lui un bouleau comme il savait les décrire. « Moi, Wasislaw, je baise la main de Patricia, ton amie, elle aussi, mais je sais qu'elle ne va pas me mordre. Elle ne fait que me gronder et nous rions. Elle seule, à l'asile, sait que depuis longtemps je ne suis plus fou. Je fais semblant, en mentant, pour ne pas être chassé. Où irais-je sinon ? »

CHAPITRE III.

La sœur Patricia

Elle était l'amie de Monsieur W et, comme lui, elle n'était pas française. Comme ils savaient qu'ils étaient mes meilleurs amis, tous les habitants des villages voisins respectaient X et – anglaise cependant – la sœur Patricia, catholique irlandaise, née en Eire, personnalité importante au sein de l'asile malgré sa parfaite modestie. On la sentait taillée en athlète sous sa volumineuse vêture d'uniforme. Dès l'invasion allemande en 1939, elle fit partie de ces personnes usant de leur ingéniosité ou de leurs relations pour échapper aux camps pour étrangers civils des pays ennemis des nazis. Tous ces camps étaient rassemblés en Hollande. Prévenue par un coup de fil de la préfecture d'une imminente inspection de l'asile par un médecin de l'armée allemande, elle n'hésitait pas à se faire camisoler, disait-on, dans une cellule de force. Là, elle injuriait dans toutes les langues qu'elle connaissait ou dans un charabia surpuissant le ou les médecins allemands à qui elle avait été dénoncée dès les premiers jours de l'Occupation. Le reste du temps, elle entraînait dans des maraudes, avec l'accord de Monsieur Antrau père, les malades dites travailleuses, dès 1940, pour atténuer la pénurie où étaient réduits les aliénés. « Le prénom de mon ami W, X, Y est Pierre, comme il me le dit le plus souvent. Il ne me cache rien délibérément de lui. Les psychotiques ne mentent pas ». Octave Antrau en fit plus tard l'habituelle constatation. Ils ont plusieurs vérités contradictoires, mais ils ne tentent pas d'abuser de leurs auditeurs comme le font les névrosés ou surtout les pervers. Son nom de famille commençait par un W et se terminait peut-être par ski. Le père d'Octave parlait lui aussi à cet insensé bavard et disait à son fils qu'il n'avait pas à avoir peur de ses bizarreries. Octave n'avait cependant le droit de lui parler qu'à la porte du bureau où son père se trouvait. Les rencontres du jeune garçon avec lui jusqu'en 1940 ont énormément compté pour apprendre à Octave la puissance de la tendresse. Ce fut le cas aussi des rencontres avec la sœur Patricia pendant l'occupation allemande, lorsque ses parents confiaient à ses frères et à lui des charrettes d'aliments pour les affamés de l'asile. Octave s'efforçait, auprès d'un ami médecin de son père, d'obtenir tous les ouvrages que celui-ci possédait sur les maladies mentales. L'expérience de la psychiatrie pour Octave Antrau remonte donc à l'année 1936. Son intimité professionnelle avec Patricia dès sa nomination d'interne en 1951 a duré, presque quotidiennement, plus de deux ans.

– Pendant la guerre de 39-44, confiait volontiers Octave, notre Papa, lorsque nous n'étions pas en pension, nous envoyait assez souvent, à bicyclette ou en charrette, donner aux religieuses de l'asile de Prémontré de la farine, des pommes de terre, parfois des volailles lorsque notre ferme n'était pas occupée par un bataillon allemand assez voleur.

Les malades restés à l'asile étaient moins nombreux. Un petit nombre avait suivi la débâcle avec sa famille. Certains s'étaient égayés à travers la forêt. Quelques hommes étaient allés se battre avant d'être emprisonnés en Allemagne. Ceux qui restaient, les enfants, les plus vieux, les plus fous, avaient des tickets de survie classe 5, tout à fait misérables ; 30 % d'entre eux moururent de faim dans les différents asiles de France. Les soignants qui étaient restés avec eux n'avaient, eux aussi, de la Préfecture, qu'une classe alimentaire très faible, la plus misérable, pour éviter qu'ils ne partagent leurs faibles rations avec leurs pensionnaires aliénés. Avoir eu un ami, malade, à Prémontré, le singularisait par rapport à ses frères et sœurs. Dans sa famille, très nombreuse, oncles et tantes, cousins et cousines, il n'y avait personne de fou. Ceux de Prémontré étaient condamnés à mourir à petit feu, comme une petite moitié de ceux enfermés dans les asiles des cent départements français. Deux guerres mondiales en un siècle étaient avec les fours crématoires un soin radical de la folie. Octave aimait toujours autant aller voir, à travers la forêt, ce magnifique ensemble du XVIIIe siècle, à pied, en vélo puis, pendant son adolescence, à cheval sur un dénommé Pompon, aussi doux qu'un vieux matou, qui avait été presque le seul animal de la ferme à aller au trot jusqu'aux petites villes et jusqu'à la gare vers la pension. Pendant toute l'occupation allemande de la Picardie, ce magnifique ensemble était resté niché entre les arbres de la forêt qui avaient bien voulu repousser depuis 1918. Antrau allait y saluer Claude Hollande, l'un des deux internes, ancien élève de la pension où lui-même avait passé deux, puis trois années. Il bavardait aussi avec les religieuses, dont la fameuse sœur Patricia, grâce à laquelle il apprit et comprit le sens d'une relation tout à fait sensée avec des personnes étiquetées insensées. Patricia lui avait enseigné, sans discours, mais par son comportement, les sentiments nécessaires au métier : la Tendresse et la Fermeté. Ils caractérisaient la femme qui se cachait de l'occupant dans l'asile avec la complicité de tout le personnel qui n'avait pas été mobilisé ou ne s'était pas sauvé. Elle était inscrite parmi les résidentes de l'asile comme délirante paranoïaque chronique. Prévenue par le directeur de chaque visite d'un médecin inspecteur allemand, la religieuse se faisait enfermer dans une cellule du pavillon d'agitées et faisait, paraît-il, avec un grand talent un numéro de paranoïa ou de strip-tease en fonction de son inspiration du moment. Était-elle grande comédienne, parfaite hystérique, ou remarquablement équilibrée ? Comment réussissait-elle, dans l'affreuse disette, à partager largement sa part de nourriture et à rester si vigoureuse ? C'était pour son entourage un profond mystère. Octave s'était ennuyé fort pendant sa scolarité de médecine à Paris où il avait pourtant beaucoup de bons amis, plus bosseurs encore que lui, et à qui il n'osait pas dire qu'il allait deux fois par semaine rencontrer un analyste pour apprendre le métier de psychiatre. Il travaillait pourtant beaucoup lorsqu'il n'était pas sur le divan et lorsqu'il ne déployait pas une tenace guerre pour obtenir les bonnes grâces de l'une des sœurs d'un de ses copains, celle qu'il chérissait en secret. Il consacra cinq ans à cette tâche amoureuse, loin à travers les kilomètres, et n'eut pas du tout à regretter un ***oui*** enfin arraché. De temps à autre, il retournait au pays, interne de cet Asile où le chtimi qu'il avait réussi à convaincre se mit à vivre et travailler avec lui. Pendant les 34 mois de l'apprentissage de son métier dans cet hôpital, la sœur Patricia a été, sans chercher à l'être, la meilleure enseignante d'Octave, tout autant que les psychotiques internés dans l'asile.

Ceux-ci, grâce aux directives plus qu'à la réalité, devenaient, non plus des aliénés, non plus des déments, mais sans avoir rien fait pour le devenir, des malades. Malades mentaux certes, mais malades d'abord sur les documents officiels. L'asile en regorgeait peu à peu. Les hommes et les femmes continuaient d'y croupir, mais leur statut d'aliénés était devenu peu à peu celui de malades d'un hôpital. C'était peut-être abusif en fonction de la très grande quantité de psychotiques qui s'y étaient installés pour ne pas revivre sans doute les terrifiantes angoisses de la psychose aiguë dans le repli sur soi de la chronicité.

Ce genre d'établissement existe encore. Il est peu coûteux pour la société. Le drame est la diminution drastique du nombre des moines et religieuses qui les habitent. Sinon, c'est un grand asile avec un tout petit nombre de soignants et un certain nombre de gardiens.

Certains d'entre les camarades de ce petit groupe de 4 personnages sont allés dans d'autres asiles du même genre. Maintenant, les fous sortent avec des médicaments qu'ils ne prennent pas au milieu des clochards autour des gares et dans les espaces désaffectés. Marie-Charlotte y avait retrouvé son frère cruel pour lui donner des sandwichs et quelques sous. C'est ainsi que, grâce à ces trois psychiatres, elle fut enfin crue. Son frère avait sauvé une gamine alors qu'il était accusé de l'avoir précipitée sous les roues d'un camion.

CHAPITRE IV.

Soigner les psychotiques, il y a des années

Octave Antrau profitait de son aura auprès de ses trois camarades, Octave Ceytou, Amazigh, et Marie-Charlotte, pour résumer l'histoire de l'évolution du soin au cours du siècle.

– Pendant des années, les soins se résumaient aux douches froides, à l'enfermement, à la contention des camisoles, aux bromures et aux barbituriques, aux opiacés parfois. Les laboratoires n'avaient pas encore inondé les pharmacies familiales d'anxiolytiques, d'antidépresseurs et de neuroleptiques que seuls ne consomment pas les malades mentaux. Bien avant, vinrent les psychiatres inventifs, Cerlutti et ses électrochocs, Sakel et ses cures prolongées de piqûres d'insuline pour provoquer de brefs comas avec un réveil par resucrage souvent périlleux. Moniz et Almeida, au Portugal, imaginèrent la chirurgie du cerveau, la leucotomie, Walter Freeman, aux États-Unis, inventa la lobotomie, dont jouit sur la demande de son père la sœur du président Kennedy. D'autres, plus délicats, à l'aide d'un trépan de leur invention, pratiquèrent des injections, à dose homéopathique, de produits chimiques, directement dans tel ou tel emplacement du cortex cérébral. Google peut allonger pour des lecteurs gloutons d'érudition une liste longue d'expérimentateurs ayant précédé les neurologues nazis. Tous ces inventeurs aliénistes semblaient oublier que les « aliénés » restaient des hommes. Tous ces traitements répondant à un désir de guérir partaient du principe de la destruction des organes malades. Sigmund Freud, de son côté, affirmait que le narcissisme des malades mentaux les empêchait de bénéficier de son invention, la cure de psychanalyse. Tous ses partenaires et certains de ses élèves, heureusement, osaient peu ou prou tenter de le trahir.

Comme il l'a vécu des années durant, Antrau, parmi un petit nombre d'autres entre 1950 et 1980, aime à se raconter l'histoire de son métier. Oser prendre soin, en fonction de sa culture toute fraîche de psychanalyse, lui paraissait imprudent pour soigner tel ou tel patient. Pratiquer pourtant, sur l'ordre de sa cheffe aliéniste, bienveillante et lointaine, ces traitements barbares, était dans la Loi. Cette collègue était assez phobique pour préférer les taillis profonds de la forêt aux cours agitées des quartiers où tournaient en rond les aliénés. Sur son ordre et surtout pas sous son regard, Octave exécutait avec les plus endurcies des aides-soignantes des traitements sans grand espoir de soulagement, des électrochocs sans anesthésie et sans curare ou des ponctions lombaires à répétition. Il s'agissait, par pompage et réinjection de liquide céphalo-rachidien, de modifier pendant quelques minutes la pression du liquide rachidien. Les patients psychotiques ne sont pas douillets. Ils acceptaient habituellement les soins avec intérêt et ne signalaient pas de maux de tête ni de douleurs aux épaules ou à la mâchoire lors des électrochocs qu'ils avaient à subir. Ils étaient passifs ou violents, mais ignoraient ***l'entre-deux*** de la névrose. Lorsqu'ils s'étaient ou avaient été blessés, ils préféraient être recousus sans anesthésie et supportaient à peine les désinfectants qu'Antrau jugeait absolument nécessaires. Maintenant, assez vieux, Octave ne comprend pas vraiment pourquoi il se trouve dans un lit qui n'est pas le sien. Progressivement, parfois laborieusement réveillé, comme il le fait depuis quelques années, il se parle à lui-même et souvent à voix haute :

– Au même titre que mon premier ami, la sœur Patricia m'a donné le besoin de faire une formation de psychiatre.

À 19 ans, dès sa seconde année d'études de médecine, il est allé, à l'aveugle, car c'était souvent souligné comme indispensable dans les brochures à sa disposition, voir le docteur Leuba, dont il avait vu le nom sur un annuaire associé au titre très prestigieux de secrétaire général de la Société parisienne de psychanalyse. Cette technique de soin, où la neutralité affective du soignant était et reste peut-être encore une des bases de la relation, était pratiquée alors par un bon nombre de médecins originaires du centre de l'Europe. Elle avait beaucoup souffert durant la guerre des rafles d'israélites qui n'avaient pas pu rejoindre l'Amérique. Les sociétés de psychanalyse, dans toute l'Europe et bien sûr en France, furent disloquées.

Le docteur Leuba a répondu à mon coup de téléphone timide et m'a donné rendez-vous dès le lendemain matin, très tôt avant sa propre journée de rendez-vous. Je suis allé le voir trois fois par semaine, à 8 heures le matin. Il m'accueillait, bienveillant, enveloppé dans un plaid et moi, somnolent, étais allongé sur un divan. Je me souviens que je déployais tous mes efforts pour dire à mon analyste que j'étais trop sot, trop jeune pour choisir cette orientation qui me tentait profondément dans la panoplie des spécialités médicales. Au bout de presque deux ans, me faisant payer des honoraires de plus en plus modestes, car il me trouvait mauvaise mine et avait appris que je travaillais aux halles pour ne pas avouer à mon père que je dépensais des sous à autre chose qu'à travailler intelligemment, Monsieur Leuba m'affirma qu'il n'était pas fou de tenter de soigner des schizophrènes par psychanalyse, malgré les ***ukases*** de Sigmund Freud, et que cela n'était pas fou, comme le prétendaient beaucoup de ses bons camarades de Faculté, de vouloir être psychiatre et même psychanalyste. Lui-même se sentait fatigué et cesserait bientôt son travail. J'avais imaginé que mon analyste avait survécu à quelques mois de camp de concentration, mais je n'avais jamais osé confronter ma conviction avec aucune information. Si je veux le savoir, c'est à lui que j'ai à le demander et je ne le ferai sûrement pas ! « Si vous voulez continuer de parler avec un analyste respectable, vous pouvez prendre contact avec mon ami le docteur Parcheminey. » Affligé de ne plus pouvoir rencontrer ce grand-père bienveillant sur lequel j'avais fait un solide transfert positif alors que je n'avais qu'un souvenir fugitif du seul grand-père vivant, aphasique et hémiplégique, chez qui m'emmenait mon père, trois ou quatre fois dans ma toute petite enfance, j'ai donc tenté de démontrer l'illogisme qui m'attirait vers la psychiatrie au docteur Parcheminey et même au glacial docteur Schlumberger rencontré quelques mois, pour le principe. Dans mon souvenir, le premier des deux était presque un clone de mon grand-père Leuba. Je les trouvais un peu vieux, mais je suis aujourd'hui bien plus vieux qu'ils ne l'étaient.

CHAPITRE V.

L'apprentissage de la technique

Nous nous réunissions, avec plaisir, Ceytou, qui guettait l'arrivée d'Amazigh, Marie-Charlotte, peu pressée de faire son travail d'accueil bien payé auprès d'un groupe de neurologues des beaux quartiers parisiens. Elle mûrissait en secret d'écrire à ma place ce que je ne réussissais à formuler qu'à bâtons rompus en petits comités de travail. Être auprès d'amis, moi, bavard contraint au silence par le métier que j'avais choisi avec Pierre Margat, je ressentais qu'ils étaient désireux de m'entendre conter mon expérience aventureuse, à Prémontré, de plus en plus tenté de devenir adulte auprès de Geneviève, à l'armée, chez Sylvain Eliaschef, puis auprès de Paul Sivadon qui me poussait à tenter de soigner, dans un cadre à inventer, les schizophrènes en dehors des murs de l'hôpital et dans de petites structures. Tout un monde défilait chez nous, soignants et soignés puis, nos enfants grandissant, leurs copains, pas surpris de fréquenter chez nous des gens un peu bizarres.

Et il s'est trouvé alors, très jeune, interne de l'hôpital de Prémontré, mais aussi tout près de la ferme de son enfance. Seul médecin, trois jours durant, à l'intérieur de l'immense hospice, il a ensuite retrouvé Pierre Margat, picard lui aussi et Michel Schweich. La psychiatre responsable du pavillon des femmes, qui remplissait consciencieusement ses tâches administratives, était une personne plutôt gentille, mais phobique, et cherchait la solitude dans la forêt en fuyant, autant qu'elle le pouvait, le contact avec les aliénées. Michel Schweich, Pierre Margat et Octave Antrau avaient été violemment heurtés par leurs lectures de certains textes de Sigmund Freud dans lesquels il affirmait que les psychotiques, enfermés dans leur narcissisme, étaient inaptes à bénéficier d'une psychanalyse. Tous trois ont décidé, ensemble, que chacun d'eux choisisse, pour tenter d'établir une relation avec eux, trois patients schizophrènes très troublés, séjournant, parfois misérablement, parfois demi-nus sur la paille, dans certains des plus désolants des 14 pavillons d'hébergement. Leur projet était, avec la collaboration des gardiens et gardiennes, de tenter d'établir avec les aliénés une relation affective privilégiée en s'inspirant particulièrement des livres publiés en Suisse par Mme Sechehaye et ensuite par sa patiente. D'autres psychiatres, jeunes ou moins jeunes, François Périer, Jean-Marie Enjalbert, Claude Jean-Girard, Jean Oury et quelques autres, faisaient en France, très isolés, une démarche semblable. François Périer, qui avait une forte clientèle de psychotiques, proposa même plus tard à Octave Antrau, son cadet de près de vingt ans, la co-présidence d'un nième groupe de psychanalyse, tant les conflits entre les membres de la Société française de psychanalyse étaient violents et grotesques. Dieu merci le projet ne se fit pas ! Chacun des trois réétudiait les quelques articles scientifiques ou livres disponibles de From-Reichman, de Karl Abraham, de Ferenzi, de Spitz et de quelques autres dont Antrau a oublié les noms. Winnicott et Harold Searles n'étaient encore ni à la mode ni traduits en français. Octave Antrau était surtout intéressé par les travaux de Madame Sechehaye et le livre de sa patiente. Chacun a lu, relu et commenté avec les deux autres, la *Paranoïa* de Jacques Lacan. Ce qui a été le plus enrichissant dans ce livre a été le travail sur le schéma d'Abraham, les stades successifs de l'évolution affective du tout petit d'homme.

Les stades, oral passif et agressif, anal avec le dressage de la maîtrise des sphincters, la jouissance du cadeau et celle du désir retenu, l'agressivité sadique, l'apprentissage et le plaisir de l'individuation dans le ***NON.*** Le stade phallique et l'Œdipe ne paraissaient pas concerner en priorité le travail commun des trois collègues. Leurs patients n'en avaient rien expérimenté que par fragments. Peut-être, au cours de l'évolution de leur relation avec leurs patients, les verraient-ils, les entendraient-ils grandir devant eux dans le cadre de l'asile ?

C'est à cette époque que le film d'Hitchcock : *La Maison du Docteur Edwardes* et la fascinante Ingrid Bergmann sont apparus sur les écrans des cinémas. Il était déjà possible de lire aussi, en anglais, les premiers écrits de Bruno Bettheleim. La bibliothèque était pauvre, mais les deux à trois heures que chacun passait chaque semaine avec chacun de ses trois patients donnaient aux trois étudiants chercheurs en traitement psychanalytique de la schizophrénie une foison d'informations sur leur travail et plus encore sur eux-mêmes. Ce partage d'expériences, pendant une heure chaque semaine, était enrichissant en plusieurs points. Le plus précieux était l'ouvrage d'empathie. Par ailleurs, Pierre Margat et Octave Antrau devaient assumer une nuit de garde un jour sur deux dans l'asile. Cette immersion dans l'univers de la psychose chronique était envoûtante. Recoudre une coupure au bras d'une ou d'un des internés avec un fil et une aiguille, sans anesthésie, sans que la ou le blessé ne manifeste un signe de souffrance et sans aucune opposition de lui ou d'elle. C'était une toute nouvelle expérience de la découverte du corps de l'autre. L'infirmerie était très peu équipée, mais très bien tenue par la religieuse responsable de ce modeste lieu de soin. Cela contribuait aussi à apprendre aux trois psychiatres la bonne distance gestuelle dans la relation d'empathie et de distance avec les corps des patients aliénés. À son arrivée dans cet hospice, Antrau s'était présenté au directeur. Celui-ci l'avait chaleureusement accueilli, surtout lorsqu'il avait su qu'il était un assez bon joueur de tennis. Ancien rugbyman pendant ses études, le directeur de l'asile avait terriblement grossi en devenant sédentaire, assis à son bureau, ou à table, car il était à la fois gourmet et gourmand.

Les parties se faisaient très tôt le matin, dès que le temps s'y prêtait, à jeun, parfois rageusement, l'un contre l'autre. Le directeur, désolé de ne pas maigrir, entraînait ensuite chez lui son partenaire pour manger une andouillette et boire deux verres de beaujolais. Toujours selon les directives novatrices et originales de l'administration dans un asile de paysans contraints pour la plupart à la sédentarité, il avait fait aménager un tennis et une piste de course entre l'abbaye et l'internat. Pierre et Octave devaient partager une charmante maisonnette. Elle avait été épargnée par les deux guerres successives de 1914 et de 1939. Ce dernier apprit dès son arrivée qu'il allait être tout seul, sans la présence d'un médecin pendant trois jours. Pierre Margat, sûr de sa venue, avait déjà rejoint Paris. La cheffe de service des 350 femmes et enfants était en congé.

– Vous pourrez faire confiance au médecin généraliste d'Anizy, très habitué à assumer les défaillances du corps médical de Prémontré. Il est remarquable. Il est à 6 km. Le personnel de gardiennage et de soins est très aguerri avec un infirmier-chef et une religieuse infirmière-cheffe remarquables.

Pendant trois jours, Antrau a couru avec de grosses clefs dans la poche, de gauche à droite dans ce grand, carcéral et majestueux édifice. Puis sont arrivés Schweich et Margat au retour de leurs fugues parisiennes, sans doute à l'ombre de leurs propres analystes.

Privilégier quelques malades, face à la détresse commune qui se montrait à Octave, le mettait mal à l'aise. Mais le personnel était compétent, rarement exaspéré par les cris, la crasse volontaire et le profond laisser-aller de beaucoup d'aliénés. L'entente des gardiens avec Pierre Margat, comme celle des gardiennes avec Octave Antrau, était excellente. Les surveillants des différents quartiers d'hébergement nous appelaient en urgence, toujours légitimement. Octave Antrau venait de se trouver seul médecin, tout neuf et incompétent dans cet immense troupeau de moutons plus ou moins rebelles, dont l'un, l'une ou l'autre était parfois même enragé. Tout s'était bien passé sans avoir besoin d'appeler le généraliste du coin. Dès que les collègues, après leurs brefs congés, se furent retrouvés vissés à leurs postes avec lui, leur travail commun se mit très vite en place. Pour être sûr de ne pas nuire à ces malheureux patients, Antrau a choisi trois jeunes femmes hospitalisées en placement administratif d'office dans le service dont il était l'interne. Leur sort semblait douloureusement désespéré. ***Primum non nocere***. Ces premières démarches de soins psychothérapiques, dans lesquels il a été conduit à se servir de sa force, de ses mains, de son corps, restent très fortes dans sa mémoire. Chacune de ces patientes, fort différente physiquement des deux autres, avait à la fois peur et envie, dans son ambivalence, de cette relation affective et physique.

Pour quelques-uns de ses premiers patients, par la suite, Octave a échoué à créer un lien, mais pour un bon nombre, ce lien a apporté à ses patients une compétence à vivre, durablement, la tête droite. Il n'a que rarement compris comment un attachement de tendresse apparemment solide et durable entre deux êtres pouvait tout à coup se rompre sans préavis. Mais il a connu cette blessure avec certains de ses patients. Ce sont eux qui pâtissent le plus dramatiquement de la rupture du lien transférentiel. Le « soignant » qui s'était engagé avec eux dans une aventure très intensément affective et qui quitte le service d'hôpital, sans prévenir son patient et sans avoir mesuré que le temps du psychotique, comme celui de l'enfant, n'a pas grand-chose à voir avec le temps social, fait une grave erreur. Le lien qui peut induire parfois un transfert du soignant durable et intelligemment évolutif vers le patient psychotique est du registre de la tendresse plus que celui de la curiosité, de l'intérêt intellectuel ou parfois du désir de dressage. Quelles sont les compétences nécessaires ? Les trois collègues découvrirent que cela n'était sûrement pas les certitudes, mais, au contraire, les doutes sur les compétences du soignant à l'empathie et à la lecture des réponses tout autant corporelles que langagières du malade.

Parler ici de ses 50 années de vie professionnelle est difficile, fascinant et douloureux à Octave. Plus tard, lorsque quelques collègues lui ont demandé de faire, avec eux et avec l'accord de leurs patients, le contrôle de leurs soins inspirés de la théorie freudienne, il a constaté qu'il pouvait s'attacher très fort à des hommes et des femmes qu'il ne connaissait pas, mais qui lui devenaient familiers. Il pouvait dire : « Peut-être, X ou Y aimerait t'entendre lui dire ceci ou cela, mais ce n'est qu'une hypothèse. » Lui comme eux, la cohorte de ses patients, ont coupé les ponts le plus souvent après quelques mois et surtout quelques années. Il a mis une longue distance entre lui et eux. La plupart lui ont fait confiance durablement, perdant ainsi l'un des symptômes les plus douloureux qu'ils avaient à porter. L'***ambivalence affective***, l'un des redoutables noyaux de la psychose.

CHAPITRE VI.

Françoise

L'une des trois premières patientes d'Octave, Françoise, était doublement surveillée. Elle était violente, imprévisible, hors du monde dans son délire paranoïde, et souffrait d'une tuberculose pulmonaire bilatérale qui la rendait très contagieuse, car elle toussait et crachait sans aucune retenue. C'est auprès d'elle qu'il a passé le plus d'heures à l'hôpital de Prémontré. Lors de leurs entretiens du matin, les deux Octave, Amazigh, et bien souvent, Marie-Charlotte prenaient plaisir à solliciter Octave de raconter, une fois de plus, l'aventure de ses soins à Françoise, malgré le drame de sa fin.

Le père de Françoise, médecin, mourut quand elle avait 18 ans. Elle était son aînée. Elle était très précoce et très brillante dans un très remarquable établissement scolaire. Ce médecin avait été très attaché à sa fille selon les dires de sa veuve et de ses frères et sœurs et avait tout fait pour la faire soigner dans les meilleures cliniques psychiatriques privées de la région parisienne. Elle avait été chassée de l'une après l'autre, soit pour la violence de son délire qui lui faisait avoir souvent des troubles graves du comportement, soit pour sa tuberculose qui devenait galopante et éminemment dangereuse pour l'hygiène de ces établissements. Avant son internement à Prémontré, elle avait vécu seule avec sa mère, enfermée deux années durant, s'isolant de plus en plus, chassant les visiteurs. Son frère avait fait sceller des barreaux aux fenêtres, mais elle se montrait souvent nue aux passants de son petit bourg, selon le certificat d'internement d'office. À Prémontré, elle avait échoué au pavillon SIX des femmes, là où se trouvaient les malades les plus agitées, dangereuses, troublées. Avant de mourir, son père avait fait jurer aux siens de ne jamais la faire interner. Médecin, il avait fait confiance aux célébrités parisiennes pour tenter de guérir ses pulsions discordantes de plus en plus violentes et une tuberculose pulmonaire très contagieuse. Elle avait réussi pourtant son doctorat de droit entre des séjours dans les belles cliniques de l'Ouest parisien. Prémontré, malgré des séjours en sana où elle était trop impulsive, était devenu son dernier asile. Le pavillon six bénéficiait de la compétence des meilleures des infirmières de l'asile. Sur les conseils du phtisiologue du sanatorium voisin, Octave tenta de soigner ses cavernes tuberculeuses des deux apex pulmonaires en créant un pneumopéritoine, seul soin alors possible avant les antibiotiques, car ses troubles mentaux ne permettaient pas qu'elle soit soignée ailleurs. Elle reçut le tout jeune nouvel interne, dans sa cellule sans meuble autre qu'une grande caisse de bois faite à l'asile, posée au sol de terre battue. La caisse était emplie de paille, cernée de sangles. La porte s'ouvrait sur la cour par deux portes d'écurie superposées. Françoise semblait indifférente aux soins qu'Octave voulait lui prodiguer malgré toutes les explications, qu'elle paraissait n'entendre pas. Avec l'aide de trois soignantes, il lui gonflait le ventre avec un appareil inutilisé depuis des années et donc assez désuet. Durant plus de deux mois, elle l'a laissé lui donner ces soins inhabituels avec la plus parfaite indifférence. Elle-même restait mutique ou racontait ou chantonnait des propos délirants. Ils étaient pleins de fantaisie, d'incohérence et d'imagination. Dans son délire, exprimé à voix claire sans qu'il puisse imaginer qu'elle s'adressait à un quelconque auditeur, elle était le plus souvent la Reine de Sabbat. Elle semblait ignorer la présence des soignants. Parfois, pourtant, elle s'adressait à Octave en le vouvoyant précieusement et en lui disant des phrases du genre de celle-ci : « Monseigneur. Pourquoi êtes-vous venu me voir avec votre valetaille ? ». Heureusement, la Sœur infirmière et ses aides étaient suffisamment fascinées par l'importance des soins, et trop immunisées aux propos de leurs hôtes aliénés pour éprouver quelque blessure d'amour-propre que ce soit. Les aides écoutaient-elles ? Mieux était sans doute d'être insultées qu'ignorées. Octave n'en était même pas sûr ! Depuis plus de deux mois, trois fois par semaine, il réinjectait entre les deux parois de son ventre la quantité importante d'air stérilisé avec une petite lampe à alcool que le phtisiologue lui dit d'introduire entre les deux parois du péritoine. Elle avait un abdomen tendu qu'elle caressait parfois en se parlant à elle-même à voix toute douce en tentant de se dénuder autant qu'elle le pouvait. Lors des réunions à trois, Pierre et Michel proposaient l'hypothèse qu'elle s'imaginait enceinte et qu'elle s'en trouvait joyeuse. Octave refusait leur hypothèse. Il ressentait ne pas exister réellement pour elle, pas plus que les soignantes et aides-soignantes. Un après-midi, brusquement, elle se mit en colère et tenta de chasser les quatre personnes qui étaient dans sa cellule. Octave laissa partir ses collègues, mais lui tint tête en affirmant l'impérieuse nécessité du soin. Seul, il était plus maladroit encore pour utiliser le matériel suranné. Dans la cour, la religieuse et les deux aides-soignantes restaient debout, porte ouverte. Un jour, il entendit, stupéfait, sa patiente lui dire :

– Veux-tu que je t'aide ?

– Oui, bien sûr, merci, Françoise !

Elle a pendant quelques minutes paisiblement tenu l'aiguille immobilisée entre ses doigts. Cela a permis à l'interne d'insuffler sans incident la quantité nécessaire d'air stérilisé entre ses deux parois du péritoine.

J'ai évoqué l'incident au téléphone avec le phtisiologue du sanatorium. Nous avons convenu de faire de nouveaux clichés pulmonaires quelques jours plus tard, sachant l'un et l'autre que les examens nécessaires ne pouvaient se faire qu'avec l'indifférence de la malade ou une très vigoureuse contention dans l'ambulance du cafetier-taxi-ambulancier de Prémontré. Les affreuses géodes étaient en train de se résorber. Nous avons poursuivi les soins jusqu'à occlusion sur les images radiologiques des 2 cavernes tuberculeuses, six mois durant. Il était inimaginable de vérifier la température de Françoise, mais elle ne toussait plus, ne crachait plus de bacilles de Kock. Elle était devenue plus paisible et plus propre, s'habillait seule. Elle mangeait à la cuillère avec moi, Pierre Margat, ou certains de mes amis en visite, mais, continuait d'ignorer autant qu'elle le pouvait le personnel soignant, les esclaves, disait-elle parfois. Elle n'était plus contagieuse, la médecin-cheffe d'Octave lui permit de la faire sortir de sa cellule, de son sinistre pavillon. Elle pouvait marcher à son bras dans les allées de l'asile. Françoise, apparemment indifférente aux religieuses, aides-soignantes et aux pensionnaires, dites insensées au même titre qu'elle, put aller en quelques semaines, dans la forêt enchâssant l'asile comme un écrin, à son bras, puis à ceux d'une aide-soignante qu'elle avait adoptée. J'avais souvent peur que les progrès ne s'effondrent tout à coup. Je l'imaginais plus fragile qu'elle n'était. Cette grande fille intelligente et cultivée s'est mise à parler avec moi de choses et d'autres. Même si elle était devenue peu à peu courtoise avec mes collègues et les religieuses soignantes contre lesquelles elle avait le plus lutté, surtout lorsqu'elle urinait sur son paillasson, crachait à droite et à gauche, Françoise, se conduisait, parfois encore comme une bête féroce. Elle restait cependant souvent hautaine avec elles ou eux. Presque seul échappait au mépris habituel de Françoise un de mes amis, étudiant en droit, stagiaire d'avoué à Falaise, qui me suppléait souvent lorsqu'il venait me voir, et la faisait rire et manger. Pour compenser l'arrêt du traitement de pneumopéritoine et en obtenant, par miracle, les premiers comprimés de Rimifon et du B.P.A.S. en 1952 pour sa tuberculose, sur l'avis du phtisiologue et des clichés pulmonaires, j'ai pris la décision de proposer à la patiente, grand corps maigre, échevelée, de l'aider à manger mieux, car les soins dentaires de ses nombreuses caries avaient été interminables et très mal supportés par elle. Quatre midis par semaine, je lui ai donné à manger à la cuiller un vrai repas, substantiel, le même que celui qui était réservé au directeur et parfois aux médecins. Elle devenait presque jolie et jouait à la petite fille apparemment heureuse. Les infirmières, devenues aides-soignantes affectueuses, lui apportaient de chez elles des crèmes au lait caramélisées, son délice. Françoise acceptait d'ouvrir la bouche à leurs cuillères offertes. Mon ami juriste, faisant un stage d'avoué à Falaise, est venu me rejoindre. Il a été hébergé dans le couvent des religieuses et m'a remplacé à plusieurs reprises dans mon travail de nourricerie. Françoise et lui discutaient du droit des malades et surtout de celui des femmes. Assez macho, mon ami a appris de cette patiente bien des choses sur le droit qu'elle n'avait pas oublié. Entre-temps, j'avais fait installer Françoise au pensionnat en chambre individuelle, après d'âpres négociations avec son frère médecin arguant du fait qu'elle leur avait déjà coûté cher et qu'elle était responsable de la mort de son père. J'ai fait venir sa maman qui, si elle téléphonait une fois tous les mois à la Sœur supérieure n'avait jamais exprimé le désir de voir sa fille, et moins encore de la joindre au téléphone. La rencontre se fit en ma présence, sur la demande de chacune d'elles. La visite a duré une demi-heure. La maman, âgée de 70 ans à la louche, a sorti d'un cabas un gros lainage tricoté il y a longtemps à la main, tricot pied-de-poule, au début de sa maladie. « L'hiver va arriver, j'ai réparé les déchirures que tu avais faites à cette veste. Elle est redevenue comme neuve… – Merci, Madame, n'est-ce pas docteur que je suis très polie comme me l'a demandé la Surveillante ? –Voyez-vous comme elle me parle, Docteur ! Ma fille m'ignore alors qu'elle était la préférée de son Père qui a même fait imprimer sa thèse de doctorat à grands frais, alors que notre fille était déjà bien malade ». Et la maman se mit à pleurer dans mes bras. « Il n'y a pas de honte à pleurer, maman. Je t'aime mieux ainsi, et pourtant tu m'as souvent dit combien je te faisais pleurer depuis la mort de celui que tu nous disais être ton mari. Merci d'être venue. Peut-être voudras-tu revenir un jour. Je suis bien ici. Au revoir ! Va-t'en, va-t'en vite ! Maintenant ! » Ce que j'écris maintenant est fidèle et me bouleverse encore.

Parmi les deux autres patientes avec lesquelles Octave tentait d'établir une relation adulte, se trouvait Renée, dans le même pavillon que Françoise.

La religieuse responsable présentait Renée à Octave : presque mutique, fréquemment attachée à la cheville par un collier en cuir au pied d'un banc scellé au sol pour la mettre à l'abri de ses pulsions violentes imprévisibles. Elle avait cassé l'avant-bras d'une gardienne qui tentait de la laver. Elle était là depuis six mois et n'avait reçu aucune visite de sa famille. Françoise avait bien vite remarqué l'intérêt que je portais à Renée qui acceptait ma présence sur son banc et me laissait lui proposer de dessiner sur la grande table du pavillon, très loin des autres patientes avec moi, sans parler. Renée, opposante habituelle, s'est laissée progressivement apprivoiser par moi. Elle acceptait, par exemple, de dessiner longtemps auprès de moi et le faisait très élégamment. J'ai consacré autant de temps avec elle qu'à Françoise. Cette dernière, lorsqu'elle était près de Renée dans le pavillon, ne manquait pas de tenter de l'agresser. Renée, malgré sa vigueur, subissait injures et gestes violents sans protester. Cette soumission m'intriguait autant qu'elle stupéfiait le personnel du pavillon. Elle a disparu lentement, sans explications, au fur et à mesure du mieux-être des deux malades dans leur relation à moi. Cet apaisement sans ignorance de la relation entre ces deux jeunes femmes s'est fait après une période de violence insensée de Françoise, aux séances de gymnastique. J'ai pu, un an plus tard, faire transformer le placement d'office de Renée en placement volontaire. J'ai obtenu son installation comme aide-soignante, à temps aménagés dans un hospice, avec demi-salaire et liberté très surveillée, à l'approche de mon départ de Prémontré. Ayant, comme mes deux collègues de travail, l'image de familles indifférentes au sort de leurs membres internés, peut-être à vie, dans des asiles, nous étions prêts à imaginer celles-ci responsables du naufrage schizophrénique des déments dont nous avions la vue du matin au soir et parfois même la nuit. Les familles et surtout les mères, ces dames qui d'emblée se sentaient méchamment jugées par les quelques médecins auprès desquels elles cherchaient maladroitement réconfort étaient aussi absentes à nos convocations que possible. Durant mon séjour de plus de deux ans, grâce au diplôme sportif et à la sportivité de l'une des deux infirmières diplômées d'État, dans l'enclos le plus isolé de l'abbaye, entouré par de splendides murs de pierre de six mètres de hauteur, avec quelques roses et surtout, entre les ronces, des plantes aromatiques prêtées par la Supérieure de la petite Communauté vieillissante, nous avons organisé des jeux collectifs. Le sport préféré de Françoise était l'échange de ballons. Elle y était très adroite et se vantait d'avoir été une excellente volleyeuse dans sa vie antérieure, dans un autre monde où elle n'avait pas tué son père. Si le ballon arrivait entre ses mains, elle le renvoyait aussi violemment qu'elle le pouvait sur 2 de mes trois premières patientes, que j'avais choisies pour tenter auprès d'elles l'apprentissage de la convivialité. Renée et Suzanne. Elle prenait aussi un vigoureux plaisir à tenter d'agresser ma collègue infirmière et une autre malade qui bénéficiait de l'amitié de tous. Renée, dont je viens de parler, avait déjà cassé un bras à une Religieuse. Elle savait se défendre et, sûre de ma bienveillance, elle contrattaquait en riant. Très vite, cette bagarre autorisée l'aida à gérer sa propre agressivité. Suzanne, pianiste et secrétaire bilingue, était, selon son dossier, devenue hébéphrène avant de glisser vers la catatonie. Sans se plaindre ni manifester un signe de souffrance, elle recevait le ballon sans le ramasser. Toutes trois venaient à chacune des séances de « sport », dociles à cette infirmière qui, bizarrement, ne pouvait pas souffrir Françoise. J'ai présenté celle-ci à ma fiancée quelques jours avant notre mariage. Il y eut un long temps d'inspection silencieuse. Puis des mots à peu près comme ceux-ci. « J'ai envie de vous embrasser, Madame, vous êtes si belle. Vos yeux respirent la bonté ! Je suis contente pour vous deux. » J'attendais un geste de violence ou des propos paranoïdes. J'étais comblé de constater que ma patiente retrouvait le sort commun des névrosés bien élevés. Elle avait intégré ma prochaine épouse dans l'univers des personnes ***supportables***.

Évidemment, couché dans un lit d'hôpital auprès d'un autre psychiatre retraité, surpris tous deux certains matins de n'être pas morts pendant leur sommeil après de très nombreuses années, Octave sait bien que ses souvenirs ne sont certainement pas rigoureusement fidèles, mais l'intensité des émotions qu'il a vécues aux tout premiers mois de l'apprentissage de son métier est, elle, très fidèle. Amazigh venait souvent depuis Ainay-le-Château à Paris en compagnie d'Octave Ceytou. Ils venaient humer l'explosion de la psychiatrie neuve auprès de Minkowski puis de Henry Ey. Souvent, auprès d'eux, Antrau avait le prestige de ses premières publications avec Pierre Margat et Michel Schweich. Il était, tout jeune, mais comme eux en fin d'analyse.

CHAPITRE VII.

Notre premier article commun

Deux thérapies simultanées entre deux patients avec l'aide des gardiens et, aussi discrètement, de chacun de nous trois. Dans le service des hommes, se jouait sous les yeux des aides-soignants motivés par nous une relation à deux improbable. Un garçon de 17 ans, délirant par moments, anorexique, catatonique, avait été placé, au réfectoire de son pavillon, à côté d'un homme rustre et brutal, hospitalisé pour la seconde fois pour des violences conjugales, surtout lors de crises d'excès alcooliques. Le refus de manger son repas du premier convenait au second, qui terminait les plats que les soignants ne réunissaient pas à faire avaler au malade. Le refus de se nourrir avait conduit Michel S. et Pierre M. à menacer le jeune patient de l'intubation forcée, soin douloureux qui consistait à introduire un tube dans l'estomac pour le gaver. Le jeune homme catatonique n'était pas sensible à nos menaces, mais son voisin, alcoolique, se mit à considérer le sort de son jeune voisin avec une rude tendresse. Il se mit peu à peu à lui présenter sa platée à la cuillère au lieu de s'en emparer. Les soignants qui ne réussissaient pas plus que nous à le nourrir vinrent nous en informer. Nous choisîmes de ne rien faire, sinon de lui faire boire, de temps en temps quelques gorgées de sirop de miel préparées à la pharmacie. Il aimait cela, mais restait silencieux. Seul son voisin, réputé brutal, avait réussi à l'apprivoiser. Il faisait le pitre comme un enfant, disait des sottises dont l'adolescent se mit à rire aux éclats. Ils avaient établi un lien transférentiel dont le sens, pourtant bien clair, nous a longtemps échappé. Tous deux avaient lié un lien de tendresse. Quelques mois après, nos deux compères marchaient aux bras l'un de l'autre dans les allées de l'asile. Un surveillant malicieux chargea le plus costaud de la corvée d'eau, de pavillon en pavillon, et le plus malingre l'accompagnait comme un épagneul. Aucun de nous trois n'a imaginé que cette relation entre les deux hommes avait un caractère pédophile ou même sensuel. Nous avons cependant très soigneusement questionné les membres du personnel qui les connaissaient tous deux. Aucun d'entre eux n'avait pensé que l'un ou l'autre des deux malades aient eu depuis leurs arrivées dans l'hôpital des conduites pouvant faire penser à une libido homophile. L'aîné, s'il était réputé violent en famille, avait une conduite sexuelle très libérée et extravertie dans son village et dans sa profession. Il était ouvertement machiste et si son addiction à l'alcool évoquait une affectivité orale mal assumée, son comportement à l'asile montrait au contraire une sublimation affective de l'oralité dans une position parentale subitement redécouverte. Sa conduite vis-à-vis de ses enfants, dès sa sortie de l'hôpital, selon les dires de ceux-ci, s'est profondément attendrie et ses conflits avec sa femme ont disparu. Quant au plus jeune des deux, il se montrait, avec maturité, reconnaissant à son voisin de l'avoir « aidé à grandir ». Les inhibitions hostiles qui étaient notées sur son dossier ont très sensiblement disparu. Les mois suivant sa sortie, il est devenu un jeune adulte acceptant la cordialité des jeunes gens de la petite ville où il était. Dans l'un et l'autre cas, les deux familles ont été heureuses durablement d'accueillir des convalescents à l'histoire pathologique très lourde et honteuse vis-à-vis du voisinage.

Parmi les trois patientes choisies par Octave Antrau, si Renée s'est accommodée de nouveaux rapports avec Françoise, Suzanne a continué d'avoir très peur d'elle. Octave a dû veiller à les isoler le plus possible dans cet univers clos sur le monde extérieur et sans vraies barrières internes. Comme Françoise et Renée, Suzanne avait été lobotomisée. Cette intervention légitimait, pour les médecins neurologues consultés, ses troubles de la marche. Octave y supposait d'autres explications qu'il gardait pour lui. Il s'occupait de Suzanne en marchant à son bras et leur promenade, si elle évoquait la musique, la Pologne en général, la peinture de l'École française moderne, était facile. Il y a une ***bonne distance*** à établir dans la relation psychothérapique avec les psychotiques. Cette bonne distance leur permet d'évoluer vers la maturité si le psychothérapeute réussit, par l'adresse attentive à l'autre et souvent par hasard, sous la dictée de l'inconscient de l'un et l'autre. Dans le cas présent, la discrétion d'Octave sur l'infirmité et sur l'affectivité très vulnérable de Suzanne lui a permis de constater que ces promenades devenaient de plus en plus aisées à son bras. En près d'un an, sans médicaments, bien sûr, car il n'y en avait guère alors et qu'ils auraient été inopportuns, Suzanne s'est reconstruite au point de souhaiter aller travailler au bureau de l'hôpital quelques heures par jour avec sa compétence antérieure de secrétaire bilingue.

Un seul incident faillit casser cette reconstruction. Françoise, plus libre d'aller et venir seule, surprit Suzanne et Octave aux bras l'un de l'autre et les injuria. Octave se précipita pour aller quereller Françoise. Il lâcha le bras de Suzanne. Celle-ci ne tomba pas et Françoise, interloquée, accepta de perdre la prééminence absolue qu'elle estimait être la sienne vis-à-vis de son thérapeute. C'est probablement le fait d'être stupéfaite que sa rivale reste debout qui a désamorcé un conflit redoutable. Les conditions d'une sortie des trois patientes auparavant condamnées à une hospitalisation interminable semblaient pouvoir se dessiner, mais une grande partie du travail restait à faire. La vie à l'asile, pour ces trois jeunes femmes comme pour des centaines d'autres autour d'elles, si elle était misérable était cependant rassurante. Avec Michel Schweich et Pierre Margat, nous restions perplexes sur les soins extra-hospitaliers nécessaires. Comment maintenir avec ces patients une relation transférentielle allégée solide et durable hors des murs de l'hôpital ? Pour ma part, j'avais constaté que les services sociaux les plus compétents ne réussissaient pas à se substituer à la relation duelle progressivement bénéfique. Une offre de travail, de loisir, n'était acceptée par l'un ou l'autre de mes patients que si elle venait de moi ou d'une personne dont le malade ressentait qu'elle m'était familière. L'intensité archaïque du transfert risquait de devenir une prison.

CHAPITRE VIII.

Dix-huit mois à ville-Évrard.

Le docteur Paul Sivadon était un psychiatre très apprécié, chef de service à l'hôpital de Ville-Évrard. Il nous a proposé, à Michel Schweich, Pierre Margat et moi, de travailler chez lui dans le service qu'il mettait en place. Le régime général de la sécurité sociale, pour son service comme pour trois autres services de psychiatrie en France, finançait quelques postes de psychiatres-auxiliaires et d'internes et une diminution sensible du nombre des lits de malades dans ces services avec ateliers de réinsertion et antennes de postcure dans la cité. Les Centres de traitement et de réadaptation sociale, avec le complément financier de la Sécurité sociale, avaient pour but de désengorger quelques services, et l'octroi d'une équipe médicale plus nombreuse et de chefs d'ateliers infirmiers. Pour accompagner mes camarades, j'avais l'obligation de ne pas abandonner celles de mes patientes avec lesquelles j'avais passé un contrat de soins. Nous pensions que nos malades allaient mieux ou même tout à fait bien dans le cadre de l'asile, organisé et sécurisant, avec des gardiens qui étaient en très bonne intelligence avec nous. Nous avions des cauchemars à l'idée de leur retour dans des familles angoissées ou hostiles avec très peu de chance de réinsertion professionnelle. La ré-hospitalisation était un douloureux échec.

– À cette époque, les malades mentaux hospitalisés étaient presque tous en placement d'office, leur transfert d'un asile à un autre était fort difficile et le coût du séjour était plus lourd à Paris qu'en province ! commenta Octave Ceytou.

– Parmi les problèmes, la ségrégation entre les femmes et les hommes était préoccupante. Pour les patients de Pierre et surtout de Michel, ce fut assez facile. Pour Françoise, j'ai reçu des refus successifs, d'autant plus que la consolidation de sa tuberculose pulmonaire ne convainquait que moi. Ses frères et sœurs, déjà irrités d'avoir à payer à Prémontré un supplément pour sa chambre au pensionnat des femmes, lieu moins austère que les quartiers où étaient cloîtrés les aliénés inaptes à une vie sociale à l'intérieur de l'asile, de ses différents ateliers, de son grand jardin potager ou encore de la ferme, ne voulaient rien entendre d'un nouveau séjour dans une clinique psychiatrique privée, même si elle était conventionnée avec la sécurité sociale.

Cet échec dans les efforts pour trouver une solution temporaire permettant à Françoise de poursuivre le travail de reconstitution de sa vie d'adulte a profondément fait douter Octave de lui-même. Octave a rejoint ses camarades à Ville-Évrard deux mois plus tard, après avoir tenté de croire que l'intensité de l'attachement transférentiel de Françoise s'était suffisamment distancée. Elle travaillait alors avec une vieille religieuse charmante à classer du courrier du dix-neuvième siècle retrouvé par hasard dans un grenier de l'Asile et le faisait avec plaisir, très fière de sa paye. Mais un mois après son départ, Octave a appris la mort subite de Françoise, dans son sommeil, sans en connaître la cause. Elle fut enterrée avant qu'il ne puisse se recueillir dans la chapelle de l'Abbaye où aucun membre de sa famille n'était là. Deux nouveaux psychiatres, très férus de psychothérapie, P. C. Racamier et Baudrand, prenant la charge de la moitié du service des femmes partagé en deux avaient accepté d'héberger Françoise dans leur nouveau bâtiment, mais n'avaient pas réussi à établir un lien authentique avec elle. Octave n'a jamais pu oublier ce drame dont il se sent encore responsable.

– Mais avant ces longs mois de soins, où était ta patiente, qui s'occupait d'elle ?

– À Prémontré, une vieille religieuse, bénéficiant elle-même de soins de pneumothorax, l'aidait à se laver et nettoyait ses éventuels crachats. Elle lui donnait matin et soir une bouillie de lait et de céréales et parfois des crèmes au lait. Françoise feignait d'ignorer sa présence, mais elle était très douce avec elle et elle seule. Auparavant, elle avait fait le tour des cliniques privées de l'Ouest parisien, du temps de son père.

Octave lui avait promis, en entreprenant sa part du contrat de psychothérapie, de ne pas l'abandonner. Il a prolongé son séjour de 2 mois pour tenter de convaincre Racamier et Baudrand d'investir la poursuite du traitement psychothérapique. Françoise mourut quelques jours après son départ, d'une hémorragie (?), alors qu'elle paraissait cliniquement guérie de sa tuberculose.

– J'en ai, dit Octave à son voisin, encore en moi la trace douloureuse près de 70 ans après. En quelques mois, Françoise s'était alors, dans son contre-transfert psychotique, engagée très fortement, au point de laisser tomber une à une les défenses contre son angoisse de mort, réveillées par tous les drames successifs de sa vie et particulièrement de la mort de son Père, à l'enterrement duquel sa famille l'empêcha de se rendre.

Dans le traitement par psychothérapie de la psychose, dira quelques années plus tard, en une formule heureuse, Harold Searles « le thérapeute fait un transfert et son patient un contre-transfert ». Toutes les thérapies ne sont pas aussi charmantes que l'aventure d'Ingrid Bergman dans la *Maison du docteur Edwardes*. C'est à cette époque qu'arrivaient dans les librairies du Quartier latin des livres et brochures sur la psychose moins décourageants que ceux de Sigmund Freud. Le drame de la famille du président des États-Unis, avec la lobotomie mutilante pour cacher le sort de la sœur schizophrène, était bien occulté aux Américains et par conséquent au reste du monde.

– Je me parle à moi-même, constate Octave Antrau en se relisant, et à voix haute par-dessus le marché. C'est l'âge ? L'émotion ? Pourtant je crois bien être seul dans ma chambre. Ce préambule me donne la liberté de romancer mes souvenirs professionnels, grâce à l'opportune découverte d'un collègue français de quelques mois mon aîné, mes nuits sont, depuis ma retraite, peuplées de rêves et de cauchemars liés à des personnes atteintes de troubles psychotiques rencontrées depuis l'âge de 6 ans jusqu'à 72 ans. Pendant tout ce temps, au grand désespoir des docteurs John Leuba puis Parcheminey, et pendant peu de temps Schlumberger, les psychanalystes que je suis allé voir pour apprendre mon métier, je ne faisais aucun rêve concernant les patients qui se confiaient à moi. Schlumberger y voyait une résistance un peu perverse. Parcheminey y voyait une mémorisation un peu courte. Lors de mes retours à la ferme mes frères m'interrompaient par des paroles vigoureuses que mes parents ne réfutaient pas. « Petit con », me disait l'un ou l'autre. Ils venaient confirmer vigoureusement les paroles beaucoup plus tendres de mon responsable de division au lycée, homme d'un charisme remarquable et d'une foi joyeuse, Charles de Sèze au collège de jésuites de Reims : « Imbécile heureux. »

Tous ces propos étaient décourageants. Par chance pour Octave, le docteur Leuba avait, avant même qu'il n'ose lier son sort de gamin, imbécile heureux, à celui de patients fous et enfermés, accepté son choix avec sérénité et il ne l'a pas dissuadé d'entreprendre sa formation de psychiatre, bien au contraire.

– Ce n'est pas la crainte de n'être pas assez intelligent qui a nui à l'efficacité du plaisir de vivre pendant 51 ans de vie professionnelle, conclut assez brusquement Octave Antrau.

La chambre des deux messieurs d'âge fort respectable était en effet fréquemment visitée par telle ou telle visiteuse, proposant coiffure ou manucure, vidant les pots de chambre, et s'attardant à écouter les monologues d'Octave.

– Avoue, osa dire Octave Ceytou que nous étions enfermés par l'opinion de nos aînés les aliénistes. À l'École militaire de médecine de Bordeaux, il n'était pas nécessaire d'apprendre la psychiatrie, sauf pour détecter les indésirables dans l'armée en les réformant P4 ou P5. L'électrochoc a été inventé en 1932, l'insulinothérapie avant lui. La lobotomie vit le jour en 1939 en Amérique. Il n'y avait ni nesdonal ni curare pour adoucir les crises d'épilepsie, assez terrifiantes pour les soignés et les soignants, des électrochocs. Tu as sans doute, comme moi, fait rouler la bille d'acier sur la planche bien lisse pour établir un court-circuit plus ou moins long. Tu as pratiqué des injections d'insuline à la suite des expérimentations de Manfred Sakel pour plonger les patients quelques minutes dans un coma insulinique plus ou moins profond qui nécessitait le plus souvent le passage de la sonde gastrique pour donner à l'estomac du sirop de sucre. Et les camisoles sur ordre ?

CHAPITRE IX.

La première lourde erreur professionnelle d'Octave Antrau

– Peu de jours après mon entrée en fonction, j'ai fait connaissance d'une malade très soignée, bien peignée grâce à l'empathie de son aide-soignante qui faisait ses soins en bavardant agréablement avec elle comme dans un salon de coiffure. Toutes deux semblaient oublier que cette dame était entravée par une camisole. Elle avait été, avant de sombrer dans une psychose maniacodépressive presque subintrante, professeur agrégée de Philosophie trois années seulement à Arras. Au bout d'un long moment de conversation qui m'avait distrait et surtout beaucoup instruit, j'ai suggéré à l'infirmière de la désentraver. « Qu'en pensez-vous, Madame, vous serez raisonnable ? » « Oui, soyez en assurés tous deux ». J'ai aidé l'infirmière à libérer la camisole et en moins de temps qu'il ne le fallait pour que je le voie, cette dame s'est précipitée vers la fenêtre grande ouverte qui heureusement était au premier étage. J'ai pu la rattraper, la traîner dans la pièce avec l'aide habile de la religieuse-infirmière, bien rodée à ce genre d'exercice dans sa profession de soignante. « Pardonnez-moi, tous deux, il y a vingt ans que je suis enfermée ici. Cela aggrave ma déraison ! »

– Tu réveilles en moi de violents souvenirs, dit Octave Ceytou d'une voix émue. Avec des gardiens, autour des services d'hôpital d'Ainay-le-Château nous avons passé des nuits entières à chercher des malades dans l'obscurité. Une fois, j'ai trouvé l'un d'eux en train de se pendre. Nous étions trois dans le drame, dont deux écorchés vifs aux deux sens du terme. Si les femmes aliénées se battaient souvent avec cris et morsures, les hommes, par contre, se battaient beaucoup plus dangereusement. Parfois, les interventions du monde extérieur dérangeaient les soins, mais, cette fois-là, la porteuse de repas nous rendit service. « Il y a du foie de veau, pour votre repas avec de la purée ! Si vous préférez, je peux vous donner du jambon, jambon-carottes ! – Foie de veau ! » avons-nous dit en chœur.

Cette diversion état opportune pour une fois. Parler de notre métier commun avec les gardiens était rare. Les gardiens prétendaient, sans avoir tout à fait tort, que nous arrivions toujours en retard. Ils pensaient que c'était pour nous mettre à l'abri de la brutalité des drames de tous les jours. Dans un asile ou dans un autre, lorsqu'il y avait une bagarre dans un pavillon de femmes, l'interne arrivait face à un enchevêtrement de corps qu'il fallait démêler. Chez les hommes, les violences étaient mieux orchestrées. Deux furieux se faisaient face, armés d'instruments ingénieux longuement aiguisés en cachette. La sœur Patricia arrivait presque toujours avant Octave sur le lieu du drame. Elle lui disait fréquemment : « Restez derrière moi, vous m'aiderez ! » Et elle fonçait sur les furieux dans sa tenue d'uniforme religieux encombrante : « Expliquez-moi, mes grands, je n'ai pas vu le début du film et d'abord donnez-moi cet instrument grotesque, vous pourriez vous faire du mal avec ! ». Sa voix, haute et chaude à la fois, désarmait les belligérants. Les coups de pied de ses galoches étaient une arme bien plus redoutable que les leurs. Souvent s'installait le rire. « La douceur n'empêche pas la fermeté, ils savent bien que je prie pour eux et que j'ai pour eux tous de la tendresse. » Aucune autre des vingt religieuses séjournant dans l'asile depuis des années n'avait autant de charisme et d'énergie.

– Et toi ? Jamais tu n'as eu peur ?

– Jamais dans le métier, sauf quand je constatais que je faisais une erreur. J'étais poltron, enfant et adolescent. Mes frères me le disaient. Ils jouaient parfois avec cette peur. Mais presque jamais je n'ai eu peur pour moi dans mon métier. Patricia m'en a prémuni.

– Je vous, je t'avais déjà entendu parler de Françoise, je t'avais senti pleurer presque de sa fin violente. Tu ne savais pas sans doute que je venais alors dans les colloques de formation tant il m'importait de m'effacer depuis mon enfance. Je ne parlais que pour répondre à une question en classe ou, sur son ordre, à ma terrifiante grand-mère. Mais, tu as su combien m'a ébranlé le sort de ma seule amie : Amazigh. Le sort, continua Octave Ceytou, avait voulu que nous soyons côte à côte aux travaux pratiques, pendant nos études de médecine à Bordeaux. Sans jamais les provoquer, elle attirait par sa grâce et sa beauté tous les regards. Elle paraissait être dans une autre planète, car elle ne voyait rien de ces regards. Elle portait une alliance et était à mes yeux toujours aussi belle en habits européens qu'en costumes berbères. Elle paraissait ne pas voir les affreuses bosses qui ridiculisaient mon crâne ni mon visage atteint de strabisme. Je travaillais avec acharnement et avant de me donner le surnom flatteur pour mon érudition de ***Google***, mes camarades m'appelaient Jules moche. Elle, jamais, mais elle puisait très gentiment dans mes connaissances sur les matières qui ne lui plaisaient pas et je la laissais évidemment faire. Elle se maria à un lieutenant de vaisseau rencontré dans les ruines d'Agadir à la suite du tremblement de terre. Elle m'avait présenté à lui lors d'un des courts congés fortuits en métropole. Le père d'Amazigh qui aimait beaucoup la France et avait de nombreuses médailles et citations de la Grande Guerre, adjudant-chef, avait obtenu sa retraite très tôt dans le nord de la France avec sa nombreuse famille. Il avait une allure de grand seigneur, mais il était, m'a-t-il semblé, toujours respectueux d'autrui. Il gagnait très bien sa vie avec ses compétences d'autorité aimable. Ses enfants étaient de bons élèves. C'est à l'école qu'Amazigh devint la protégée-protectrice d'Octave Ceytou, premier de classe affreusement timide. Elle me dit un jour qu'adolescent, Octave voulait être moine au Sahel avant de la rencontrer, jouant dans la rue avec ses sœurs. Elle-même ne savait pas si elle était juive, ou berbère ou chrétienne. Mais elle était sûre de n'être pas musulmane sectaire comme son frère aîné, qui l'avait plusieurs fois menacée de l'égorger à cause de sa ***mécréance***. L'intégrisme avançait déjà à petits pas dans les rues ouvrières du nord de la France. Tout ceci était embrouillé dans sa tête et elle n'en parlait pas dans sa famille, pourtant très unie en apparence. Seuls se distinguaient la très jolie Amazigh et son frère aîné petit chef d'une bande de trafiquants. C'est à Octave qu'elle faisait ses confidences. Elle le savait aussi muet qu'une tombe. Cette confiance décuplait le désir d'érudition d'Octave sur l'Afrique, le Maroc, le Sahel et l'histoire de l'Espagne Mauresque.

– Ainsi, nous avons assez vite su parler et lire en quatre langues, dont l'hébreu. Nos pères s'aimaient bien, mais avec une grande prudence. Les familles, nombreuses, en France, comme celle d'Amazigh au Maroc se méprisaient l'une l'autre.

– Je me souviens très bien, dit enfin Octave, de Madame Smadja. Elle avait, malgré ses deux passeports, voulu garder son nom de fille. Elle était très bonne assistante sociale et était française avec le passeport de son mari. Sa famille la haïssait, disait-on, car elle n'obtenait pas tout pour eux. Sot, j'avais proposé d'accompagner Amazigh avec Ceytou dans son village marocain pour apaiser les choses. Le refus d'Amazigh m'avait un peu humilié.

– À la mort de son Père, son frère aîné avait interdit sa présence à l'enterrement. Il n'y a pas un jour où je ne pense à elle. Pendant un moment, je venais vous voir tous les vendredis, tôt le matin, pour parler métier. Je vous avais surtout demandé cette heure de rendez-vous pour pouvoir déposer des fleurs au carré berbère du Père-Lachaise. Cette nostalgie que je cultive peut-être m'aide à être plus proche de mes patients.

– Qu'est-elle devenue ?

– Elle est morte après des années de paralysie : une quadriplégie d'abord, puis seulement des douleurs intenses des jambes, une paraplégie, malgré des mois de soins à l'hôpital de Garches. Tu te souviens bien sûr du drame. Pour rejoindre son mari, en congés inopinés, elle avait laissé quelques jours une jeune fille schizophrène qui lui était devenue très violemment attachée. Malgré les explications et les excuses d'Amazigh, cette absence imprévue et prolongée lui a paru insupportable. La malade semblait aller pourtant mieux, mais elle s'était repliée dans sa pathologie fœtale. Dès leurs retrouvailles, elle se précipita brutalement dans les bras d'Amazigh avec une telle violence tempétueuse qu'elle lui brisa deux cervicales. Cette jeune psychiatre n'avait pas su ni dans son départ ni dans son retour maîtriser ***la bonne distance***. Cette bonne distance dans les relations avec les psychotiques est toujours mouvante. Elle est cependant l'un des piliers du soin auprès des patients psychotiques. Veuve, longtemps infirme, Amazigh s'est reconstruite au Maroc avec autant de volonté que de patience.

Remariée à un psychiatre marocain, elle a repris son travail malgré sa paraplégie, mais elle a eu une maladie virale africaine qui l'a tuée en quelques jours.

– Pauvre vieil ami !

– Elle m'aimait bien. Je l'aimais avec une constante passion et elle le savait. Elle respectait mes sentiments. J'ai de merveilleux souvenirs d'elle, plus sans doute que si elle aussi m'avait aimé. Comme toi, grâce à ton entourage familial, ce que j'ai pu bien faire dans mon métier vient d'elle. Je n'ai pas eu de femme. Ma sexualité se limitait à quelques visites fugitives dans les villes voisines de mon antre de célibataire tout près d'Ainay. En ce moment, vieux, je suis partagé entre me laisser aller à te parler de moi, comme je ne l'ai jamais fait à qui que ce soit, et fermer les yeux et m'endormir.

Octave Ceytou s'est endormi en pleurant, je me suis moi aussi assoupi.

Notre petit groupe de travail se réduisait à deux vieux ! Marie-Charlotte venait inopinément avec les feuillets de son travail sur nous. Sa présence nous importait plus qu'elle ne nous distrayait. Une fois cependant, ce fut son mari, « mon cousin » vieillissant bien, qui vint nous voir. Sa vitalité nous fit beaucoup rire.

– Ce vieux Monsieur semble se réveiller, dit à sa collègue une dame, sans doute une infirmière que le vieux monsieur en question ressentait cordiale.

– Le mien aussi, dit sa collègue.

Octave Antrau perdait un peu la tête. Étonné d'être au lit avec des tuyaux de perfusion, inerte, sans souffrir. Il y avait eu auparavant un brouhaha très désagréable dans sa tête. Cela avait été épouvantable dans son oreille gauche. Celle-ci paraissait collée à un tissu poisseux. Sa vue était trouble, mais il voyait pourtant des taches grises et blanches qui se déplaçaient devant ses yeux. Derrière, il n'y avait pas d'horizon, mais un sombre profond. Émergeant du brouhaha, il entendit très nettement cette phrase prononcée par la voix chantante de la cordiale inconnue. Cette phrase lui paraissait annoncer une bonne nouvelle. Un certain nombre de personnes tournicotaient autour de lui. Comme sa pensée, sa vue s'est peu à peu éclaircie. Il choisit de ne pas se manifester aux personnes entourant le lit où il avait été niché sans chercher trop vite à savoir plus de choses sur sa présence ici. La pièce à travers ses paupières mi-closes devient peu à peu très lumineuse, toute blanche. Les silhouettes qui tournent tout autour sont, elles aussi, en blanc, sauf une, assez massive, en vert comme le sont les salades romaines. Les personnes qui sont là, deux femmes, trois hommes, parlent entre elles avec des voix posées. Il ne bouge pas, il sent son cou raide. A-t-il un bandage ou une minerve ?

– Apparemment, il lui est arrivé un malaise ou un accident. Il s'en est bien tiré, disent, l'une à l'autre les dames en blanc, contrairement au chauffeur du taxi-ambulance qui n'avait pas mis sa ceinture.

Quelle ambulance ? Il n'a pas envie de poser de questions, mais plutôt de fermer les yeux et les oreilles.

– Quel âge peut-il avoir ? se demandent les uns aux autres ces gens qui appartiennent probablement au corps médical.

– Les jambes du vieux monsieur sont bien décharnées !

– Juillet 29 ! Plus de 90 ans.

– La dame qui accompagnait ce vieux monsieur est en salle de réveil avec deux clous dans le tibia et le péroné de la jambe droite et un poignet gauche tout bleu dont l'aspect est préoccupant. La quatrième personne n'a rien.

– Ce Monsieur n'a pas de fièvre, sa tension est à 13/08. Il respire paisiblement. Il n'a pas besoin de masque. Laissez-lui sa perfusion de sérum. Je repasserai lorsque vous aurez les résultats du laboratoire. Je ne vois aucune lésion, ni au scanner ni à l'IRM.

Les collègues médecins quittent la pièce sans plus dire un mot, en tête, le chef, en queue, les stagiaires, et les infirmières trottinent autour, à la queue leu leu. Personne ne semble constater que le lit voisin est lui aussi occupé par un patient silencieux et somnolent. Enfin l'un d'eux jette un regard sur le lit voisin. « Tout va bien, cher confrère ? » Il n'attend pas la réponse. Le voisin reste un moment silencieux puis éclate de rire.

Octave Antrau sort de ses pensées :

– Pourquoi ris-tu ?

– Cela, je ne sais pourquoi, me rappelle un curieux souvenir. Une dame, hôtesse d'accueil, avait avec son mari menuisier, dans la structure hospitalière de Dun-sur-Auron, en séjour payant, un pensionnaire très oisif, très passif, sauf lorsqu'il s'agissait de fumer, dehors, par tous les temps, des cigarettes qu'il roulait lui-même avec une habileté stupéfiante en face de son inertie habituelle. Ce garçon, malade mental chronifié, qui était censé être commis de mon mari, menuisier, en fait, ne faisait rien et se faisait oublier. Ses parents habitaient à quelques dizaines de kilomètres, étaient artisans et se réjouissaient d'être débarrassés d'un dément imprévisible et souvent violent. Ils ne venaient le voir que très rarement.

Antrau retrouve plus de conscience de lui-même qu'il ne veut encore le dire. Il peut, à voix haute comme il le fait maintenant lorsqu'il s'imagine seul, exprimer ses pensées.

– Je peux prendre possession des lieux. Je suis manifestement dans une belle chambre de clinique ou d'hôpital, mais où et pourquoi ? Paupières enfin ouvertes, je constate que la pièce est très ensoleillée. Il y a un autre lit entre le mien et la porte d'entrée. Est-il occupé ? Il semble qu'il n'a pas de draps. J'oublie le décor et j'essaie de penser à moi. Il y a trop longtemps que je tourne en rond. Je n'ai plus qu'un dessein. Finir l'écriture du dernier bouquin que je rumine depuis quatre ans. Mais je ne réussis plus à écrire. Comment articuler la description des psychoses et de la relation de tendresse qui s'installe par inadvertance, dans un processus imprévu de ***TRANSFERT-CONTRE-TRANSFERT*** ? Dans la rencontre réitérée entre un soignant et un soigné, dans un asile départemental plus ou moins équipé tout autant que dans une clinique psychiatrique confortable, et pourquoi pas aussi, dans le bureau du thérapeute, s'installe une relation d'inconscient à inconscient.

Octave Antrau avait cru, un moment, dans son long trajet professionnel, y avoir été compétent. Cela va faire quatre ans bientôt qu'il tente d'écrire sa pensée sur ce sujet. Il ne réussit pas à savoir s'y prendre. Parler de la psychose, parler des psychoses, les définir les unes par rapport aux autres, les décrire intellectuellement après tant d'années de travail lui paraît facile et inutile. Il y a d'excellents livres là-dessus. Parler de la tendresse, du besoin de tendresse, en parler avec dérision, ou bien gravement ou avec humour, il croit pouvoir le faire, mais écrire à la fois sur les psychoses et la tendresse, c'est un casse-tête. Comment expliquer ce qu'est l'affreux noyau psychotique qui traîne depuis notre naissance, plus ou moins encombrant au plus profond de chacun de nous ? Lorsqu'il vient à envahir notre être en entier, il nous prive de vivre, nous prive de rire, nous prive d'humour, nous fait haïr les autres tout autant que nous-mêmes. Il n'y arrive pas. Grâce au coronavirus qui l'a peut-être conduit ici et au confinement qui va durer encore quelques longues semaines pour les vieux comme lui, il croit avoir trouvé comment distraire un bienveillant lecteur. Évidemment, puisqu'il ne cherche pas à écrire un médiocre roman de plus, mais, un ***essai*** avec son actualité toute trouvée, il peut peut-être parler. Grâce à cette hospitalisation inopinée, grâce à son voisin

Octave, il n'est pas seul à bavarder sur le sujet de son état d'âme dans le confinement :

– Il y a des liens entre le confinement et le retrait sur soi de l'autisme. Mon épouse, celle qui me dorlote plutôt bien, s'impatientait de ma précipitation vers la télévision pour y écouter les dernières nouvelles, en boucle, celles que prétendent ne pas écouter les intellectuels – ni ceux de droite ni ceux de gauche. Je regrette son intolérance sur le sujet, car je suis, à plus de 90 années, un sujet à risque et je ne voudrais pas ne pas être informé à temps de mon décès. Je suis envahi et prisonnier par l'insularité de mon chez-moi. Ici pourtant, j'ai découvert des amis. Mais, ils disparaissent un à un. Je ne sais pas si tu éprouves la même chose, mais les confinements liés à cette redoutable crise sanitaire contribuent aussi à installer une morosité si prégnante que peu de moyens d'échapper à la glissade dépressive des vieux me sont offerts. Tu ressens ça parfois ? Peu à peu, la tendresse nous lie l'un à l'autre. Elle m'invite à me confier à toi, comme à un jumeau.

Les deux Octave conservaient chacun de sa petite enfance une image médiocre. Dans leur métier leur intérêt se portait, plus ou moins consciemment, vers les psychotiques. Ils évoquaient volontiers, l'un et l'autre, l'histoire qu'ils avaient connue avec leurs patients. Chacun constatait que, peut-être, cette fragilité de leur ***moi*** contribuait à l'établissement relativement aisé d'un contre-transfert positif chez les malades psychotiques. Tous deux avaient peu d'intérêt à évoquer leur sort avec les névrotiques. Ils étaient tentés d'en conclure que ces derniers ne les considéraient pas comme de bons psychiatres. Cela les confortait dans l'hypothèse que l'image qu'ils s'étaient construite d'eux-mêmes les rendait plus proches des psychotiques, fragiles, répugnants, mal foutus. Tous deux, vieux bonshommes, s'amusaient de leur ***narcissisme à l'envers***.

– Nous n'avions pas à déployer une force d'âme particulière pour que s'installe une relation constructive entre eux. C'est tout à fait une hypothèse, mais il faut peut-être que nous y réfléchissions. Ce que nous avons fait de bon dans notre travail était facile à faire, dit Octave Ceytou.

Le plus modeste des deux Octave espérait recevoir un coup de téléphone rafraîchissant de son île avant de se trouver dans cette chambre d'hôpital sans comprendre trop pourquoi. Une dame qui lui dit le supposer assez occupé par les corrections de ses écrits.

– Quels écrits ? Ne se trompe-t-elle pas d'interlocuteur ou bien se paie-t-elle ma tête ? Il y a belle lurette que je ne sais plus écrire qu'avec l'index de la main droite. Est-elle effectivement venue me voir ? À qui étais-je en train de parler à voix très distincte tout à l'heure ? À moi-même ? La voix était autre que ne l'est la mienne. Mais laquelle ? C'était une voix sage, lente, contenue, curieuse, mais discrète.

Octave a oublié qui était son voisin. C'est une voix d'homme. Je n'ai vu ni entrer ni sortir personne en dehors du récent petit troupeau habituellement mobilisé par le patron en blouse blanche. Y a-t-il quelqu'un dans le lit voisin ? J'ai si mal à la tête que je peux à peine la tourner. Autant fermer les yeux et attendre. Mais attendre quoi ? Ma mémoire des jours récents m'échappe tout à fait. Cette dame m'avait donné son nom et son téléphone au cas où j'aurais un empêchement à la joindre. Elle a un joli prénom : Ludmilla. Coïncidence ! J'ai connu un Pierre et une Ludmilla bien charmante, il y a bien longtemps. La mémoire me revient. Parler de ce souvenir n'aurait aucun intérêt s'il ne réveillait pas brusquement mon profond désir de soumettre au lecteur ma réflexion actuelle sur le soin aux malades mentaux. Je me réveille dans une chambre d'hôpital, probablement confiné. Je n'ai mal nulle part sauf peut-être au cou. Plus que jamais, j'ai la possibilité de réfléchir et peut-être d'écrire. Ma tendre chérie, mon deuxième amour, est, si j'ai bien compris ce qu'on m'a dit, à l'autre bout de l'hôpital, un peu cassée de partout. Avec les soins de rééducation, elle en a pour un bon moment avant de marcher et conduire sa voiture. Je ne conduis plus depuis des mois. Les centres de rééducation étant toujours loin dans la campagne, cela risque de prolonger notre séparation. Je suis malheureux de ne pas la voir. Je suis soucieux à son sujet et je ne peux ni ne veux rentrer seul dans sa maison. J'émerge d'un état second dans une grande chambre ensoleillée. Il y a un deuxième lit, mais je le crois inoccupé. Il me semble, dans les périodes d'éveil, être plus lucide qu'avant notre accident. Dès que je serai moins abasourdi au lit, l'écriture de ce bouquin que j'ai bien en place dans ma tête sera rapide. Mais cela n'est pas la première fois que cette pensée est enfoncée dans ma tête de Picard.

– Vous dormiez si bien que je ne vous ai pas dérangé pour vous faire avaler un comprimé de Doliprane, me dit la plus accorte des infirmières que j'entrevoie depuis mon arrivée ici.

J'ai du mal à imaginer que j'occupe un lit, celui-ci ou un autre depuis trois ou quatre jours. Chacun de mes quatre enfants est venu. Chacun d'eux a laissé sa marque. Dans quel ordre sont-ils venus ? Faire installer le téléphone, la télévision, équiper un véritable bureau de travail laisse entendre que je vais rester ici plus d'une semaine. Mes idées s'éclaircissent. Chacun des médecins que j'ai vus m'a dit qu'il comptait me revoir. Le neurologue, l'ophtalmologue, l'interniste, l'ORL même. Peut-être suis-je plus mal foutu que je ne pense l'être !

– Il est difficile, a dit quelqu'un parmi les soignants, de discerner chez ce vieux monsieur la part de l'état confusionnel dû à l'accident et l'affaiblissement intellectuel dû à son âge. Il répète souvent les mêmes propos. « Où est ma femme ? Pourquoi ne ferais-je pas un léger somme ? »

Le silence s'épaissit dans la chambre. Octave a dû dormir profondément, car à son réveil, il redécouvre son voisin occupant le deuxième lit de la chambre spacieuse. L'était-il depuis plusieurs jours ? Octave Antrau était en effet incapable de se situer dans le temps. J'ai un voisin, silencieux et discret. Dort-il ?

– Tu es bien silencieux et probablement songeur.

– C'est mon habitude ! me dit mon voisin.

– Mon amie Amazigh m'encourageait à écouter parler et divaguer chacun de nos patients sans rien dire, mais en signifiant que leurs paroles nous tenaient à cœur. C'est ce que je fais depuis que nous sommes ensemble dans cette chambre d'hôpital. Ce que tu dis m'intéresse. Du coup, ton silence m'oppresse sauf si je t'entends dormir paisiblement.

En fait Octave, au réveil d'un de ses nombreux assoupissements inattendus, découvrait qu'il avait un voisin. Il voit à l'emplacement probable de la tête de ce voisin un bonnet très coloré inhabituel dans une chambre d'hôpital. Il se met à rire tout seul, car il se souvient de s'être trouvé, un peu par hasard, il y a des années, avec sa première femme au moment des soldes chez Cashmere House dans les beaux quartiers parisiens. Zizi Jeanmaire se trouvait là ! Elle achetait une demi-douzaine de ravissants bonnets de nuit très colorés pour Roland

Petit. Le lainage de ces bonnets était si fin qu'ils semblaient faits pour cacher une intense calvitie. Ce genre de bonnet cachait aussi la tête du nouveau voisin. Octave ne pouvait voir que son bras, la perfusion et le témoin du goutte-à-goutte. Octave avait depuis les centaines de moutons Mérinos de la ferme paternelle toujours eu une fascination pour la caresse du corps de l'autre à travers ce délicieux lainage. « Qui peut être cet imitateur de Roland Petit ? Sans doute est-il chauve sous l'effet de la chimiothérapie puisque nous sommes lui et moi dans un établissement hospitalier de luxe. Pourvu que mon voisin soit lucide, soit cultivé et discret ». Une fois de plus, Octave se remet à parler à voix haute comme s'il était seul. Il ne peut pas s'empêcher de porter sur lui-même le diagnostic de syndrome confusionnel. « Mais je ne suis plus seul dans cette pièce ! Depuis quand ? J'ai la certitude cependant de n'avoir pas dormi depuis un jour ou deux. Lucide, je n'y ai vu personne d'autre ». Autant j'apprécie le silence lorsque je suis seul quelque part, autant la proximité d'un voisin silencieux, un homme, et un homme d'un grand âge comme est le mien m'étonne et m'embarrasse. Tout à l'heure, je me suis mis à parler à voix haute. Je croyais être seul. Cette silhouette dans un lit à ma droite entre mon lit et la salle de bains est tout à fait hiératique. Était-ce avec lui que nous parlions tout à l'heure, de l'une de mes premières patientes, lorsque j'avais 21 ans ? En constatant sa présence, j'ai tout de suite redouté ses bruits et ses bavardages. Je me retiens de ne pas lui parler. J'ai peur de le déranger. Plutôt que m'importuner, ce voisin m'intimide. Il me faut faire effort pour chasser de ma tête l'idée que je suis devenu l'intrus dans cette pièce et qu'on l'a installé là, sans même me réveiller. Je m'efforce de respirer doucement, espérant que mon voisin dorme. Aucun de nous ne toussote, ne remue un bout de drap. Parfois, au loin, nous entendons sans doute ensemble le cri de douleur ou de mauvaise humeur d'un ou d'une des patients de l'établissement avant que ne retombe un massif silence. Il faudra absolument que j'implore l'un de mes enfants d'apporter un vieux réveil dont on entend le tic-tac apaisant. Plongé dans mes pensées, j'entends tout près une voix sereine dont il me semble reconnaître le timbre. C'est celle de mon voisin.

– Tu supportes mal le silence, toi aussi ? Dans mon enfance, j'ignorais qu'un tel silence put exister. Il est vrai que j'ai eu le bonheur de naître dans le lit de ma mère, dans la grande maison réservée au directeur de l'école. Une école triste aux bâtiments rectilignes au milieu d'une banlieue sombre. La guerre, par malheur, ne l'a même pas démolie.

– Je n'ai pas connu ma mère, elle est morte quelques semaines après ma naissance.

– Tu es Picard ? Moi aussi. Je suis né dans la ferme d'un ingénieur agronome, mon père, que j'ai toujours admiré tout autant que je l'ai aimé sans oser le déranger. Cette ferme a été reconstruite de façon novatrice. La terre était cultivée, les bêtes de trait et d'embouche soignées comme avant la guerre de 1914. Des bœufs, vaches, chevaux, et un énorme troupeau de moutons, quelques cochons enfin au milieu de volailles, toutes ces bêtes fournissaient généreusement l'engrais de leurs litières chaque matin. Mes aînés étaient dans leurs collèges. Moi, prénommé Octave, huitième et dernier de la famille, j'ai eu la chance de rester seul avec mes deux parents pendant deux années scolaires. J'écoutais leurs propos sur la guerre d'Espagne, sur l'Exposition universelle, sur la montée du fascisme, sur le scandale de Munich. Ils parlaient sans retenue de mon frère aîné plantant du café sur les flancs du mont Cameroun et du frère et de la belle-sœur, fermiers colons qu'ils aimaient beaucoup, avec leurs enfants nés dans la ferme que mon oncle avait construite. C'était aux confins du désert. Ils étaient scolarisés par leur mère pied-noir, sœur du doyen de la faculté de lettres d'Alger. J'allais le matin chercher mon travail de la journée chez l'institutrice du village. Elle me revoyait à quatre heures et demie pour la correction de mon travail. Elle estimait que j'aurais perdu mon temps en compagnie des autres gamins. Ils étaient pour la plupart enfants de Polonais. Nous nous entendions très bien ensemble pour jouer dans les bois et dans les hangars, mais j'avais appris à lire, à écrire plus vite qu'eux. J'avais appris les mathématiques et le dessin géométrique. Assis, silencieux à un coin de table, dans la cuisine, je permettais à ma mère d'être libérée de mes incessantes questions. Il me suffisait souvent de regarder mes aînés faire leurs devoirs lorsqu'ils étaient de retour à la ferme. Travailler était un jeu pour moi aussi bien que de bridger en regardant jouer mon père. Au fait, je ne me suis pas présenté : Octave Antrau. J'ai été psychiatre et le métier me collait, il me colle encore à la peau. Gamin, j'étais malingre, mais, j'étais affamé de tout apprendre de ce que savaient les adultes et mes frères et sœurs aînés. J'ai eu une enfance bien plus heureuse que la tienne, dans ton école caserne.

Octave Ceytou, le voisin de chambre, se précipita sur l'occasion de parler à son tour.

– Vous, ou tu comme tu le veux, avez du mal à vous empêcher de discourir, mon vieux voisin, je vous connais, je me suis renseigné sur vous, je suis allé avec mon amie la médecin capitaine Amazigh Smadja écouter certaines de vos interventions dans les colloques. J'ai fait moi aussi, plus modestement que vous, le métier de psychiatre après avoir fait mes études dans l'École militaire de Santé navale, à Bordeaux, parce que mes parents n'avaient pas beaucoup de sous. Nous avons fait au même moment les mêmes études, vous à Paris, moi à Bordeaux. Je m'appelle Octave aussi parce que je suis le huitième et dernier de ma famille. Comme toi, Antrau ! C'était probablement le prénom de beaucoup de générations d'enfants de famille nombreuses des paysans picards qui avaient été paysans avant ton père. L'un d'eux a été enregistré comme *en trop* sur un registre d'état civil. Tes aînés, comme les miens, nous estimaient sûrement comme en trop. Je pourrais te raconter ta propre histoire parce qu'on disait beaucoup de choses sur toi quand tu étais à ton travail. Ton histoire ne t'intéresse sans doute plus beaucoup et la mienne assez peu. Je haïssais les casernes. L'école de mon père en était une. Il est probable que des cousins Ceytou existent quelque part en Thiérache ou ailleurs en France, mais les ponts ont été tout à fait coupés entre mes nombreux aînés et moi.

– Pourquoi ?

– C'est probablement parce que nous n'avons pas eu notre mère en commun. C'est histoire de rompre le silence et peut-être de faire encore semblant d'exister que nous parlons à bâtons rompus de notre passé.

Chacun des deux vieux s'assoupit. Leur intimité surprenante s'est rompue. Sans frapper à la porte, une femme, déguisée dans une sorte de scaphandre, a pénétré brusquement chez les deux cacochymes. Elle ne leur a pas dit bonjour, ne s'intéressant pas plus à eux que ses jeunes collègues. « Rien de nouveau pour ces deux-là ? » a-t-elle demandé à la plus mignonne des deux jeunes femmes qui la suivaient. Les deux jeunes femmes n'avaient, elles, qu'un masque sur le nez et la bouche. Il y avait un méchant virus baladeur. « La température, la toux, l'appétit ? Je suppose que tout est soigneusement inscrit ». Le scaphandre à voix féminine autoritaire est sorti aussi précipitamment qu'il était entré, navire amiral avec ses deux destroyers et le silence est retombé.

– Cette collègue a droit à des excuses, a dit l'un des deux voisins.

– Elle nous sait vieux psychiatres l'un et l'autre et nous suppose philosophes et bavards de surcroît. Nos jeunes confrères se méfient de nous, s'ils ne s'en gaussent pas, et nous pensent ignares de la science qu'ils ingurgitent maintenant à l'université avec toute une série de procédés, l'informatique, le numérique et bien d'autres techniques qui ne nous ont pas concernés lorsque nous étions jeunes étudiants. Par contre, ils apprennent par cœur des données réputées scientifiques sur les êtres humains et les désordres pathologiques sans jamais toucher les patients, les palper, leur tenir la main. Nous ne sommes même pas des férus de neurosciences. Ils interprètent mieux que nous les IRM les scanners et les autres joyaux de l'imagerie médicale. Les chiffres des prises de sang, et même les radiographies maintenant presque démodées les passionnent. La bouille de la personne qui a eu tous ces examens ne les intéresse que s'il est une VIP et nous n'avons plus aucun espoir ni désir de faire partie de cette talentueuse secte. Et ils trouvent nos propos et nos écrits incompréhensibles. D'ailleurs, maintenant comme il y a 50 ans, les psychiatres sont des marginaux ou les derniers classés lors des concours et examens qui nous ont aliénés durant sept ou dix ans au moins. Si nos successeurs nous adressent la parole, c'est dans un langage gorgé d'abrégés et d'anglicismes. Nous n'osons pas les questionner, car ils y verraient l'abîme entre leurs fraîches connaissances, la maîtrise des anglicismes et des acronymes et notre ignorance niaise.

Chaque Octave, l'organiciste d'une part, le psychanalyste d'autre part, découvrait le bonheur d'avoir échoué dans cette chambre auprès de l'autre.

– J'ai lu vos travaux, surtout constitués d'exemples et d'hypothèses, plus sans doute que vous n'avez lu les miens, mais je vous sais bienveillant.

– Pourquoi me vouvoies-tu ? Nous avons fait le même métier, chacun à sa manière, pendant les mêmes longues années ? Je me souviens de toi maintenant. Tu travaillais à Ainay-le-Château et tu montais souvent à Paris en compagnie de la très belle Amazigh Smadja, ta collègue de Dun-sur-Auron.

Ainsi, pensait Antrau, je redécouvre que mon voisin a été psychiatre comme je l'avais été toute ma vie. Il ne disait pas de mal du métier qui avait été le sien pas plus qu'il se moquait de ses collègues d'alors. C'est la preuve que mon voisin de chambre n'avait, à aucun moment, appartenu à l'Association scientifique des psychiatres d'exercice privé et cela explique que je l'ai aisément oublié. Cette Association qui a bouffé une partie de mon énergie était une phalange très cultivée d'individualistes notoires, pratiquant l'entre-soi, chacun en conflit avec toute la société sauf avec ses patients. Cette Société se réunissait pour se sentir entre soi, s'engueuler et faire la fête au gré des réunions de travail avec les uns ou les autres. Je paie toujours ma cotisation. Mes jeunes collègues font-ils encore parfois la bamboche ? J'avais participé à sa création par scission de l'Association syndicat précédente, où régnait avec courtoisie le Docteur Charles Brisset. Il avait tenté de réunir libéraux et fonctionnaires, publics et privés, adeptes de la culture psychanalytique ou diablement exaspérés par elle. J'ai suivi le schismatique, mais charismatique Gérard Blès, dans son humanisme pointilleux, mais aussi plein de panache. Je savais à quel point, publics ou privés, mes collègues avaient du mal à travailler ensemble. Comme c'était pourtant très nécessaire auprès de patients et de leurs familles qui savaient dresser leurs soignants les uns contre les autres. Actuellement, toi et moi faisons l'apprentissage d'une tendresse neuve, mais nous nous éloignons de nos compagnons d'alors, les fous.

L'heure où la femme d'Octave Antrau, aidée d'une soignante, avec ses plâtres encombrants, devait lui téléphoner comme chaque soir depuis son installation dans cette chambre arrivait.

Comment lui dire que j'avais un voisin ; que je le trouvais très sympathique et que je m'en réjouissais ? Elle-même subit les gémissements d'une vieille dame qui perd à moitié la tête. Je pouvais lui raconter que ce voisin avait mon âge et qu'il portait un petit calot de laine de cachemire identique à ceux qu'achetait Zizi Jeanmaire en quintuple exemplaire, dans un joli petit magasin au moment des soldes, pour le crâne de plus en plus dégarni de son homme. Tous deux, chacun au bout de son fil, nous en ririons. Cela nous ferait un lien. Nous pourrions ensuite parler de choses et d'autres et remettre à demain les éclaircissements que cette venue dans ma vie de ce voisin, un peu jumeau, était en train de provoquer. Le téléphone a sonné. Accroché au mur, il m'était inaccessible. Inaccessible aussi pour mon voisin Ceytou. Mais la plus serviable des aides-soignantes est arrivée dans la chambre. Elle trottinait silencieusement. Elle m'a tendu l'appareil en jetant un regard sur mon voisin. « J'espère », lui dit-elle, « que l'échange téléphonique ne va pas vous déranger. Au besoin, bouchez-vous les oreilles ! ». Au bout du fil, Madame Octave, comme l'appelaient parfois les commerçants qu'elle fréquentait, s'étonnait de m'entendre lui parler si bas. Je lui ai expliqué que j'avais à nouveau un voisin, toujours le même d'ailleurs, très discret et très sympathique. Je ne voulais pas l'importuner. Elle me donna, sur ma demande insistante cependant, des nouvelles d'elle et de ses blessures. La clavicule gauche était remise en place. Il n'y avait sur les radios aucun bout d'os baladeur, mais les mobilisations kiné étaient encore tout à fait contrindiquées. Pour la cheville gauche, elle ne savait rien. Elle avait un plâtre qu'on lui avait dit être aéré, à fenêtre. Sa jambe était très douloureuse, mais les soignants étaient très délicats. Un homme de belle allure, venant de notre assurance, lui avait rendu visite. Nous étions bien couverts par notre contrat, les torts étaient entièrement à l'adversaire qui l'avait reconnu. La rééducation risquait d'être longue. Les indemnisations seraient solides. Les soins pouvaient peut-être, plus tard, se faire à la maison, mais alors mon contrat risquait de n'être d'aucune utilité. Sans doute pourrais-je prolonger mon séjour en maison de convalescence, car elle ne m'imaginait pas apte à vivre seul en attendant son retour. Bien que discrète, la voix de mon épouse était audible pour mon voisin. J'ai écourté notre échange téléphonique autant que je l'ai pu, dès que j'ai été rassuré sur l'état de ses blessures, oubliant de demander, comme les jours précédents, des nouvelles des uns et des autres. Habituellement, notre coup de téléphone quotidien durait près d'une demi-heure. Dès que j'ai reposé le téléphone, j'ai senti nécessaire de parler de mon sort. Je me suis senti obligé, du fait de la courtoisie de mon voisin, de lui expliquer ma situation actuelle. Je n'avais d'autre maladie que le cortège des maux de la vieillesse. Certes, j'avais une sinusite, une bronchite, une anémie assez sévère, quelques séquelles de trois infarctus, une artérite des membres inférieurs et des troubles digestifs douloureux, mais tout cela ne justifiait pas l'hospitalisation. Je pouvais tout à fait attendre la mort tranquillement chez mon épouse en bénéficiant de sa vigilante tendresse. Mais un camionneur distrait lui avait coupé la route. Elle avait une voiture en moins et des fractures en plus. Par chance, je me suis mis à tousser et à avoir de la fièvre. Le médecin m'a hospitalisé pour soins et bilan. La Mutuelle paie la chambre individuelle et nos enfants se mobilisent pour ma femme et moi, plus encore qu'à l'accoutumée. La ***Faucheuse,*** débordée par une nouvelle et méchante épidémie, nous avait, lui et moi, oubliés. Comme je tiens obstinément à écrire un texte sur Folie et Tendresse, tout a été programmé par le Ciel pour que je profite de ces vacances et puisse envoyer le texte aussitôt à l'éditeur.

– M'autorisez-vous à vous aider ? Je vois tout un matériel sur votre table qui va pouvoir écrire à notre place nos propos sans nous fatiguer. Je connais un bon secrétaire qui pourrait mettre votre travail et le mien en complément au propre. Le silence du monastère où nous sommes cloîtrés et enchaînés nous est propice. Qu'en penses-tu, qu'en pensez-vous ? Je vous tutoie, veux-tu m'en excuser ?

– Partout ailleurs qu'ici, nous nous serions tutoyés d'emblée, cordialement ou pas !

Je me souviens maintenant du psychiatre discret qui dans le dernier rang venait écouter mes élucubrations, comme les appelaient certains collègues, à Sainte-Anne, sur la psychothérapie des schizophrènes. Mes collègues de la petite équipe extra-hospitalière étaient à côté de moi à la tribune. La présence à la table de conférence de mes anciens collègues dont Pierre Margat et Monique de Hadjet-Laché renforçait le poids de notre discours. J'étais tellement envahi par mon sujet que je devais paraître sentencieux, mais il y avait pas mal de monde pour applaudir. Ça renforce le narcissisme ! Je t'ai remarqué dans les rangs du très nombreux public. Il y eut même, côte à côte, Paul Sivadon et mon très cordial ancien collègue de travail à Ville-Évrard, Roger Misés. Ils avaient la gentillesse de nous applaudir. Roger est venu m'interpeller gentiment après l'un de ces débats. Il m'a dit que, comme je le suggérais, il n'avait pas l'intention de partager son salaire d'agrégé avec une femme de ménage ni à l'hôpital ni dans les locaux de l'Université. Je n'ai pas eu le temps de tenter d'expliquer que le rôle soignant des cuisiniers dans les asiles était aussi précieux que ceux des aliénistes quelques années auparavant déjà. Mais à cette époque, les uns et les autres y étaient médiocrement payés. D'ailleurs, nous pensions, nous aussi, à tort, au début de notre travail en commun que les malades ne s'intéressaient à l'argent que pour acheter ou vendre les cigarettes de troupe dont ils étaient gratifiés un jour sur deux.

Ce jour-là, comme souvent dans les colloques, il y avait très près de toi une collègue prodigieusement belle dont le nom m'avait frappé lorsqu'elle posa une question. N'était-ce pas Amazigh Smadja, médecin-capitaine, ton habituelle voisine qui parlait pour vous deux, car, me semble-t-il, tu n'ouvrais pas la bouche ? Elle tenait des propos et posait des questions toujours très pertinentes. Elle semblait être ton amie !

Octave Antrau ne vit pas les quelques larmes sur les joues de son voisin qui donna immédiatement son accord à ce travail chacun dans son lit. Antrau était revigoré. L'ordinateur fut immédiatement branché par une secrétaire de l'hôpital et un important micro semi-professionnel installé entre eux deux. Redevenus gamins, ils firent, avec cependant l'aide joyeuse de la jeune aide-soignante qui gérait leur sort, le projet, un contrat et des sous proposés pour son aide dont ils craignaient l'un et l'autre qu'elle ne soit plus lourde que prévu. Elle dit tout de suite que, célibataire provinciale, elle s'ennuyait dans sa chambre du pavillon du personnel loin de son village et de ses parents vendéens et qu'une rémunération ne lui était pas nécessaire ni justifiée. L'installation fut pour elle un jeu d'enfants.

« Vous avez la tête de deux joyeux conspirateurs », leur avait dit dès son arrivée dans leur chambre, l'aide-soignante. Octave Ceytou, pragmatique, l'a informée de notre projet médical psychiatrique et lui a demandé si elle connaissait une secrétaire.

« Moi, bien sûr, si vous me faites confiance ! » Et en quelques minutes tout avait été mis en place. (C'est beaucoup plus facile de l'écrire que de le réaliser !)

– Comment en sommes-nous, toi et moi, les 2 Octave, arrivés à parler de folie et de tendresse ; comment te souviens-tu, toi aussi, de mon amie Amazigh ? Je pense à elle tous les jours, cela ne me fait plus mal au contraire, avant de venir dans cette chambre d'hôpital avec toi, elle était ma seule raison de vivre ?

– Parlons, veux-tu, de tendresse et plus tard de folie, et enfin de nous deux. Ce qui nous arrive est dangereux pour ce sacré bouquin. Pour éprouver durablement de la tendresse, éprouver tous les coups que notre sensibilité nous expose à subir, à l'âge adulte, il faut savoir être tout à la fois au même moment nouveau-né, enfant, adulte amoureux, et le savoir avant l'heure des nostalgies du vieillard. Pardonne-moi de t'inclure dans mon bavardage. J'ai envie que tu partages quelques-unes de mes pensées pour me permettre de les dire à haute voix.

CHAPITRE X.

Pour parler de tendresse

Pour parler de tendresse, il faut avoir besoin de la dire, dès l'âge d'un an, par un gazouillis, et y être encore apte à 90 ans. Il faut aussi se persuader qu'on l'exprime à une personne qui peut entendre ce qu'on lui dit. Elle a vécu cette tendresse vis-à-vis de quelqu'un, plus souvent que l'indifférence ou la peur. Et pourtant, elle n'a pas été aliénée par le désir de tendresse. Sinon, cette personne serait morte ou momifiée, ou pire encore, elle se serait barricadée dans l'hostilité aux autres. Il faut aussi que cette personne ne soit pas engluée dans l'amertume et qu'elle réussisse à éprouver le besoin de vivifier en elle ces bouts de tendresse cachée. Il faut qu'elle ait besoin de la reconnaître. Si sa souffrance lui a été plus forte que les bouts d'espérance plus ou moins violemment ressentis, comme l'ont vécu les psychotiques, il faut espérer qu'elle a eu le bonheur de n'avoir pas été disloquée lorsque cette tendresse lui a manqué cruellement.

Si cette blessure de la toute petite enfance s'est enfouie en elle, comme un morceau de mitraille oublié dans son corps par le chirurgien, est toujours là, cachée à l'intérieur du corps, cachée même à la conscience de celui qui en souffre, n'est-ce pas ce qu'on peut nommer le ***noyau psychotique*** ? Noyau familial, noyau psychotique, pourquoi ces deux mots sont-ils aussi mal assortis que le sont psychose et tendresse ? Et pourquoi, si souvent, lorsque nous parlons entre nous de l'histoire de nos patients ou d'un événement de notre rencontre avec l'un d'eux, glissons-nous une part de dérision comme si laisser entendre que leur sort nous a attendris était signe de faiblesse ?

La façon dont nos patients répondent à ce qu'ils éprouvent être une forme de tendresse vis-à-vis d'eux est souvent déconcertante. Je repense à Françoise, ma première patiente à l'hôpital de Prémontré, isolée dans son délire et n'en sortant que pour frapper qui s'approchait d'elle. Pendant plus de 2 mois dans sa cellule, camisolée le plus souvent, elle a semblé parfaitement indifférente à mes gestes de lui gonfler le péritoine tous les deux jours. Ce soin était alors le seul geste médical apte à tenter de cicatriser les cavernes de ses deux apex pulmonaires alors qu'elle crachait en toussant à longueur de journée des bacilles tuberculeux aussi terrifiants pour ses soignants que ses comportements imprévisibles, explosifs de bête furieuse. Françoise n'avait manifestement pas pu connaître la ***résilience.***

Un matin, d'une phrase très claire, elle a chassé tout le monde de sa cellule. Je m'en souviens très bien. J'ai eu l'intuition qu'elle désirait que je l'affronte seul. Elle n'avait plus de camisole et était nue sur sa paillasse. Manier un vieil appareil trouvé dans un grenier de l'asile, garder l'aiguille stérile, et utiliser la lampe à alcool qui permettait à de l'air stérilisé de pénétrer dans son péritoine m'était difficile. Pour la première fois, Françoise à qui j'avais 10 fois répété la signification de mes soins et qui, hautaine, soliloquait en semblant ignorer ma présence, s'est adressée à moi d'une voix paisible tout à fait inhabituelle :

– Tu veux que je t'aide ? Tu as l'air si désemparé !

– Oui, Mademoiselle, merci !

Et notre travail a commencé, intense, efficace pour soigner à la fois la folie et la tuberculose. Les soins de sa tuberculose pulmonaire devenaient pour elle et moi cohérents. Sur le conseil du pneumologue, j'ai poursuivi les insufflations du pneumopéritoine. Au bout d'un mois, j'ai fait un bilan avec lui. J'ai pris le risque de l'aider à sortir, quelques minutes chaque jour de sa cellule dans la mesure où son comportement et son état mental le permettaient. Les clichés pulmonaires pratiqués avec le concours tolérant de Françoise montraient une très sensible amélioration et les examens de crachats ne montraient plus les colonies de bacilles de Robert Kock. Par ailleurs, le Rimifon et le BPAS venaient de faire leur apparition. Mon collègue me donna une ordonnance pour compléter notre travail en commun. Certaines Religieuses qui la soignaient avec moi croyaient au miracle. Le dossier médical de la malade, très épais, faisait part de périodes de rémission semblables dans les années précédentes aussi devions-nous, Françoise et moi, lorsqu'elle essayait de parler de sa tuberculose, rester très prudents en avançant vers une victoire commune. Elle mangeait avec appétit et sortait de sa cellule puis de son pavillon à mon bras. Au cours de l'une de ces courtes promenades, je l'ai présentée à ma femme, Geneviève, devant la petite maison de l'internat de l'hôpital. Elles se sont dès les premiers instants, très bien entendues. Peu de temps après, nous nous promenons, bras dessus bras dessous, elles et moi, dans la forêt. Françoise, avec ses compagnes, Suzanne et Cécile, participait au petit groupe de sport et jouait au ballon en visant de toutes ses forces la tête de celles de ses collègues malades qui avaient elles aussi des privilèges auprès de moi. En deux ans, Françoise allait beaucoup mieux à tous points de vue, avait trouvé des rapports chaleureux avec quelques religieuses infirmières, mais le problème de la sortie de l'asile restait entier. J'ai échoué à la faire transférer à Paris en raison de ses lourds antécédents de tuberculose et de la crainte de sa famille qui avait vécu l'enfer avec elle pendant quelques années. La mort de son père, médecin, lui était imputée par ses frères et sœurs cadets. Je l'ai confiée, avec son accord, à mes collègues Racamier et Baudrand, avec l'espoir que la distanciation dans son contre-transfert positif vis-à-vis de moi soit suffisante. Je me suis trompé, elle mourut brusquement d'une hémorragie quelques jours après. Je porte, plus de 50 ans encore après le poids de deuil. Si j'avais été plus vigilant, j'aurais pu lui éviter cette mort que je ressentais due à l'abandon.

Octave Ceytou avait la qualité remarquable de m'écouter sans m'interrompre.

– Je suppose que cette réussite prodigieuse terminée par un drame te taraude au même titre que la création et l'échec 14 ans plus tard de votre Association 1901, La Source 94. Je peux la décrire aussi bien que toi, car son évolution passionnait mon amie Amazigh, avec moi à Dun-sur-Auron qui avait vu le jour avant 1900 grâce à l'inventivité généreuse d'un collègue d'alors, Auguste Marie. Je décris l'Association La Source 94 qui disparut au bout de 14 ans à ta place, veux-tu ?

Les souvenirs d'Octave Antrau lui revenaient. Il avait peu connu cette très jolie collègue.

– Dans les réunions de travail, et je ne l'ai rencontrée que là, elle était toujours à sa place, jamais effacée. Elle parlait peu, mais toujours pour poser une question intelligente ou porter une suggestion neuve. Tu étais son habituel voisin, réfléchi et silencieux. Vous arriviez et partiez dans l'anonymat le plus absolu. Et pourtant il y avait un mystère. Amazigh, que je nommais dans ma tête Myriam, possédait une beauté et un charme splendides. Je n'ai pas le souvenir d'avoir exprimé cette opinion devant quiconque sauf devant ma première femme. J'avais dit à ma collègue et j'ai dit à d'autres devant elle qu'il était impérieusement nécessaire d'avoir, lors des soins privilégiés selon notre technique, 3 ou 4 psychotiques à la fois sur notre plan de travail, comme nous l'avions découvert ensemble, mes collègues Pierre, Michel et moi, puis avec beaucoup d'autres psychiatres psychothérapeutes. C'était nécessaire pour que notre investissement sur nos patients ne nous rende pas aveuglés par notre transfert et ne prive ceux-ci de trouver tout au long de la cure la ***bonne distance*** opportune à telle ou telle des situations inévitables, et nécessaires au soin et à son évolution. Pour étayer mes dires, j'évoquais volontiers mes erreurs, celles parfois catastrophiques qui s'étaient présentées dans ma carrière. Certainement Amazigh l'a entendu et compris, car elle était une excellente psychiatre. Le drame était celui d'une tendresse passionnée de sa patiente psychotique, au retour de vacances qu'elle avait prolongées. Elle avait omis d'en informer sa patiente. La seule erreur d'Amazigh a peut-être été de ne pas dire à sa patiente à quel point elle avait son mari dans la peau. Figée dans un coin de sa chambre, en voyant sa thérapeute arriver, la psychotique a bondi vers elle pour la serrer dans ses bras et l'a gravement blessée aux os du cou. Le choc l'a rendue paraplégique. Le reste de sa vie a été bouleversé et la tienne aussi. Je ne l'ai su que bien trop tard. Tu as dû, mon ami Ceytou, être profondément atteint, toi qui étais son très proche camarade. Et moi, je suis profondément grossier de te rappeler cette souffrance atroce de ta vie.

Dès son réveil, Antrau fut le premier à soliloquer à voix haute et audible, espérant cependant être interrompu. Il ne pouvait toujours pas tourner la tête vers la gauche, mais à plusieurs reprises, des jeunes filles discrètes s'étaient affairées dans ce coin de sa grande chambre. Comme il lui arrivait des périodes de confusion, et de mélanger les jours, il ne savait plus s'il avait ou non le voisin annoncé. La conversation entre les deux voisins lui était devenue d'autant plus indispensable que l'autre Octave maintenait avec lui un dialogue révérencieux qui ne lui déplaisait pas.

– Je suis un homme d'habitudes et dès le second matin où je me suis, à tort ou à raison, senti tout à fait lucide dans cette pièce aménagée pour moi par l'un ou l'autre de mes enfants, j'ai entrepris d'utiliser mon ordinateur. L'ont-ils fait en votre présence ? Et si oui, vous ont-ils dérangé ? Je vois que je me remets à te vouvoyer. Veux-tu m'en excuser ? En fait, il n'est pour moi qu'une machine à écrire électrique un peu trop compliquée. Mes mains sont gourdes et mes doigts se baladent souvent sur le clavier là où il ne faut pas. Le matériel très sophistiqué que m'ont apporté, sans se concerter les uns et les autres, mes enfants et petits-enfants, est trop complexe pour moi. Pour ne pas leur déplaire, je fais semblant de comprendre leurs consignes. Lorsque j'ai la visite d'un autre, il me donne avec la même fermeté bienveillante des indications que je ressens opposées. Le vocabulaire des utilisateurs me paraît abscons. L'écriture sur la tablette est plus pratique, surtout depuis que l'une des infirmières m'a montré comment agrandir les lettres. Je dois reconnaître que l'écriture à la pointe Bic sur un cahier que je ne sais pas relire moi-même le lendemain n'est plus pour moi. J'étais si satisfait dans mes années de vie professionnelle d'avoir une écriture que j'étais seul à pouvoir relire ensuite. Cela facilitait la confidentialité de mon métier. L'accident qui a provoqué mon installation dans cette chambre de clinique ou d'hôpital, heureusement, n'a pas atteint ma lucidité.

Mais une dame en tenue de ville, une cheffe, est venue dire à Octave que finalement le lit voisin, entre le sien et les toilettes, va être à nouveau définitivement occupé. Elle a pris toutes les précautions pour le rassurer.

Je ne sais pas où elle a pris dans sa tête l'idée que la présence d'un voisin de chambre m'était insupportable. J'ai passé 8 ans de ma vie avec une cinquantaine de garnements de mon âge en pension. Sans doute ont-ils plus souffert de la promiscuité avec moi que moi de la leur. Lorsque j'étais en pension, pendant la dernière guerre, les Allemands envahissaient les bâtiments de la ferme et plus de la moitié de la maison, de la cave au grenier. Malgré cela, je n'ai pas le souvenir d'une enfance malheureuse en dehors des taquineries de mes aînés.

La nouvelle surveillante du service me fait un beau discours. « Votre voisin, que vous avez déjà entrevu alors que vous passiez tour à tour du réveil au sommeil comateux, revient d'un examen. C'est un monsieur très sympathique et très courtois, il n'est plus tout jeune, tout comme vous, et est, bien sûr, à la retraite, mais il a été un de vos collègues. Votre nom lui est familier. » Il sera pour moi, selon elle, une plaisante compagnie. Quelques minutes après, deux chariots arrivent dans ma chambre. L'un est occupé par un monsieur d'un âge certain, dont je n'aperçois que quelques cheveux blancs sous un bonnet de laine et une main fine. Il a une élégante robe de chambre. L'autre chariot est pour ses bagages et de nombreux tuyaux. Ils sont poussés dans la chambre par un essaim de scaphandriers remarquablement silencieux. Leurs gestes sont tout à fait coordonnés. Ils disparaissent avant d'entendre les remerciements que leur dit d'une voix frêle mon nouveau voisin. J'ai fermé mes oreilles et aussi mes paupières durant ces quelques minutes. J'avais violemment lutté contre mon désir d'être concerné. Mes enfants, de bonne foi sans nul doute, m'avaient menti. Le sort en est jeté ! Je n'avais d'ailleurs formulé aucun désir d'être à nouveau seul. Je crois seulement me souvenir qu'un séjour au calme me permettrait peut-être enfin d'écrire Folie et Tendresse. Mon voisin, que j'évitais de regarder, était silencieux. Il devait être immobile, car je n'entendais aucun bruit de draps. Je l'ai appris de lui plus tard. – « Je m'efforçais d'attirer ton inattention sur moi en raison de ma laideur ! » Même sa respiration, régulière, était plus discrète que le plus discret des murmures. Pourtant, j'en étais sûr, il ne dormait pas. Il attendait probablement que je manifeste vis-à-vis de lui un sentiment, un intérêt, une hostilité. Lui avait-on dit de moi, comme à moi de lui, que j'étais un monsieur très sympathique, cordial et discret ? Deux employées de l'établissement sont entrées très discrètement. L'une, sans masque, cheveux volants sous un bonnet seyant, a promené un thermomètre sur ma tempe.

– Bonjour, Monsieur, je suis une nouvelle aide-soignante, comme ma voisine qui est auprès de votre voisin. Avez-vous des douleurs quelque part ? Avez-vous soif et faim ? Il y a dans le couloir du café au lait chaud et du thé. Cela vous tente-t-il ? J'ai reçu l'ordre de vous encourager à vous hydrater un peu plus. Cela vous permettrait de vous débarrasser de la perfusion qui n'est plus utile.

– J'aimerais bien un demi-bol de thé non sucré !

– À moi aussi cela serait agréable, dit mon voisin d'une voix assez ferme, mais toujours aussi mélodieuse.

Silencieuses, les deux jeunes femmes quittèrent la chambre, fermèrent puis rouvrirent notre porte, sans bruit, et nous proposèrent sur deux plateaux minuscules deux petites tasses de thé et un gâteau sec.

– Voulez-vous de notre aide pour boire, Monsieur ?

– Merci, je boirai ce thé quand il sera moins chaud. Voulez-vous le poser tout près de moi ?

Les deux jeunes femmes sortirent en disant, l'une et l'autre : « À tout à l'heure, Messieurs ». Mon voisin et moi avions dit la même phrase en même temps. Mon voisin avait donc au moins un bras disponible et adroit. Il avait la même autonomie que moi, c'est-à-dire, pas grand-chose. J'ai décidé de tourner la tête vers lui. Il me regardait lui aussi avec cordialité. Puis, nous nous sommes l'un et l'autre réfugiés dans le silence pendant quelques minutes avant de nous emparer prudemment de nos petits bols.

– Le personnel est discret et délicat, me dit d'une voix douce mon voisin. Vous êtes ici depuis longtemps ?

– Je ne sais pas trop. Trois ou quatre jours, je suis arrivé ici sans avoir toute ma connaissance à la suite d'un accident de voiture, m'a-t-on dit. Apparemment, je n'ai aucune lésion grave et je retrouve peu à peu ma lucidité, mais j'ai plus de quatre-vingt-dix ans.

– Moi aussi. Est-ce un bel âge ou plutôt un naufrage ? J'ai aperçu tout un équipement électronique autour de vous. Vous êtes encore écrivain ? Je vous prie d'excuser mon indiscrétion.

– Vous n'êtes pas indiscret ! Lorsque j'en ai l'énergie, je tente d'achever un texte sur lequel je m'acharne depuis 3 ou 4 ans. Il me semble que je suis contraint de ne pas mourir avant de l'avoir fini. J'en ai marre certains jours comme aujourd'hui. Chacun de mes quatre enfants estime être mon ange gardien. Aucun d'eux ne me laisse la paix de mourir dans un coin. Chacun me stimule à sa façon et tente, enfin, de faire mon éducation en profitant de ce que ma femme plus tolérante ne peut me sermonner pour l'instant qu'au téléphone. L'accident qui rend temporairement invalide ma femme permet à mes enfants de s'autoriser à prendre soin de moi comme ils l'entendent. Mais la surveillante de l'hôpital condamne souvent notre porte.

– Je n'ai qu'une visiteuse, une veuve de 60 ans très gentille. C'est ma logeuse à Ainay. Peut-être qu'avant de mourir, je vais l'épouser, mais sottement, je crois que cela ferait de la peine à Amazigh mon ancienne bien-aimée.

Sans répondre à son voisin, car il était bien embarrassé par cette confidence, Octave Antrau continua de parler de ses descendants : « J'espère retrouver, sans offenser l'un d'eux, un peu plus ma liberté de penser. C'est sans nul doute en partie mon intention devant l'ordinateur qu'ils ont si bien installé ».

Mon voisin ne fit aucun commentaire. Le silence se réinstalla dans la chambre. À travers la porte vers le couloir le bruit de l'étage ne passait pas. Les aides-soignants ne s'interpellaient pas d'une pièce à l'autre comme dans les autres établissements de soins. J'étais stupéfait d'avoir peut-être laissé entendre à un inconnu que mes enfants avaient dit que le bruit m'importunait. Je suis très fier de mes descendants. Ils tiennent l'essentiel de leur délicatesse et de leurs vertus de leur Maman. Si je veux être honnête, je dois constater que je n'ai fait que féconder et passer. De plus ils ont tous fait d'excellents choix de partenariat. Dès leur enfance, leur maman et moi les considérions plus riches de charme et de qualités que chacun de nous. Au bout d'un moment (mon voisin et moi nous étions peut-être même quelques minutes assoupis), j'entendis mon voisin.

– Sans doute auriez-vous comme moi préféré rester seul dans votre chambre. Personne ne m'a demandé mon avis, mais je suis content d'être installé avec vous. J'ai toujours été célibataire, même pendant mes vacances, mais j'aime la compagnie et je sais être discret. Votre notoriété dans la profession, avec la structure de soins la Source dont on a, en bien et en mal, pas mal jasé, a fait de vous, un certain temps une vedette. J'imagine que vous tentez enfin de rédiger un texte que j'attends comme beaucoup d'autres sur les deux préoccupations qui ont occupé votre vie professionnelle : comment gérer avec tendresse et efficacité le soin envers les patients psychotiques et particulièrement les schizophrènes ? Le métier que nous avons fait, vous et moi, en mobilisant toute notre affectivité, autant sinon plus que notre intelligence et notre savoir, nous colle à la peau, même à notre âge avancé. N'est-ce pas votre point de vue ?

Voir mon voisin avec un bonnet semblable à celui que portait sans doute Roland Petit, contribuait à me le rendre familier. Je lui ai cependant demandé ce qui l'avait poussé à devenir psychiatre. Un seul mot jaillit de sa bouche : « Mon affreuse *laideur* ». Après un très long silence, car cette phrase stupéfiante m'a replongé dans les habitudes de silence des longues années de mon métier, il a poursuivi :

– Nous sommes ensemble ici plus lucides que les premiers jours et pour quelques jours encore sans doute. J'aurai le temps de vous en parler. Je ne l'ai jamais fait pendant deux années de psychanalyse, comme vous, d'après vos écrits antérieurs, que nous lisions ensemble, ma bonne collègue Amazigh et moi. J'avais été, dans les premières années de mon métier, médecin militaire, réputé bon psychiatre, mais parfaitement organiciste. J'aimais dénigrer les concepts psychothérapiques. En étais-je responsable, était-ce une faille de la technique ou de ma formation professionnelle ? Mes enseignants n'auraient-ils pas dû m'empêcher de m'orienter dans cette spécialité ? Était-ce simplement ma névrose qui m'a entraîné dans cet enfer ? Était-ce déjà Amazigh dont la beauté me fascinait ? J'ai accepté un poste de médecin militaire en Martinique où j'ai fait le début de ma carrière. Je l'ai faite avec un vif sentiment de sérénité et aussi parfois d'efficacité auprès des Antillais. Leur couleur de peau et ma laideur s'unissaient l'une à l'autre et ma servile cordialité vis-à-vis des marins militaires et surtout des Blancs au pouvoir dans des îles fondaient comme neige au soleil. Incapable de décision, heureux seulement avec un petit enfant noir blessé ou toussotant dans mes bras, craintif avec ses parents, j'ai retardé, autant que je l'ai pu, le moment de quitter la marine. Mais, une fois décidé, j'ai silencieusement pris en grippe l'ensemble de mes camarades médecins militaires.

Octave Antrau était stupéfait du flot des confidences de son voisin. Celui-ci semblait l'avoir connu dans un passé professionnel assez lointain. Mais où ?

– Je ne suis pas surpris que tu ne te souviennes pas de moi. J'avais pris un poste à Ainay-le-Château et y travaillais aussi discrètement que je le pouvais. Enfant, mes aînés m'avaient surnommé Jules. C'était, je le ressentais, une façon affectueuse d'éviter de dire à la maison les mots insultants de mes camarades d'école : « Mochard, mocheton, moch ton nez, etc. » La façon affectueuse de m'appeler Jules venait d'ailleurs de ce qu'ils n'affichaient pas une passion progressiste envers monsieur Moch, l'homme politique qu'après et avec mon père j'estimais bien, à l'inverse de ma grand-mère. Ce prénom m'a suivi au collège. Je le devais à l'homme politique. Cela m'arrangeait, plutôt que celui d'Octave que ma mère avait choisi, juste avant de mourir, puisque j'étais son huitième enfant. J'ai retrouvé mon vrai prénom en devenant fonctionnaire après quelques mois désastreux de psychiatrie libérale. Ma laideur, dès ma naissance, a été tenue par ma grand-mère comme l'unique responsable de la psychose puerpérale qui tua ma mère. Voilà, vous savez de moi tout ce qu'il vous suffit de savoir.

Lors des conversations que mon voisin et moi, à bâtons rompus, avons eues ensuite, je n'ai jamais retrouvé chez lui le ton amer avec lequel il venait de parler de lui et d'une laideur qui n'était que dans l'image qu'il se faisait de lui-même. Par contre, l'originalité de notre prénom, par numérotage familial, nous a fait rire dans nos lits, puis dans nos fauteuils, comme savent rire les gamins. Est-il possible, à 90 ans de créer une amitié ? Si oui, je vais tenter d'en profiter au maximum ! Et de ne pas gaffer ! Y a-t-il quelque chose de commun entre ce jugement sur lui-même, consolidé par l'opinion des autres, et la certitude qui était la mienne d'être malingre, gauche et mal foutu, tout à fait inapte évidemment au métier de garçon de ferme que mes frères aînés affectionnaient lorsqu'ils n'étaient pas en pension ? Et pourtant, les bottes de blé dressées en tas de 10 après le passage des moissonneuses-lieuses par les plus grands des gamins du village ou d'hypothétiques saisonniers, la gigantesque batteuse dans la grange, les chevaux traversant la mare glorieusement appelée pédiluve au retour de leur travail étaient pour moi un univers paradisiaque. Dans mes échanges de souvenirs sur nos enfances, je ne pouvais pas taire ce plaisir à mon voisin à qui j'avais donné d'autorité le prénom de Paul. Paul était un ami de mon âge qui venait de mourir de la pandémie. Il vivait seul depuis la mort de sa femme, mais ses trois enfants, bien que dispersés, étaient très liés à lui et, m'avait-il semblé, avaient été très attentifs à son vieillissement. Je ne sais vraiment pas où vont se nicher ces phrases les unes après les autres. Déjà, je ne sais plus si c'est Octave Antrau qui est dans la ferme du Faulx, reconstruite merveilleusement en 1920, ou bien si c'est Claude Forzy, âgé de 91 ans maintenant, le petit huitième, inattendu, mais accepté quand même, sauf dans l'hectare de la grande cour, espace trop vivant, trop dangereux pour que sa Mère y laisse aller seul un petit malingre. Partout, il y avait des échelles de fer scellées dans les murs pour atteindre les greniers, mais les barreaux étaient trop espacés les uns au-dessus des autres.

Je remets les choses au point. Je suis né au moment de la moisson dans la chambre de mes parents, belle chambre d'angle avec deux grandes fenêtres exposées l'une à l'est, l'autre au sud. L'une face au garage des voitures, à l'étable des vaches laitières avec, dans la pénombre, les quatre niches des furets, aussi friands de garennes que de campagnols, l'autre regardant la forge et l'immense écurie des chevaux de trait. Les deux derniers de mes aînés y étaient nés avant moi, dans la peinture toute fraîche de la belle maison neuve dessinée par mon père. Octave, mon voisin, l'autre Octave, naquit quelques semaines avant moi dans un grand appartement de Directeur à l'intérieur d'une école primaire à la Martinique. Pourquoi avions-nous l'un et l'autre choisi d'apprendre le métier de psychiatre ? C'était, avant mes bavardages sur mon enfance, la question qu'il m'avait posée clairement. Connaître ma réponse lui importait, mais il semble qu'il avait le désir de dire lui aussi à voix haute ses propres motivations. « Moi, » dit-il brièvement pour amorcer mes confidences, « j'étais impressionné par les propos et les conduites absurdes des grands adolescents noirs le samedi soir sur la petite place devant l'école. Je les voyais rangés dans la cour de récréation, dociles, silencieux, en semaine. Les samedis, ils étaient tonitruants et gesticulants, mais toujours avec un grand sourire que je sentais gentil. C'était les plus souriants qui se trouvaient enfermés pour quelques jours ou quelques semaines à l'asile. » Je lui parlais à mon tour, en me répétant. Que m'importait… Octave, mon voisin supporterait mes récidives.

– Mon premier ami, un ami à moi tout seul, et non pas un ami à accepter des autres ou à devoir partager par politesse avec toute la famille, était professeur d'Université, selon ses dires. Il était habillé en bagnard comme beaucoup d'hommes qui déambulaient dans les allées de l'ancien monastère créé au onzième siècle par saint Norbert. Les femmes, que je pouvais voir dans d'autres allées plus lointaines, avaient des robes tabliers grises et, comme les hommes, elles portaient de solides savates à semelles de cuir fabriquées à la cordonnerie de l'asile. Je me répète peut-être, étais-tu là déjà dans la pièce, Octave Ceytou, mon ancien camarade, ou alors je parlais tout seul à haute voix ? Mon ami disait s'appeler Pierre et, certains jours, avait un accent bizarre, à la fois rauque et aigu. Son regard avait toujours une luminosité de malice souriante. Il me fallait trouver des mots très précis et très profonds pour qu'il penche la tête en avant, qu'il ferme les yeux. « Tes questions me font méditer », me disait-il alors. Peu après, en citant Montaigne ou bien Voltaire, il me donnait une réponse dont je m'efforçais de garder le souvenir mot à mot pour y réfléchir plus tard. Il lui arrivait de me répondre en allemand avant de traduire une phrase de Kant. Je veillais à ne rien dévoiler des propos de mon maître à penser lorsque je me retrouvais auprès de mes aînés à la maison, car j'aurais eu de l'un de mes frères le commentaire laconique : « Tais-toi, petit con », ou parfois, plus gentiment « Comment va notre cuistre ? » J'ai fait la connaissance de ce premier ami, un ami à moi seul, non un membre de ma nombreuse famille, lorsque j'avais sept ans, dans les allées de l'asile de Prémontré. À la guerre, il a disparu. Ses sourires, ses propos, son respect m'ont façonné. Il avait peut-être 40 ans et était là, enfermé, depuis de très longs mois. Il avait été conduit à Sainte-Anne pour y subir une des premières lobotomies pratiquées en France, mais il avait conquis, peu à peu, son espace de liberté. Il m'offrait souvent un dessin, toujours le même, l'entrée de la Sorbonne au Moyen Âge. C'est qu'il était professeur avant de se disputer sur Montaigne. Il m'a parlé de Montaigne et de Roncevaux. Il me chantonnait aussi des chansons, des berceuses, en polonais ou en yiddish. Il était bien plus gentil que mes frères. Il admirait mon Père qui était quelque chose comme Contrôleur de l'asile à la suite de son oncle, député, fermier au Faulx avant que la très belle ancienne ferme ne soit détruite en 1917. Parfois, ce monsieur poussait des cris incohérents, mais cela ne m'a jamais fait peur. D'ailleurs, il y avait toujours des personnes plus ou moins affairées qui passaient dans l'allée et qui nous disaient bonjour. Pendant le temps où il s'occupait de la gestion de l'asile, avec le directeur, l'économe, le chef de culture, souvent les religieuses qui s'occupaient des 7 pavillons des femmes et fillettes aliénées, de la cuisine, du blanchissage, de la lingerie et de l'infirmerie, je discutais de tout avec ce monsieur très instruit. Mon père ne m'emmenait pas avec lui, mais il n'était pas dupe des ruses que je faisais pour trouver quelqu'un, moins terrifiant dans mon esprit que lui, à qui parler d'égal à égal. Je me faufilais dans le fond de sa voiture. Il ne me voyait pas ou faisait semblant de ne pas me voir. Nous parlions ensemble de ce monsieur dont j'ai oublié le nom. Il était, je le crois, juif polonais naturalisé français. La guerre est arrivée, j'ai cherché mon ami plusieurs années, je l'ai perdu, mais il a sûrement beaucoup compté dans mon choix de travail.

– Moi aussi, je suis juif, m'a dit d'une voix très basse, mais très claire, mon voisin de chambre. Aujourd'hui encore, je ne tiens pas à ce que cela se sache. N'as-tu pas travaillé longtemps chez Sylvain Eliaschef, dans sa clinique hypersécurisée ?

– Oui, c'est un lieu de barreaux, d'électrochocs et d'efficacité.

CHAPITRE XI.

Travail intensif auprès de psychotiques en crise aiguë

Près de neuf années dans un milieu de soins essentiellement organiques et sécuritaires de la maladie mentale. Formation à marche forcée, dans un milieu hypersécurisé.

Sylvain n'avait d'yeux que pour les grands dépressifs. Lui-même faisait de brefs accès de mélancolie ou d'euphorie mal contenue. Sur sa demande, il m'est arrivé trois fois de lui faire deux ou trois séances de sismothérapie.

– Tu acceptais ?

– Bien sûr, Sylvain avait toute une panoplie très intelligente d'outils de persuasion. Armé d'une très remarquable intelligence, il avait en plus le recours à l'organisation maniacodépressive de son affectivité. Comme beaucoup de cyclothymiques, en dehors des pulsions coléreuses, autoritaires et des bouffées d'extravagance, il était, s'il n'était pas trop dépressif, extrêmement charmant, apparemment attentif aux autres et innocemment manipulateur. Je lui donnais alors l'âge affectif de trois ans et j'avais envie de le protéger.

– Comment donc t'y prenais-tu ?

– Très hostile à la psychanalyse malgré sa grande amitié avec Pierre Mâle, il me laissait soigner, comme je l'entendais, quelques patients envahis par le délire, ou gravement anorexiques, ou encore figés, catatoniques. Tous avaient besoin d'être hospitalisés. L'isolement de leur famille leur était bénéfique. Mâle, qui discutait volontiers avec moi, assimilait mon travail à celui de Winnicott. J'acceptais volontiers ces propos très flatteurs. Winnicott que ni Schweich, ni Margat, ni moi ne connaissions en entreprenant notre travail en commun, était devenu, légitimement, un maître à penser du renouveau psychanalytique. Pendant près de neuf ans, malgré cinq semaines de congé dans l'année, à négocier dès le 2 janvier, dans cette clinique-caserne, avec une nuit de garde sur deux, une réunion de tous les médecins à 8 heures 30, chaque matin des sept jours de la semaine. Un demi-effectif, le dimanche à partir de midi était habituel.

– Que tu aies pu rester si longtemps avec ces conditions de travail me stupéfie !

– C'est d'abord le mystère du contre-transfert avec les psychotiques et le noyau psychotique de Sylvain était, par périodes, violent. C'est cette partie de lui qui nous a attachés l'un à l'autre. C'est surtout que je me sentais incapable de m'installer dans un appartement parisien comme psychanalyste de psychotiques, presque sûr que je ne saurais pas y nourrir ma famille, en ne voulant pas être rémunéré par quelqu'un d'autre que le patient lui-même et bien sûr par l'assurance sociale pour des nécessités, selon moi, d'efficience thérapeutique. Seuls, les enfants échappaient à cette règle. Mais un sur deux de ces patients n'avait pas la sécurité sociale. Et pourtant, Geneviève m'encourageait à m'endetter pour travailler comme je l'entendais et j'avais de solides et insistants tuteurs, Paul Sivadon, Pierre Solignac surtout. Dans cette clinique, grâce à la relation affectueuse que mon épouse et moi avons très vite établie avec Sylvain Eliaschef, j'ai pu cependant soigner comme je l'entendais quelques psychotiques, mettre en place avec et pour eux l'accompagnement social de leur isolement autistique, les réunir en petits groupes clos et restreints comme nous l'avions fait déjà avec Pierre Margat à Ville-Évrard. Sylvain ne m'en parlait jamais. Il fermait les yeux. Du moins avec moi, mais je me réjouissais de sa tolérance.

– Tu logeais sur place ?

– Tout près, mais le plus loin possible dans ce tout près exigé par Sylvain. Je me souviens d'un matin où j'ai informé ce dernier que j'avais pris une option pour un pavillon charmant, dans le parc du Perreux. Ce petit pavillon était petit de l'extérieur, mais très bien agencé, à moins de deux kilomètres. Il était apte à héberger une famille de quatre enfants et accueillir des visiteurs occasionnels, amis, collègues, malades. Nous l'avions visité sous le soleil. La maison était à deux pas de l'une des portes du parc où se trouvait un arrêt d'autobus pour le lycée. Ma femme et mes enfants étaient emballés. L'après-midi même, Sylvain me convoqua avec un architecte. Il m'offrait l'agrandissement de deux pièces dans un petit pavillon collé à la clinique. Pas de loyer pas un sou à débourser et l'architecture selon ma convenance. C'était le genre de pièges où, par angoisse, Eliaschef enfermait ses salariés – esclaves plus ou moins consentants. L'affectivité de Sylvain était, comme l'est souvent celle des cyclothymiques, très possessive. Son impatience, légendaire. Il avait le souci de rencontrer chaque jour la moitié des patients de sa clinique, souvent pleine à ras bords en dehors de la chambre d'accueil du service de nuit. Il le faisait avec l'un d'entre nous pour avoir de nous les précisions qu'il souhaitait. Cette visite de chambre ou de cellule en cellule se faisait au pas de course. Un matin, l'infirmière ouvrit une porte, je dis à mon cher patron que le patient assis sur son lit était en état confusionnel. « Quel jour est-on ? » lui demanda alors Sylvain, sans interrompre sa course. Derrière lui, dans le couloir lui vint la réponse – « Vous avez trouvé ? Je ne le sais pas plus que vous. Demandez à l'infirmière, elle doit le savoir. » Sylvain Eliaschef, tout à son affaire de parcourir la moitié de son domaine, comme il le faisait chaque jour s'il n'était en vacances au bout du monde n'a sans doute pas entendu cette phrase de son patient en train d'émerger de son état confusionnel.

Mais Ceytou était intrigué. « La personnalité originale de ton ancien patron explique-t-elle son choix de devenir psychiatre ? » me demanda-t-il.

L'ambition de Rachel de créer peu à peu une maison de santé dont son fils serait le médecin directeur a conduit celui-ci à se former à Sainte-Anne. Rachel prévoyait sa fin de vie avec son mari, ouvrier bijoutier, ne parlant que yiddish et qui comptait pour du beurre. Il n'était pas question pour Sylvain de s'opposer à sa Mère qu'il adorait. C'est ainsi qu'il fréquenta Jacques Lacan et Pierre Mâle. Je n'en sais pas plus. Mais la confiance de Paul Sivadon, sa bienveillance respectueuse pour ma femme, ses encouragements à poursuivre ma méthode de psychothérapie analytique individuelle et en petits groupes, l'intérêt qu'il portait à la resocialisation le plus rapidement possible comme je tentais de la favoriser en m'appuyant sur le transfert positif qui, à un moment ou un autre, s'était constitué, avait favorisé un bon nombre de demandes de soins pour ou par les enseignants étiquetés schizophrènes dans la clinique de Sylvain et il me laissait maître du traitement s'ils n'arrivaient pas avec un délire mélancolique et un besoin de sismothérapie. C'est ainsi que j'ai été conduit, en réponse à la demande implicite de ces patients, à adapter mon mode de relation avec eux et, plus vite encore qu'avec les autres psychotiques, à tenter d'aménager avec eux une réorganisation plus rapide de leur vie sociale d'adultes.

– Tu jouais une fonction d'éducateur. Certains Collègues te reprochaient plus ou moins ouvertement de faire du comportementalisme et même du dressage.

– Pas du tout, ils faisaient erreur. Toute la relation évoluait dans le contre-transfert, dont bien souvent je n'étais pas le maître. Grâce au transfert, la psychose n'était plus un refuge pour mes patients, le désir de vivre revenait en eux. Mes patients, prenant parfois pitié de moi, me signifiaient mes erreurs à leur sujet. L'intensité de leur contre-transfert conduisait mes patients, pendant une partie imprévisible de la cure à ne pas tenir compte des conseils les plus avisés d'une assistante sociale, d'un éducateur, d'un collègue auprès duquel je tentais de prendre secours. Ils désiraient, pendant un long moment de leur relation thérapeutique, un état presque fusionnel. Seule mon épouse, qui bien souvent allait chez eux les tirer du lit pour aller reprendre leur vie sociale dans un contrat d'apprentissage, un CAT pour adultes handicapés ou à la Fac de Vincennes au milieu du Bois, échappait à leur hostilité.

Après un long silence qu'Octave Ceytou ne voulut pas rompre, Antrau reprit le fil de ses idées.

– Ce sont mes maladresses, dans la mesure où mes patients les ont pointées, où je les ai comprises et reconnues qui, plus que mon savoir-faire, m'ont fait progresser dans mon travail de thérapeute. J'étais persuadé d'avoir été seul dans ce cas, après ma retraite, isolé que j'étais dans mon île, mais je constate dans notre affectueuse et fructueuse conversation que c'est vrai aussi, pour toi.

– Il y a des maladresses qui ne pardonnent pas. J'en ai le souvenir cuisant. J'avais réussi à aménager, dans une pension de famille, rue d'Assas, l'hébergement d'une psychotique, presque autiste, loin du couple de ses parents, dans le cœur de la France. Elle continuait cependant d'étudier avec aisance les langues orientales. Notre contrat était trois fois 3/4 d'heures, le matin à 7 heures 30 dans mon bureau.

Cette jeune femme était parfois brusquement explosive. Durant un de nos entretiens, elle prend un jour dans sa main un gros cendrier de verre, un pavé de Saint-Gobain. « Tu le veux dans la gueule ou dans ta fenêtre ? ». Stupide, je ne sais que lui répondre – ni l'un ni l'autre – et la vitre a explosé. Jamais jusqu'alors cette patiente ne m'avait tutoyé. Par hasard, par bonheur, une autre patiente, professeure, était dans la toute proche salle d'attente. Elle avait 15 jours auparavant cassé par maladresse une vitre semblable. Cette jeune femme rentre dans mon bureau sans vergogne, constate les dégâts et dit : « C'est 880 francs » et referme la porte. Ma patiente exaspérée ajoute au prix de la séance, le prix de la réparation et commente : « Je paie à votre place le prix de votre sottise. Ne m'attendez pas à notre prochain rendez-vous. » Elle est repartie dans sa voiture, comme elle était venue, s'enfermer dans sa chambre chez ses parents, dans la Creuse. Elle répondait à mes appels téléphoniques, m'appelait parfois elle-même en raccrochant aussitôt, dès qu'elle avait reconnu ma voix et s'était nourrie de ma réalité. Elle a reçu courtoisement à deux reprises le médecin de la famille à qui j'avais proposé de venir la voir. Je n'ai pas réussi à rétablir le lien affectif avec elle ni à la convaincre de trouver de nouveaux soignants. Sa famille n'a pas pu se résigner à appeler les psychiatres du service public comme ils l'avaient fait à 2 reprises avant que je ne la reçoive avec sa mère à des centaines de kilomètres de chez eux parce que la mère de cette jeune femme avait lu un article décrivant la structure de soins de la Source. La jeune femme refusait tous les repas apportés par sa mère comme elle l'avait déjà fait par périodes plusieurs années auparavant. Quand je la vis pour la première fois, plus de trois ans auparavant, elle était arrivée impulsivement, après 360 km de conduite de sa voiture auprès de sa mère terrifiée. Chez ses parents, 4 heures plus tôt, elle avait avalé froid, goulûment, le dernier repas dressé sur un plateau, bu une grande gorgée d'alcool de fruits, s'était habillée de façon désordonnée. Elle refit, après l'avoir renversée au sol, la valise que sa mère avait faite avec empressement. Par chance, la pension de famille, rue d'Assas, dont j'ai déjà parlé et dont j'utilisais parfois l'accueil intelligent et chaleureux aux étudiants souffrant de psychose, accueillit cette jeune patiente sans difficulté. Les deux sœurs célibataires, infirmières, riches propriétaires de deux étages reliés par un escalier intérieur dans cet immeuble près du Jardin du Luxembourg, hébergeaient tout aussi bien des étudiants américains suivant les stages de l'Alliance française que des psychotiques stabilisés acceptant d'aller sans être tenus par la main à un travail adapté ou à des cours en faculté. C'est l'un des aspects de la discordance des psychotiques de faire aisément certaines tâches de haut niveau et de ne pas savoir par exemple faire des gestes aussi usuels que de lacer leurs chaussures. Les deux propriétaires chassaient de chez elles leurs pensionnaires tôt le matin, sauf le dimanche. Leurs hôtes, au mieux, allaient à leurs cours ou à la bibliothèque Sainte-Geneviève, déjeunaient ensemble, allaient au cinéma, regardaient les joueurs d'échecs du Luxembourg. Au pire, ils prenaient un repas silencieux chez leurs parents, quelques rues plus loin, mais avant de s'enfermer pour deux heures dans un cinéma, seuls ou avec l'un des membres de leur famille. Ils guettaient sur leur montre l'heure où la porte de leur pension leur serait enfin ouverte. Cette jeune femme s'y adapta remarquablement. Elle chassa rudement sa mère qui souhaitait continuer de veiller sur elle. Pendant quelques mois, elle reprit à nouveau, mais pour la première fois à Paris, ses études supérieures. Avec un prodigieux talent, elle fit venir son dossier universitaire de Marseille à Besançon ou de Besançon à Paris sans aucune tracasserie administrative. Un jour elle m'informa, sans que je puisse négocier quoi que ce soit avec elle, que Paris était un enfer. Elle retournait se mettre à l'abri chez sa mère, mais elle continuerait ses séances dans mon bureau deux fois par semaine, le matin à 8 heures. Il n'était pas question pour elle de trouver et surtout d'accepter une autre solution. Elle viendrait tard le soir dans le Bois de Vincennes, dormirait dans sa voiture et repartirait, dès la levée du jour, chez ses parents, à 400 kilomètres. Ils en avaient convenu tous trois, affirmait-elle. L'idée que je puisse m'opposer à cette décision me conduirait, par l'intermédiaire d'un oncle magistrat, à un blâme ou une exclusion du Conseil de l'Ordre pour non-assistance à personne en danger. Près d'un mois après la rupture de notre contrat, une nuit, épuisée peut-être de ne pas dormir, elle a bu une bouteille d'alcools de fruits et tous les sédatifs qu'elle avait pu dissimuler lors de ses nombreux séjours hospitaliers. Cette patiente revint me voir une seule fois ensuite. Ses parents m'ont envoyé une liasse de billets, ses honoraires. Je les refusais. Elle me fit la morale en m'accusant de ne pas respecter notre contrat. Longue lettre de remerciements reconnaissants pour ce que j'avais apporté à leur fille pendant plus de 2 ans. Cette lettre est un des plus affreux souvenirs de ma vie professionnelle.

– Quels sont les incidents imprévisibles de votre relation, alors que ta patiente elle-même avait été si attentive à organiser avec toi, minutieusement, un contrat thérapeutique ?

– Cette jeune femme avait une longue expérience d'une relation persécutoire avec les autres. Elle était en état de vigilance extrême. Guérir la tentait, mais la banalité de la vie la faisait vomir, me disait-elle. Par ailleurs, me voir échouer dans mon travail, même à ses dépens, lui donnait du plaisir. Les deux incidents impulsifs violents où je n'ai eu ni le sang-froid ni l'humour nécessaires, même si les évoquer pousse plus à rire qu'à se culpabiliser, se sont produits à quelques semaines l'un de l'autre. Le premier faisait suite à une longue période de mutité. Je lui remettais sa feuille de soins et elle partait en me disant rituellement : « Au revoir, Monsieur, à la semaine prochaine. » Lors d'un de ces matins, elle se redressa pour prendre un lourd cendrier de verre, pavé de Saint-Gobain, sur une table basse et me dit en hurlant : « Tu le veux dans ta vitre ou dans la gueule ? – Dans la vitre », lui ai-je répondu tout à fait sottement. J'étais en train de me poser la question suivante : dois-je demander à ma patiente psychotique si elle peut m'expliquer à partir de quoi, selon elle, notre relation transférentielle est redevenue ambivalente ? Je ne l'ai pas fait assez vite, je pensais en même temps à l'un de mes enfants, mal fichu, à qui j'avais promis de le conduire au lycée. Sottement je n'ai su dire « ni l'un ni l'autre ! » En un instant la vitre de la pièce, donnant sur un jardinet de l'immeuble explosa. Quelques secondes après, la porte de mon bureau s'ouvrit. Une jeune enseignante qui était en avance et qui attendait sagement dans la salle d'attente dit : « C'est 890 francs, c'est assez cher. Cela m'est arrivé par maladresse il y a quelques semaines. » Ma patiente ajouta au prix de la séance un chèque de 890 francs, me demanda un reçu, me le tendit et très calmement m'informa qu'elle voulait réfléchir avant de revenir. Elle me téléphona le soir même pour me confirmer son retour le jour convenu. Les séances suivantes, elle évoqua un rêve d'enfant sans faire aucune allusion à l'incident et refusa ma proposition de parler de la maladresse de mon intervention. Elle refusa de rire de l'amusante coïncidence avec l'autre fenêtre cassée 15 jours auparavant et de la nouvelle coïncidence avec la présence d'une jeune femme pleine de gaîté pathologique. Je n'ai de toute mon existence professionnelle connu que ces deux fenêtres cassées du fait des malentendus au cours de la relation ***TRANSFERT-CONTRE-TRANSFERT*** lors de mon travail. Cette même patiente m'a quelques mois plus tard joué un douloureux tour de cochon. Le cours de notre relation semblait s'être apaisé et elle me livrait d'elle, de son enfance, de sa relation à ses parents, tout un matériel sur lequel j'avais le sentiment que nous savions ensemble travailler. Après quatre heures de conduite, à la nuit tombante, elle avait pris l'habitude de manger dans sa voiture et d'y dormir au bord du bois, avant de venir, ponctuellement s'installer, sans me dire bonjour le plus souvent, sur ***son*** divan.

Un matin, elle avait pénétré dans mon bureau quelques minutes avant l'heure. La veille au soir, j'avais fait un faux mouvement, et, tôt levé, j'avais rangé les trois pièces professionnelles, laborieusement. Douloureux, je m'étais allongé quelques minutes sur ce même divan. C'était le premier meuble vraiment professionnel que nous avions acheté ensemble, Geneviève et moi. Le tapissier était renommé pour la robustesse de ses meubles et la beauté de ses tissus. Avec le divan de deux mètres et 90 centimètres de largeur, le tapissier avait fait faire trois épais coussins de crin d'un vert qui nous plaisait à tous deux sur le tissu en petits carrés de toutes couleurs, veloutés comme le sont les zinnias. Elle m'y vit allongé, en arrivant comme chez elle selon la coutume qu'elle avait instaurée, et m'arracha à ma position de repos en me jetant par terre. J'ai poussé un cri de souffrance avant de me relever difficilement. Pour une fois, elle me fit un sourire cordial, mais me dit : « **Pour bien travailler, chacun doit rester à sa place.** N'attendez de moi aucune excuse pour la chute que j'ai été contrainte de provoquer, continuons, je vous en prie. » Un contre-transfert négatif insidieux et durable ou violemment colérique de l'un ou l'autre des partenaires de la psychothérapie s'établit parfois. Il conduit le soigné à des passages à l'acte parfois désordonnés et parfois dangereux. Si la rupture est officialisée par le soignant seul, elle a très souvent de lourdes conséquences. Elle renforce les défenses, le repliement sur soi, la méfiance ou l'autisme du patient. Au pire elle provoque une tentative de suicide réussie ou non ou une agression contre le thérapeute. Si l'incompréhension vient du patient, elle renforce de la même façon ses défenses, son désintérêt pour son travail, parfois sa culpabilité, ou encore son suicide. Cinq de mes collègues se sont suicidés et quatre de mes patients.

– C'est pour cela qu'un des patients très attaché à moi, mais enfermé dans un solide délire paranoïde, lorsqu'il me rencontrait, se complaisait à me montrer une affreuse cicatrice du poignet gauche à la suite d'une tentative de suicide ? Je te pose la question, mais j'ai moi-même la réponse en la posant, dit alors Ceytou à Antrau. Veux-tu que je te raconte mon cocasse repas dans la soupente d'un de mes patients ? Ce garçon de trente ans qui en paraissait 50, à l'issue d'un séjour de quatre ans dans un hôpital psychiatrique, vivait dans une dépendance du pavillon de ses parents, artisans à Montparnasse. L'entreprise avait été illustre, mais par la folie du fils, appelé à être prêtre par sa mère et artisan d'art comme lui par son père, était devenue petit commerce de toiles et couleurs pour les peintres de Montparnasse. Les bâtiments, spacieux au début du vingtième siècle, avaient été vendus, pièce par pièce aux voisins. Le grand-père avait été un très célèbre restaurateur de tableaux anciens. Son fils était très habile ouvrier, mais inapte à gérer son entreprise. Robert, leur petit-fils, avait été impérieusement orienté par sa mère dans un grand séminaire pour rejoindre plus tard un frère de celle-ci archiprêtre en Lombardie. Lui, comme son père, voulait poursuivre le métier d'art de son illustre grand-père, italien par la Savoie. À 17 ans, avec l'accord de son père, il s'engagea dans l'armée et fut expédié, dès l'engagement, à Oran en bateau. Il perdit la tête dès son arrivée dans le djebel, halluciné, terrifié. L'armée veilla à le réformer aussitôt, mais la psychose aiguë l'avait déjà ravagé. Il fut soigné par cure d'insuline, s'enfermant sur lui-même plus qu'il n'était enfermé. C'est pendant cette cure de Sakel que, m'as-tu dit, tu l'as brièvement rencontré et soigné. Artisans, les parents, désargentés, pouvaient compter sur le remboursement des soins, mais uniquement en cas d'hospitalisation. À trente ans, il était donc déjà un vieil habitué des hôpitaux psychiatriques, isolé, mutique, oisif et surtout opposant à toute proposition d'activité sauf le dessin. Poussé dehors par les psychiatres, il fut hébergé dans une soupente construite à la hâte, collée à la maison et à l'atelier immense qui ne servait pratiquement plus à rien. Parfois, le père et le fils venaient me voir en camion. Le plus souvent, j'allais chez eux et je monologuais dans le beau et spacieux jardin, vestige du passé glorieux de la famille d'artisans d'Art. J'emmenais mon patient dans l'atelier familial m'apprendre les plus simples des techniques d'art qu'il avait autrefois apprises avec son grand-père et son père. Il parlait alors, me conseillait dans mon apprentissage sous le regard attendri de son père. Un jour, j'ai modifié mes horaires pour informer que je souhaitais au retour d'un hôpital déjeuner en compagnie de mon patient. La table était mise, bien dressée dans le cabanon tout propre. Nappe, fauteuil pour moi, argenterie, verres de cristal, serviette blanche de la taille d'un drap d'enfant et bien sûr trois assiettes de porcelaine. Pour mon convive, face à moi, une écuelle de porcelaine, un bol de lait, et des couverts en plastique. C'était un cocasse repas de fête ! Pendant que la mère s'affairait dans la cuisine contiguë, j'ai prié mon patient de prendre ma place et moi la sienne. Au retour, cette pauvre dame maltraitée par moi n'a rien osé dire. Elle nous a servis comme si de rien n'était. Elle a même rapporté deux verres de vin pour trinquer du sancerre rouge avec nous deux. Mon patient a desservi avec moi jusqu'à la cuisine et nous sommes allés fumer une Gauloise au jardin avant mes remerciements à la logeuse et mon au revoir à Robert.

Une infirmière voulait changer de métier et, profitant de son bilinguisme, je lui ai proposé de réapprendre l'anglais à Robert, halluciné et impulsif. Ils firent affaire tous deux, chacun gardait vis-à-vis de l'autre les bonnes distances. Seule, intriguée, la mère de Robert venait tenter de comprendre ce qui se passait dans le cagibi de son fils et obtenait de lui un grognement exaspéré. Cette jeune femme, très solide physiquement et affectivement, a su s'intégrer dans la relation thérapeutique. Elle venait chaque semaine dans le triste séjour de Robert qui vivait avec sa chienne un état fusionnel. Cependant cet animal, à en croire la maman de Robert, faisait des grossesses nerveuses qui la rendaient follement agressive. Un dimanche matin de printemps très ensoleillé, cette dame m'appela paniquée en me suppliant de venir calmer son fils et le chien. Ils se menaçaient tous deux. Je lui ai conseillé d'appeler les pompiers ou un vétérinaire, mais j'étais seul, pensait-elle, capable de résoudre le problème. Vingt minutes de voiture, la porte du pavillon était ouverte sur un grand atelier fort sombre où séchaient des grands panneaux de soie et coton barbouillés minutieusement de céruse. Tout l'outillage de préparation des tableaux que vendaient ces artisans était amassé dans ce hangar. Le contraste entre le beau soleil et l'obscurité de l'atelier lorsque j'ai ouvert la grande porte d'entrée était déjà presque suffocant. Tout au fond, deux silhouettes sombres se dressaient l'une contre l'autre. La chienne bergère allemande, grondait, bavait, mon patient brandissait au-dessus de leurs têtes une masse de maçon. Tous deux étaient figés. Ma première réaction fut de ficher le camp, mais je trouvai à ramasser un lourd bâton. Des deux, la chienne me paraissait la plus immédiatement dangereuse. Je lui offris à mordre l'extrémité du bâton qu'elle prit avec rage. Aucun de nous ne voulait lâcher le bâton.

L'effort était épuisant, mais la chienne céda. Derrière moi j'entendis tomber la masse de fonte de charpentier. Me retournant, je reçus Robert, aussi grand que moi, en larmes, dans mes bras. Ce fut la première et intense manifestation physique du tendre attachement d'enfant que je ressentais être lentement devenu le sien, à moi.

Plusieurs semaines plus tard, j'admirais dans le jardin un romarin. La mère de Robert m'en fit une bouture. Son fils m'assura qu'il était plus compétent qu'elle et je partis avec leurs deux pots. La bouture du fils prit bien dans mon jardin, celle de la mère se flétrit. Robert me demandait souvent quel était le sort de sa bouture. Il dit devant moi son triomphe d'avoir mieux réussi qu'elle. Peu après, je fus réveillé par le téléphone en pleine nuit, Robert avait égorgé la chienne. Le vétérinaire ne put rien faire. « C'était bien moi que mon fils voulait tuer », me dit la mère. Je ne pouvais pas la démentir, je me suis tu. Octave Ceytou habituellement serein était au bord des larmes.

Pour poursuivre ces traitements, nous avons poursuivi de façon informelle ce que nous avions entrepris dès 1951 avec Michel Schweich et Pierre Margat. Notre travail était plus centré sur le transfert chez et avec les psychotiques et nous avons pris l'habitude de suggérer à nos patients de confier à un petit groupe de malades comme eux le drame de leurs histoires. Chacun devenait ainsi le soignant des autres avec l'obligation du secret, le même que celui des tête-à-tête.

CHAPITRE XII.

Les Groupes restreints et clos

À la même époque du siècle dernier, dans un groupe de psychothérapie de psychotiques auquel mon ami Émile Rogé m'avait demandé d'inclure une de ses patientes, celle-ci, en se présentant, nous a affirmé qu'elle donnait sa confiance au meilleur psychiatre de Paris, président de l'école jungienne : « Je lui ai dit, lors d'une séance, que j'avais décidé de me suicider. Il m'a pris au mot et est allé ouvrir toute grande sa fenêtre, au sixième étage. Allez-y, m'a-t-il dit. Peut-être m'aurait-il laissée libre de mon choix. Peut-être m'aurait-il barré la route. Je n'aurais pu enjamber la fenêtre qu'en me bagarrant avec lui, mais il était bien trop fort pour moi. » Aucun des six autres participants du groupe, dont ma collègue de travail et moi, n'a fait de commentaire. Après quelques minutes de profond silence : « À lundi prochain, à la même heure », a dit l'un de nous deux, les présumés thérapeutes. Dans ces groupes restreints où nous étions au maximum huit et le plus souvent six ou sept, deux soignants et les soignés ayant eu plus ou moins lourdement affaire avec la psychose, il y avait presque toujours parmi les « soignés », l'un ou l'une d'entre eux qui devenait leader de la ou des séances. Les autres patients, déjà solidarisés par transfert avec l'un des soignants, étaient entraînés vers l'extériorisation loyale de leur histoire très intime et le regard d'humour sur leur souffrance personnelle. Il faut dire que mes collègues et moi n'acceptions d'ouvrir la porte du groupe qu'à des patients dont nous connaissions le degré d'évolution vers l'autonomie adulte. Ils étaient nos patients ou ceux de collègues qui continuaient leur relation duelle. Nous les avions aidés à apprécier ce répit dans leur psychose. Cette petite vingtaine de ***groupes restreints et clos*** comme nous avions choisi de les nommer. Restreints, car ils étaient composés au maximum de huit personnes soumises à un contrat identique très rigoureux ; deux soignants, le plus souvent avec moi et une collègue, et quatre, cinq ou rarement six patients, informés et consentants qui avaient déjà assez longuement travaillé en tête à tête avec l'un des soignants ou un collègue appréciant notre approche thérapeutique. Deux séances par semaine pendant sept ou huit mois. L'après-midi, s'ils ne travaillent pas encore, puis le soir, lorsque les soignés avaient trouvé une activité. L'appartement était suffisamment spacieux pour laisser à deux groupes une intimité suffisante l'un vis-à-vis de l'autre. Tous les participants s'engageaient au même titre que les animateurs au secret absolu de la confidence. À chacun, avant la participation à un groupe, nous expliquions qu'en adhérant au groupe, il devenait soignant des autres au même titre que nous. Nous ajoutions que cette démarche pouvait secondairement le soigner lui-même, comme notre travail auprès de lui nous aidait à nous soigner nous-mêmes. Ces participants aux groupes étaient certains de nos patients individuels et les patients suivis par des correspondants avec lesquels notre confiance était absolue.

– Au cours de ma carrière, dit Octave Antrau, j'ai eu le plaisir de constituer et de participer à seize de ces groupes qui duraient deux années si nous les avions bien constitués. Il arrivait des malencontres. En effet, certains collègues espéraient se débarrasser auprès de nous de patients encombrants sans avoir la franchise de nous le dire, et leurs patients vivaient une situation d'abandon lourde à porter pour les autres membres du groupe.

Des psychotiques, ayant ressenti un intérêt de la part de tel ou tel soignant qui les avait côtoyés, et un attachement tenace, se faisaient plus lourds à supporter. En effet, le fait que leurs soignants soient partis ailleurs ou soient encore présents dans l'institution, mais se désintéressant d'eux, les rendait agressifs et encombrants pour l'ambiance générale. Je ne pouvais pas cesser de ruminer certains aspects de ma très longue carrière. Tantôt, j'y trouvais du réconfort, mais le plus souvent je revivais sans pouvoir les chasser les moments les plus désespérants ou même dramatiques de celle-ci. J'aurais bien aimé savoir de mon voisin de chambre si lui aussi ruminait ses échecs.

Ce matin-là, avant même que ne commencent les bruits habituels à tout le bâtiment, depuis un bon moment, j'entendais mon voisin Octave griffonner. Il n'écrivait pas comme lorsqu'il faisait ses mots croisés, en interrompant parfois pour gommer. Il n'écrivait pas un courrier ni une lettre. Il écrivait un mot ou un groupe de mots, puis s'esclaffait, ce qui n'était pas habituel chez lui. Les bruits d'Octave étaient tout entiers de sa façon. Presque silencieux, mais, comme à l'accoutumée, au bout d'un moment, je les trouvais insistants, et je finissais par l'interroger le plus poliment possible sur ses activités.

– J'écris un puzzle, celui des derniers mois de ma vie. J'ai deux ans de plus que toi, comme tu le sais, et même si je ressens me remettre assez vite de ma pneumonie, je pense qu'aucun de nous deux ne survivra à l'autre. Cette nuit, contrairement à toi qui fais de fréquents cauchemars, j'ai fait un rêve agréable. Nous étions tous deux installés au sommet du ballon d'Alsace, très ensoleillé. Nous faisions ensemble un puzzle. Il ne restait plus qu'une pièce à placer. C'était celle de la mort en douceur de celui de nous qui la poserait. Chacun de nous voulait gagner, pour rire. Aucun de nous deux ne voulait disparaître avant l'autre. C'était gentiment cocasse. Nous n'étions pas voisins de chambrée, mais profondément, intimement amis.

– Nous n'avons que des amis ici et des visiteurs chaleureux. Qui voudrait nous voir mourir ?

– Le Chef de service, méchamment ! Il se veut rentable et notre sort lui est insupportable. Il est furieux que les derniers lits de l'hospice tout à côté aient été fermés. En dehors des deux dortoirs qui sont des débarras assez utiles, les petites pièces y sont un peu sombres. Mais les vieux s'y sentaient bien, car on les laissait chiquer et fumer la pipe. Nous deux, les aliénistes, y aurions été très bien pour la fin de notre vie, pense-t-il sûrement.

– Eh bien, nous saurons l'un et l'autre avoir une toux inquiétante et une poussée de fièvre lorsqu'il le faudra ! Ce blanc-bec, beaucoup plus instruit que nous, n'a pas fait cependant quelques années en Algérie. Sa jolie assistante est notre alliée inconditionnelle. Elle lui a dit hier devant nous que, toi et moi, nous avions beaucoup à leur apprendre de l'art médical et aussi de l'art de vivre.

S'ensuivit un paisible silence, une somnolence. J'avais envie de savoir si mon nouvel ami avait eu, en dehors de son travail, des moments heureux d'existence. Mais de quel droit le questionnerais-je ? C'est Octave qui a parlé.

– À Ainay, il y a bien longtemps, je me trouvais médecin psychiatre à titre provisoire. J'avais fait ici et là des remplacements de médecine générale, mais les quelques médecins qui songeaient à cette époque à prendre des vacances étaient peu habitués à laisser leur clientèle et peut-être surtout l'intimité de leur maison à un inconnu portant toujours un bonnet sur la tête et un air idiot. Le groupe d'Ainay avait un besoin urgent de remplacer un interne qui venait de se blesser gravement en voiture. J'ai demandé à prendre le poste. Nous étions trois dont la très jolie jeune femme berbère, Marocaine de naissance. Elle avait un ravissant prénom, Amazigh, mais était mariée à un militaire de carrière. Elle en parlait volontiers lorsqu'elle recevait une lettre de lui. Il était souvent en mission. Elle m'a montré une photo de lui, avantageuse peut-être. Blond, grand comme le sont souvent les Chtimis, très cordial, mais impulsif. Lieutenant des bataillons d'Afrique comme certains des hommes de sa nombreuse famille, il était baroudeur. C'est comme cela qu'ils avaient fait connaissance à Ouarzazate, alors qu'étudiante à Paris elle était revenue embrasser sa famille au pays. Elle était très fière de ses origines, très anciennes.

Octave Antrau, en écoutant son voisin était fasciné. Cela lui rappelait de profonds souvenirs, oubliés. « Son prénom : AMAZIGH, j'ai bien retenu et son nom de famille : SMADJA dont la traduction française est porte-étendard. Son père, très bel homme, blessé de guerre et manchot du bras gauche était très fier de ses nobles origines sans avoir aucune morgue vis-à-vis des Français ni des Arabes. »

CHAPITRE XIII.

Amazigh Smadja

Presque médecin diplômé puisqu'elle n'avait pas présenté la thèse qu'elle avait soigneusement écrite en français et en arabe, elle parlait tout aussi aisément, en dehors du berbère, et du français, parfaitement bien l'espagnol, l'arabe et le peulh. De plus, elle était toujours prête à nous faire apprécier ses talents culinaires lorsqu'elle ne travaillait pas et qu'elle n'écrivait pas à son mari en Indochine. Elle savait nous faire toutes sortes de plats parfumés en tolérant que nous buvions parfois immodérément devant elle. C'est elle qui m'a accueilli le jour de mon arrivée. C'est, dans mon souvenir, la première femme que j'ai regardée sans gêne. Presque seule de sa famille, elle était habillée à l'européenne. Je la trouvais merveilleusement belle. Nous étions tous deux seuls à l'internat au moment où, par téléphone, le Directeur m'avait dit de lui montrer la chambre qui lui était réservée ainsi que les diverses installations collectives. Elle était grande, presque autant que moi, et me regardait bien en face, sans grimacer. Elle a proposé que nous buvions une bière ou du thé, pour faire connaissance puisque nous allions avoir à travailler ensemble. J'ai bu du thé pour la première fois de ma vie. Quelques feuilles de menthe fraîche y nageaient. Avec elle, dans les mois suivants, je suis allé écouter des psychiatres, français, canadiens, américains dans des colloques à Paris, surtout. La schizophrénie l'intéressait, comme moi. Un jour, à l'hôtel Continental je crois, la bataille d'ego était peu supportable. L'affrontement entre les prescripteurs de soins organiques et les psychothérapeutes manquait pour le moins de tolérance. Novices, nous tentions de démêler les filaments de la pensée des conférenciers. L'un d'entre eux, Spitz, si mon souvenir est exact, évoquait ses voyages à travers le monde en compagnie d'un ou d'une jeune malade ayant, dans son enfance, accompagné l'un ou l'autre de ses parents à travers le monde pour lui faire retrouver le « bon sens » grâce à ses retrouvailles avec son enfance et son adolescence d'enfant de riche. J'étais assez prêt à ricaner, mais le sérieux paisible avec lequel ma voisine écoutait intensément tous les propos venant de la tribune me contraignait à me taire et à trier le plausible au-delà des mots insensés, qui échappaient de la bouche de certains des collègues infatués d'eux-mêmes.

– Comment, avec ta timidité avec les femmes, moquée ouvertement selon toi par bien des étudiants, es-tu devenu si aisément ami de ta collègue berbère ?

– Je ne suis pas timide, je ne l'ai jamais été dans mes études et ma vie professionnelle, malgré la laideur de mon affreux visage. Je suis laid et plus laid encore que tu ne peux le voir, car je me cache depuis l'école primaire. Pas à l'école d'ailleurs, mais sur le chemin vers la maison, sous le regard écœuré de ma grand-mère qui venait m'y chercher alors que j'étais en âge de rentrer seul. Elle le faisait, me disait-elle, pour me mettre à l'abri des ricanements ou autres maltraitances que ma conduite ne faisait que provoquer.

– Mais ton Père ?

– Mon père était aussi amoureux de ma mère, paraît-il, que moi, je dois le reconnaître, je le suis d'Amazigh depuis qu'elle est apparue miraculeusement dans ma vie. Tu ne peux sans doute pas le comprendre et moi, je ne le comprends pas. Son métier, très paperassier et très prenant, sa nostalgie de ce qu'aurait pu être sa vie auprès de ma Mère, l'empêchaient d'être autre chose qu'un grand-père attendri avec moi. Pour moi, c'était déjà énorme, mais je ne savais pas l'embrasser ni lui dire je t'aime, Papa. C'est un fait ! C'est absurde de ma part. J'en viens à considérer que c'est ma rencontre avec Amazigh qui a fait de moi un psychiatre, alors que je pensais l'être bien avant de la rencontrer. Jamais je ne lui ai demandé si un de ses frères ou une de ses sœurs souffrait, dans son village du Maroc, de schizophrénie. La folie existe au Maroc comme à Santiago du Chili, comme à Belleville ou à Neuilly-sur-Seine. C'est nous, les médecins, qui avons choisi de nous servir de ce mot pour désigner les personnes aliénées, sans liens, coupés du lien avec les autres. Sans oser la questionner, il ne m'était évidemment pas possible de questionner qui que ce soit d'autre.

– Pourquoi ?

– Tu me poses cette question à moi, alors que je savais n'avoir aucun pouvoir d'aider ce malade, ou cette malade, à l'insu de ma bien-aimée. La trahir ne pouvait être que mépris d'elle. J'aimais mieux me mépriser de ne rien faire. Au mépris de moi, j'étais habitué. J'y suis toujours.

– Et auprès de tes patients, dont beaucoup de tes anciens collègues disaient qu'ils se sentaient en confiance profonde avec toi ?

– Ces patients qui ont fait un bon travail sur eux-mêmes en ma compagnie étaient des adolescents autistes, ou des adultes schizophrènes paranoïdes. Quand ils allaient mieux, quand ils se névrotisaient pour employer l'expression peu aimable de l'un des trois : Brisset, Bernard ou Henri Ey, je me sentais vite perdu devant leurs propos. Je me dépêchais de les adresser à des collègues plus expérimentés, moins névrosés, des gens comme toi.

– C'était ton méchant regard sur toi-même et non le leur que tu ne supportais pas. Seuls ceux d'entre les psychotiques qui passaient par un long état pervers étaient en mesure de nous désarçonner tous et surtout toi avec le jugement que t'a inculqué ta grand-mère sur ta soi-disant laideur. D'une façon diaboliquement perverse elle a instillé en toi un noyau pathologique psychotique plus encore qu'obsessionnel. Ta pauvre grand-mère n'avait pas trouvé d'autre moyen pour faire le deuil de sa fille.

– Et pourquoi ne me l'a-t-on pas dit plus tôt ?

– Peut-être n'aurais-tu dû voir dans ces mots rien d'autre que de la compassion pour une infirmité ressentie par toi. Et j'ose affirmer que c'est la particularité de ta conviction assez délirante qui t'a permis d'aider à devenir adultes responsables un bon nombre de personnes qui ont eu la chance d'être pour un bon moment tes patients. Tu as connu sans nul doute quelques collègues qui, jeunes professionnels, s'intéressaient à des psychotiques. Leur curiosité était intellectuelle, ils ne s'impliquaient pas dans le travail d'analyse en profondeur et quelques mois plus tard, se désintéressaient de leur patient et le renvoyaient au désarroi de l'abandon psychotique. Mais je suis sûr que mon vieux voisin d'hospice savait être là pour reprendre les soins indispensables avec l'empathie de ta proximité à eux.

– Si j'avais su tout ça !

– Si nous avions su tout cela, toi et moi, nous serions très vite devenus des notables respectés dans les beaux quartiers des villes universitaires les plus prestigieuses et nous serions maintenant vieillissants ou morts sur un beau matelas de sous. Heureusement, notre spécialité, pour l'essentiel, est au dernier rang des revenus des médecins, après nos confrères généralistes.

– Je ne connais personne parmi les centaines de psychiatres qui se sont engouffrés dans la spécialité comme nous, après la libération de l'Europe des régimes de violence et de haine, qui ait été tenté de faire une carrière lucrative. C'était alors la fascination de la psychanalyse, du désir de se comprendre, avant d'oser tenter de comprendre l'autre et éventuellement de nous faire payer nos honoraires. Un sur deux de mes patients, garçon ou fille, n'avait aucune protection sociale. Quelques années à peine plus tard, une enquête d'opinion dans la toute nouvelle université de Créteil auprès des étudiants en médecine en début de formation donnait le désir de faire la spécialité de psychiatre en premier choix pour la moitié des étudiants. L'objectif de créer des secteurs aidant les aliénés, enfermés des années durant et, surtout pendant la durée de la guerre, dans des conditions semblables à celles des camps nazis, est apparu ici ou là dans les asiles avec des soignants motivés. Les journaux parlaient enfin des expérimentations sur le corps des malades mentaux. Au contraire, le soin psychanalytique stimulait le désir de soigner, chez les étudiants en médecine, plus que de se trouver, spécialistes ou généralistes, dans une maison d'une petite ville dans la campagne qui se désertifiait. Il y avait presque dans chaque département des lieux de vie une population de soignés et de soignants ayant échappé, là où ils se trouvaient en France, loin des villes, à la sinistre lassitude. Les jeunes étudiants apprenaient que se créaient ici ou là des secteurs de soins intra et extra-hospitaliers et que les crédits pour ces soins durant les Trente Glorieuses arrivaient jusqu'à eux. Choisir de devenir psychiatre a été, pour un temps, de mode. Jean Oury, Claude Jan-Girard, Enjalbert, Michel Leclerc et bien d'autres créaient des structures de soin à partir de modèles de pensée de philosophes à la sauce de Deleuze et de psychiatres aussi charismatiques que l'était Tosquelles. Les noms de Lacan et après lui de Dolto fleurissaient sur les pages plus ou moins culturelles des hebdomadaires. Les vieux asiles devenaient des lieux de soin. Ils formaient des infirmiers psychiatriques qui étaient salariés dès leur admission comme étudiants. Ces jeunes gens étaient pour la plupart les enfants de gardiens et de gardiennes d'asiles qui avaient fait toute leur vie près des fous et qui avaient construit leur maison dans les villages autour de l'asile.

– Dun-sur-Auron et Ainay-le-Château ? C'était bien avant !

– Tu as sûrement mieux étudié que moi ce qui est à l'origine de ces deux structures de soins et d'hébergement originales remontant au tout début du vingtième siècle. Quant à moi, il m'a semblé que l'objectif prioritaire était de désengorger la région parisienne des fous assagis après des années de séjour dans les différents quartiers des asiles. Leurs familles les avaient oubliés. Bien souvent les derniers d'une famille nombreuse ne savaient pas avoir un aîné enfermé dans un asile. Leur mère partait tous les quinze jours quelques heures, en voiture ou en train *pour rendre visite à une très vieille tante*. La charge économique de leur séjour dans différents asiles de la région parisienne était très supérieure à celle des départements ruraux pauvres. Par ailleurs, ils pouvaient rendre des petits services. C'était économique pour les familles du coin, surtout celles qui les hébergeaient avec un petit pécule attribué par les Conseils départementaux et ainsi bénéficier de l'amitié condescendante de ceux et celles qui, peu à peu, s'attachaient à eux, et par là même se les attachaient.

– Avec Schweich et Margat, tu avais constaté, en 1951, dans le service des hommes de Prémontré, l'attachement spontané, inhabituel et bienfaisant pour eux deux. Vous avez constaté que c'était l'aîné, âgé de 40 ans, qui installait le jeune homme de 17 ans à table, dehors dans la cour, s'il faisait beau, car le printemps 1951 était chaud et précoce ou dans la salle commune du pavillon s'il se mettait à pleuvoir. Votre tâche était, non pas de diriger les soins dont vous constatiez l'efficience, mais d'encourager les soins des infirmiers et surtout d'enregistrer l'évolution de la relation entre ces deux patients. Les semaines suivantes, l'aîné retourne à son ancienne activité, celle de son premier séjour, en tenant par la main son protégé. Le grand jardin potager n'est pas encore prêt pour les plantations. Les malades travailleurs, ceux qui ont prouvé durant des années leurs compétences et leur docilité, bêchent et raclent la terre avec leurs gardiens. Ce qui frappe le plus est, d'une part, leur silence et d'autre part, l'espace qu'ils maintiennent entre eux. Leur temps de séjour a été raccourci. Leur reprise de la vie quotidienne s'est faite sans problème.

L'observation régulière de l'évolution sans heurts de cette thérapie née de l'attendrissement de chacun d'eux pour l'autre entre deux malades nous a permis de constater que l'évolution à moyen terme a été excellente pour chacun d'eux. Ils ont fait l'un et l'autre un séjour court, cinq mois pour l'aîné qui a repris son travail de conducteur de poids lourds et un travail correctement rémunéré d'ouvrier en formation pour le plus jeune, malgré les réticences de son père chez qui il est retourné. Un grand nombre de liens affectifs privilégiés ont permis à des patients, partout en France, d'aller mieux à l'abri des asiles. Les conflits, les violences, les heurts sanglants ont eu plus d'écho dans l'opinion publique. Ils ont contribué, par les rumeurs qu'ils ont répandues, à la très sombre réputation des asiles. Ceux-ci d'ailleurs ont été créés dans l'ambivalence. Protéger les aliénés, bien sûr, mais aussi les cacher et mettre la société à l'abri d'eux dans un but d'isolement carcéral au cours du dix-neuvième siècle, et les soins lorsqu'ils ont été mis en place ont été souvent plus rudes qu'humanistes, malgré Pinel et l'ordre moral, qui n'avait pas alors le sens qu'on pourrait lui donner aujourd'hui. Cependant, la rééducation par les gestes collectifs d'hygiène et par le travail, la création d'asiles auprès d'une ferme, utilisant fréquemment des bâtiments assez loin des grands bourgs étaient les principes généraux de l'isolement des déments.

Octave Ceytou poursuivit :

– Je connais bien l'histoire de ta formation. Laisse-moi la décrire à ta place. Tu corrigeras si tu veux ! Après un lourd séjour à Prémontré, dès ton arrivée à Ville-Évrard, peu de jours après Pierre Margat, le docteur Sivadon t'a accueilli avec une grande chaleur. Il appréciait votre travail collectif à Prémontré et t'a donné d'emblée la tâche de diriger la petite équipe d'infirmiers chargés de sécuriser les patients à qui avaient été prescrites des cures de sommeil, d'étudier en quoi elles étaient bienfaisantes, entre les théories pavloviennes qui faisaient dans la salle de sommeil installée par le remarquable docteur Monnerot à Prémontré et les prescriptions sédatives d'anxiolytiques et de somnifères. Il était très pavlovien, comme un petit groupe de psychiatres d'alors, très fervents communistes, au point de rompre le cours de leurs analyses personnelles, actes bourgeois dégradants selon Moscou et les dirigeants prolétaires du parti communiste français. Il avait, dans le fond de sa salle commune, installé une fausse cheminée. Les flammes dansantes étaient des petites lampes électriques de sapins de Noël. C'était très remarquable de voir l'un ou l'autre des patients endormis ou hypnotisés se chauffer les mains devant la cheminée puis se recoucher en titubant plus ou moins. Il n'était pas question dans le pavillon I du service de Paul Sivadon, au premier étage, d'utiliser des procédés de ce type, mais le nombre des soignants était suffisant pour qu'une personne mal installée sur son lit soit bien nichée à nouveau, que les mots prononcés ou murmurés soient recueillis, que l'effet minimum et suffisant de somnolence soit adapté à chacun des patients en comparant les effets positifs et nuisibles de chaque drogue chez tel ou tel, au cours des vingt jours de soins prescrits. Très désireux de connaître l'histoire des cent malades hospitalisés dans le service, dont une douzaine étaient en placement d'office, vous aviez remarqué, Pierre Margat et toi, que quelques-uns restaient toujours seuls, sombres et silencieux, tournaient en rond dans les pavillons où ils avaient été affectés parfois depuis des années. Douze d'entre eux avaient la cinquantaine, avaient très peu de contact avec leurs familles qui les craignaient, se comportaient en prisonniers de droit commun, oisifs et solitaires. Sept avaient connu la prison. Votre approche a été prudente, basée sur un dialogue de civilité. Vous vous présentiez et leur demandiez leur accord à votre présence auprès d'eux avant de les questionner. Vous leur disiez un mot qu'ils n'entendaient plus depuis des mois : MONSIEUR. Puis vous avez proposé à chacun d'eux de se réunir, hors des murs du pavillon, deux fois par semaine, une heure avec vous deux en compagnie de quelques-uns des autres patients doublement enfermés dans les murs et surtout en eux-mêmes. Cinq d'entre eux ont accepté votre projet d'une réunion avec vous deux et quatre autres malades internés d'office. La première heure, chacun d'entre eux est resté absolument muet, les yeux au sol ; assis sans bouger avec quelques regards furtifs, surtout vers Pierre et toi. Vous leur avez donné les raisons de ces nouveaux soins en groupe qui peut-être leur feraient découvrir que leur enfermement sur soi-même était comparable à celui des autres. Puis vous vous êtes présentés à ce petit groupe de patients que vous ne connaissiez que par leur comportement solitaire et un bref coup d'œil sur un dossier resté vierge depuis les documents d'internement d'office. Pierre Margat s'est brièvement décrit. Né en Picardie dans un village célèbre avant 1789 pour ses ateliers de faïence, enfant unique, transporté toute son enfance au Maroc, où son père était fonctionnaire et ministre auxiliaire, et sa mère, possessive et acariâtre. Toi, tu leur as parlé de l'asile de Prémontré avant la guerre, de ton amitié avec un malade, un monsieur de leurs âges qui avait des hallucinations, mais aussi une grande culture, et avec qui tu parlais enfant lorsque ton père travaillait avec le directeur, l'économe ou le chef de la ferme. Tu étais le dernier de ta famille de huit enfants, tes aînés étaient en pension puisque votre ferme était aussi isolée que l'asile dans la forêt. Cette rencontre t'a donné le désir, à défaut d'une ferme à cultiver, de devenir médecin et même psychiatre. Tu leur as dit souhaiter retrouver avec d'autres la même loyale cordialité qui avait été interrompue par la guerre. Trois jours après, accompagnés jusqu'à la porte de votre petite salle de réunion, cinq d'entre eux étaient là. Heureusement aucun d'eux ne semblait savoir que le sixième s'était pendu dans sa cellule la nuit précédente. Le dossier de ce patient parlait de sa paranoïa et d'un infanticide d'un garçon de huit ans quand il était instituteur dans un village. Évidemment tu as culpabilisé sur tes confidences dans ta première amitié d'enfant !

– Oui, tu t'es bien documenté sur ce que nous disions de notre travail. Comment l'as-tu découvert ?

– Faut-il que nous soyons bien vieux et en même temps profondément imprégnés de l'aventure de notre métier de psychiatres pour avoir tant de plaisir à bavarder ensemble tous les deux.

– Cette vie nous a façonnés et peut-être figés dans notre passionnante et parfois vertigineuse démarche vers l'autre, celui dont nous avons appris qu'il souffrait profondément. Cela a été la base de notre compétence professionnelle beaucoup plus que nos longues études. Ce soir, je ne tiens pas à m'endormir. Nous sommes tous deux devant la même porte que peut-être nous allons franchir ensemble. Je trouve comique la question de ta mère : « Comment peux-tu aimer ces gens-là ? » lorsque tu lui parlais dans les premières années de ton métier de tel ou telle de tes patients. L'émotion qui se réveillait en toi était probablement plus visible que tu ne l'imaginais.

Le silence s'est établi, de lui-même, indépendant de chacun de nous, comme s'établissent les rythmes de notre planète. Nous, les deux vieux hommes, nous nous assoupissions, malgré nous, mais avec un certain bonheur. Chacun de nous deux savait qu'il n'était pas seul dans ce sommeil. Au réveil nous savions l'un et l'autre que nous pouvions parler de notre mort prochaine sans avoir des remontrances de personnes qui risquaient de nous reprocher d'être pétris de morbidité.

– Ce serait bien agréable, dit un soir son voisin à Octave Antran, si après une bonne nuit paisible, chacun de nous se trouvait mort le même matin en se tenant la main. Demain peut-être, doucement sans faire de bruit. Mon amie marocaine n'a plus besoin de moi. Je sais maintenant qu'elle avait une vraie tendresse pour moi tout entier, y compris ma tête que j'ai toujours eu cabossée malgré les dénégations d'Amazigh. Bonne nuit ! Tu as cru, ou tu as eu envie de comprendre que tes collègues de l'Association scientifique des psychiatres d'exercice privé fondée sur l'initiative de Gérard Blès, au charisme si dominateur, sollicitaient un regard sur l'histoire de la psychose, sa définition, ses soins en plus des mesures sévères d'isolement au siècle dernier et de ce fait s'adressaient à toi, vieux renard, pour en parler. Tu étais avec moi tout discret et quelques-uns des derniers survivants de ce siècle fécond en curiosité scientifique, en tentatives de thérapeutiques neuves, en conflits idéologiques, en passions, en réussites et en lassitude.

– J'ai envie de te ou de me parler encore de mon premier ami.

Octave était fier de la superbe rampe de fer forgé, en spirale. Il pensait qu'elle maintenait l'ensemble de l'escalier. Chaque pierre avait été assujettie à sa voisine en prenant appui sur de la terre retirée ensuite prudemment. Lorsqu'Octave Antrau retrouvait son ami, habillé comme tous les autres en treillis gris et en galoches ou en savates, rien ne le distinguait des gardiens sauf leur trousseau de clefs.

CHAPITRE XIV.

L'occupation allemande de la Picardie

Selon l'ami d'Octave, le Pas-de-Calais était rempli de sous-marins allemands si nombreux qu'ils avaient du mal à se faufiler entre les destroyers anglais qu'ils avaient coulés. Le monsieur confondait facilement les deux guerres. L'officier allemand dressait ses élèves officiers, très jeunes gens de 18, 20 ans. Ils se faisaient fouetter sans broncher pour une chute de cheval ou une plainte de la mère d'Antrau, qui connaissait assez de mots violents de la langue allemande pour terrifier les tout jeunes gens prussiens.

– Ils occupaient la ferme de mon père.

L'officier aimait faire des traités de stratégie, les décrivait dans un français plus correct que celui des deux derniers de la famille Antrau. À l'asile de Prémontré, l'ami d'Octave lui avait parlé aussi de l'Algérie libre des troupes allemandes. Quatre proches cousins à peine plus âgés qu'Octave y étaient nés, dans une ferme tout près du désert. Il lui disait aussi plein de choses qu'il ne comprenait pas et poussait parfois des cris dont il s'empressait de lui dire qu'il n'avait pas à en avoir peur. Octave évoquait ses rencontres avec son Père dès qu'il le retrouvait. Celui-ci lui disait que Monsieur X était un peu fou, mais qu'il était gentil, faisait de jolies choses en bois avec ses mains et apportait de son plein gré les mauvaises herbes des allées aux lapins de la ferme, à l'autre bout de l'immense clôture des murs de l'abbaye.

À sa maman, il n'en parlait pas. Il n'avait plus revu son ami dès son départ, fièrement, en pension, comme l'avaient fait ou le faisaient ses aînés. Avec les quatre années de guerre, il y avait très peu de trains pour les civils. Jean-Louis, son aîné de près de trois ans, et lui revenaient beaucoup moins à la ferme, mais leur père, lorsqu'ils étaient là les envoyait, à bicyclette, parfois en charrette avec le docile cheval trotteur breton du nom de Pompon apporter de la nourriture au cuisinier de l'asile. « La sucrerie et la distillerie de betteraves avaient été incendiées », racontaient-ils volontiers.

Aussi, allions-nous avec pelles et pioches casser le caramel qui couvrait le sol sur dix centimètres dans certains magasins de l'usine et nous le portions, avec nos vélos équipés de charrettes faites de caisses de bois roulant sur deux vieilles roues de bicyclettes. Nous les emportions jusqu'à l'asile, privé très tôt de sucre par les réquisitions des troupes d'occupants allemands. Nourrir nos voisins aliénés était une tâche, une occupation et un plaisir. Cela passait tantôt par le chef cuisinier, tantôt par l'une des religieuses éplucheuses de raves, tantôt par la sœur Patricia. L'histoire de la psychiatrie et particulièrement la psychose, dénommée démence précoce au siècle dernier, se résumait donc pour Octave à ses brèves incursions, avant et pendant la guerre de 39/45, et à ses questions à ses parents sur la vie de l'asile. Parfois, dans le village, nous recevions de nos parents le conseil de ne pas nous approcher de l'une ou l'autre de deux petites fermes où se trouvait en permission pour la moisson l'un des garçons, assez impulsif, séjournant le plus souvent à Prémontré. Je savais alors en négatif ce qu'il en était de la schizophrénie.

Maintenant, au sorti d'un curieux état confusionnel, je constatais que mon cordial et timide voisin de chambre était l'un des derniers survivants de ce siècle fécond en curiosité scientifique, en tentatives thérapeutiques neuves, en conflits idéologiques, en passions, en réussites et en lassitude.

Les jours de froid ou de pluie intense, les jours aussi où la présence des soldats allemands n'était pas trop obsédante dans le village, Octave retournait à Prémontré, pensant à tout ce qu'il aurait pu savoir sur la folie si Monsieur W n'avait pas disparu. Seuls restaient les souvenirs d'une douzaine d'heures de conversations. Mon ami rabâchait inlassablement des histoires concernant ces drames de guerre qu'il avait ou non connus. Ses souvenirs contrastaient avec le très beau spectacle de ce vallon après les reconstructions très rapides des beaux-arts.

Ceytou ne se privait plus de signaler à son ami les incohérences de ses discours. Antrau, enfant, grand buveur de l'histoire des autres et jamais rassasié, avait conclu : avait-il connu son grand-père maternel ?

Non bien sûr, puisque ce dernier était mort à l'âge de 44 ans en 1892, avait été entrepreneur des ouvrages d'art des nouveaux chemins de fer, ponts et tunnels sous les ordres de son colonel qui l'avait embauché en 1872 grâce à ses diplômes et son apprentissage de sapeur pendant la guerre de 1870. Je ne savais alors rien de plus de lui, sinon qu'il avait laissé ma grand-mère veuve avec deux fillettes et un garçon, mort en 1918 quelques jours avant l'armistice aux manettes de son avion, quelque part autour de Givet. Mon grand-père maternel avait construit avec ses compagnons des tunnels et des ponts dans les monts du Morvan entre Paris et la Suisse. Il était mort à la suite de ses blessures, lors de l'éboulement d'un tunnel. Les Allemands avaient aménagé ce grand tunnel avec des salles de conférences, une cuisine et une salle à manger gigantesques et même une piscine pour le confort des maréchaux et généraux. Dans le désordre de toutes ces années du vingtième siècle, j'éprouvais le besoin de me reconstituer une histoire à moi. J'avais peur de raviver de douloureux souvenirs chez Maman. En grandissant, je devenais, comme mes aînés, intimidé par mon Père. Je buvais ses paroles et c'est seulement lorsqu'il parlait que j'osais le questionner. Si je parlais en famille, je mélangeais le faux avec le vrai, celui de ceux qui me parlaient, celui des petites *Illustrations* durant la Grande Guerre soigneusement rangées dans l'immense placard aux livres, ceux de Montaigne, des *Trois Mousquetaires* et de Jules Verne et puis aussi, je parlais d'une harde lorsque j'avais vu un daguet, d'un vautour à la place d'une buse. J'espérais ainsi attirer l'attention de mes aînés, mais ils me traitaient au mieux de bavard, au pire de petit con. La pension chez les jésuites, à huit ans, fut une bénédiction. J'y étais souvent premier, et toujours très sage. Au retour de la débâcle, la ferme était pleine de nos meilleurs amis de maintenant, que nous appelions alors les sales boches. À l'asile de Prémontré, mon ami m'avait aussi rempli la tête d'images de l'Algérie où étaient nés quatre de mes cousins, à peine plus âgées que moi, à Tiaret. Je sais cependant que c'est à la limite du Sahel et que son nom est joli, comme le tintement d'une cloche dans le lointain du soir. Parfois les fous s'évadaient dans la forêt toute proche.

Pourtant ni mes parents ni même mes sœurs ne redoutaient ni ne décriaient les cheminots allant de ferme en ferme chercher un emploi ou de quoi manger. Même les mendiants étaient respectés et souvent vêtus et nourris. En ai-je déjà parlé ? Un moine capucin en bure poussiéreuse, de couleur brun sombre, pieds nus dans ses chausses, arrivé dans la ferme. Maman l'a accueilli dans le salon. Elle a rassemblé toutes les personnes qu'elle a pu trouver dans la ferme. Il a béni généreusement les enfants à genoux, les ouvriers nés en Pologne à genoux aussi et il a fait la quête. Une pièce trouée à laquelle je tenais est passée dans une de ses nombreuses poches avec un saucisson maison et une demi-miche de pain. Peu après son départ, les gendarmes de Coucy informaient au téléphone la mairie du village. Ils lui signalaient les escroqueries ingénieuses d'un cheminot dans le canton. Maman, un peu vexée, me semble-t-il, a décrit à Papa notre mésaventure. Papa s'est mis à rire sans se moquer. Il a eu, toute sa vie, une certaine admiration pour les petits truands, même si le marché noir qui a sévi plus longtemps que la guerre provoquait son violent mépris.

Avoir, 47 ans après son décès, 40 ans après celui de sa mère, un souvenir aussi vif de ses parents est-il un signe de sénilité ou la possession d'un tronçon de l'éternité ? Avec les quatre années de guerre, les pensionnaires revenaient beaucoup moins à la ferme.

CHAPITRE XV.

Noyau familial et noyau psychotique

– Tu as cru, dit Octave Ceytou à son voisin, ou tu as eu envie de comprendre que tes collègues de l'Association scientifique des psychiatres d'exercice privé sollicitaient un regard sur l'histoire de la psychose au siècle dernier et de ce fait s'adressaient à toi pour en parler, l'un des derniers survivants de ce siècle fécond en curiosité scientifique, en tentatives de thérapeutiques novatrices parfois extravagantes de la génération précédente des aliénistes, en conflits idéologiques, en passions, en réussites et en lassitude.

– Je t'ai déjà parlé de mon premier ami. Il se disait lui-même dément précoce. Petit garçon, tout près de la voiture de mon père dans les allées de Prémontré, il me décrivait l'une des versions de son *innombrable histoire* : ancien professeur de philosophie à la Sorbonne. Il séjournait, disait-il, à l'asile de Prémontré dans le département de l'Aisne. Auparavant, il disait avoir fait de la prison et avait séjourné dans bien d'autres asiles. Depuis 1915 – le chiffre qu'il nommait le plus volontiers –, il m'assurait n'avoir plus connu la liberté d'aller et venir, mais il avait découvert ce qu'était la liberté de penser, bien plus précieuse. Mes sept frères et sœurs aînés étaient étudiants ou en pension et me traitaient d'enfant unique. Dans mon imaginaire d'enfant, je pensais que c'était la superbe rampe de fer forgé, en spirale, qui maintenait le tout. Lorsque je retrouvais mon ami, il prenait plaisir à me réciter des vers de Nerval, de Victor Hugo, La Fontaine, nos ancêtres picards, et tentait de m'épater avec son savoir. D'ailleurs je finissais par les connaître par cœur. J'en avais conclu qu'il avait dû être instituteur. Mon grand-père maternel, que je n'avais pas connu puisqu'il était mort, jeune, en 1892, avait été maître d'œuvre d'art de chemins de fer après avoir été sapeur pendant la guerre de 1870. Les soldats de la grande société prussienne avaient déjà détruit la ferme. Ils avaient ravagé en 1917 celle de mon grand-père. En 40, ils avaient nettoyé celle de mon père, saccagée dans la débâcle. Leur officier, s'il ne jouait pas sur le piano de ma sœur, nous courait après pour nous décrire la stratégie allemande de conquête en quelques semaines de l'Angleterre dans un français plus correct que celui de mon dernier frère et le mien. Mon seul ami, Monsieur… ski, qui était seul à m'écouter, avait disparu, je constate que je rabâche comme lui inlassablement les mêmes histoires. Que l'on m'écoute ou pas, je m'en fiche. C'est à moi que je parle ! Mon ami était-il aussi fou qu'il voulait le faire paraître ? Errait-il dans les bois ? Se battait-il avec l'armée française ? Était-il découvert, comme juif par les Allemands ? Il m'avait dit aussi plein de choses que je ne comprenais pas et poussait parfois des cris dont il s'empressait de me dire que je n'avais pas à en avoir peur. J'avais parlé de ces rencontres à papa. Il me disait que Monsieur X était un peu fou, mais qu'il était gentil, faisait de jolies choses en bois avec ses mains et apportait les mauvaises herbes des talus aux lapins de la ferme. À maman, je n'en parlais pas. Pendant la drôle de guerre, j'ai revu mon ami de loin, une fois ou deux, ou plutôt j'ai cru le revoir, mais je n'ai pas entendu sa voix. Je ne l'ai pas interpellé par crainte de lui nuire dès que je suis allé, altier, en pension comme l'avaient fait ou le faisaient mes aînés.

Mon grand-père maternel, fils d'un jardinier à Bèze en Bourgogne, avait été remarqué par son instituteur et envoyé aux Arts et Métiers à Chalons. Il fut mobilisé comme sergent-sapeur en 1870. Il fut tout de suite emprisonné et fit la connaissance de l'Allemand. Dès sa libération, il créa son entreprise et construisit avec ses compagnons des tunnels et des ponts dans les monts du Morvan entre Paris et la Suisse. Il épousa ma grand-mère et eut deux filles et un fils. Ma mère était la seconde des filles. Elle connut à peine son père ; elle avait moins de 4 ans quand il est mort à la suite de ses blessures, lors de l'éboulement d'un tunnel. Peut-être était-ce celui, tout proche de chez nous, Vauxallion, qui fut en 1940 le quartier général des Allemands chargés de conquérir avant les autres Allemands, à travers l'étroit Pas-de-Calais, toute l'Angleterre.

Orpheline de son papa, la mère d'Octave Antrau était une seconde maman, très attachée à son frère cadet. Celui-ci, aviateur lors de la Seconde Guerre, mourut quelques jours avant l'armistice aux commandes de son avion.

Ma mère apprit sa mort dans la semaine où elle mettait au monde sa seconde fille. Dans cette deuxième guerre entre Français et Allemands, les élèves officiers de l'aristocratie allemande occupaient la ferme. Tout jeunes gens de dix-huit, vingt ans, ils se laissaient fouetter sans broncher pour une chute de cheval, ou pour une plainte de ma mère sur l'inconduite de tel ou tel. Leur Commandant et son bataillon s'étaient installés et nettoyaient la ferme pillée de mon père deux jours avant notre retour. Les objets des pillages étaient déjà rassemblés en tas de trois mètres de haut. Deux d'entre eux brûlaient déjà. Les écuries étaient propres. Certaines bêtes du village errant dans les champs étaient rassemblées ou abattues au fusil de guerre. Il était impatient de pénétrer en Angleterre et décrivait la stratégie de l'imminente traversée du Pas de Calais à mon frère et à moi alors que nous avions treize et dix ans. Il usait d'un français plus correct que le nôtre. L'image que nous avions des Boches était profondément troublée. Il était prévu que les résidents français de la Picardie devaient devenir comme les Alsaciens et les Lorrains, allemands. Quatre années durant, la ferme fut occupée par des troupes allemandes. Nous ne connaissions que la pension, le train et le village autour de la ferme. Mon père cachait des résistants, souvent des juifs, grâce aux abris de la forêt et de l'abbaye de Prémontré. Aucun de nous, dans notre famille nombreuse, ne paraissait avoir peur. Mes rêveries allaient à l'asile de Prémontré, où mon ami m'avait parlé de l'Algérie. Quatre de mes cousins, à peine plus âgés que moi, y étaient nés dans une ferme qu'un oncle avait reconstruite de ses cendres après un raid incendiaire de Touaregs au-delà de Tiaret. J'avais été émerveillé par toutes les informations qu'il avait glanées ici où là et incapable de discerner dans sa pédagogie bienveillante le vrai du faux. Je devinais qu'il était juif allemand. Il me disait aussi plein de choses que je ne comprenais pas et poussait parfois des cris dont il s'empressait de me dire que je n'avais pas à en avoir peur. Je parlais de ces rencontres à papa. Il me disait que ce monsieur X était un peu fou, mais qu'il était gentil. Il faisait de jolies choses en bois avec ses mains et apportait les mauvaises herbes des allées de l'asile, de sa propre initiative, aux lapins de la ferme. Cette initiative était fréquemment imitée par d'autres aliénés et le fermier en chef lui avait même fourni une brouette. À maman, je ne parlais pas de ces rencontres. « Tu sauras, mon nouvel ami, Octave Ceytou que je n'ai presque plus revu mon premier ami dès que je suis allé, fièrement, en pension comme l'avaient fait ou le faisaient mes aînés, sauf de loin, par un signe de connivence, entre Munich et la drôle de guerre. Et puis, plusieurs années de mon adolescence me l'ont fait oublier, mais pas l'asile dans la forêt où il était retenu avec bienveillance. »

– La ferme familiale de ton grand-oncle paternel, qui devint par son deuxième mariage ton grand-père maternel, fut-elle entièrement détruite par la guerre en 1917 dans une des régions de la France particulièrement ravagée par les combats autour du chemin des Dames ? J'ai l'air de dormir tout le temps, mais je t'écoute, bien que tu rabâches. Tes parents, optimistes et tenaces, la restaurèrent, somptueuse, moderne, avec des bâtiments pour des quantités de bêtes, de bouviers, de charretiers, un berger très autoritaire qui entraînait les 400 moutons dans les chaumes à l'automne, un forgeron réparant les fers des chevaux et aussi, très mignons, ceux des bœufs, usés et les socs des longues charrues brabant. Tu avais peu le droit d'aller au milieu de cet hectare de bâtiments. Il était réputé trop dangereux pour un gamin, mais le jardin avec les explications sur le climat, la plantation des légumes, la cueillette des artichauts et des asperges, la tenue de l'immense basse-cour occupaient, avec le dictionnaire ta relative solitude de petit dernier. Ton aîné, grand de près de deux mètres né en 1911, la seconde en 1913, la troisième à la fin de 1918, grâce à la Croix-Rouge suisse, quelques semaines avant l'armistice imposé à l'Allemagne. Tu viens de me dire que ta mère, mon bon Octave, venait d'apprendre, en mettant au monde sa deuxième fille, que son propre frère, son cadet qu'elle chérissait très fort, était mort en pilotant son avion de reconnaissance. Elle-même, orpheline de son père, constructeur d'ouvrages de chemin de fer, fils de jardiniers bourguignons, dans des châteaux construits ou reconstruits au XVIIIe siècle, avec des clos de vignes devenus glorieux au fil de l'enrichissement de la bourgeoisie du monde industriel, avait épousé ta grand-mère maternelle à la fin du XIXe siècle et lui avait donné la joie de mettre au monde trois enfants avant de mourir des suites d'un accident sous un tunnel qu'il destinait à la ligne de chemin de fer, de Berne à Paris, pour des entrepreneurs suisses. Leur seconde fille, avec sa maman, sa sœur aînée et son petit frère, avait été hébergée par ton autre grand-père, veuf de la sœur de ta grand-mère et père de cinq enfants, les cousins de ta maman. Cet oncle épousa sa belle-sœur et devint ton troisième grand-père, réputé, avec méfiance, catholique de gauche. Il a géré au début du XXe siècle une famille agrandie, une belle ferme prospère et plusieurs mandats de député, membre des diverses gauches, à Paris. Sa deuxième épouse, ta grand-mère, le remplaçait à la direction de la ferme pendant ses absences, au Parlement, jusqu'à la Grande Guerre qui détruisit tous les bâtiments et laissa des tranchées, des cagnas profondes par l'effondrement du sol sur les nombreuses carrières de pierre tendre du pays qui avaient permis la construction aisée des châteaux et des cathédrales du nord de Paris. Octave comptait les obus non explosés et les mines, dans tous les champs fraîchement labourés à l'automne. Ceux des autres fermiers tout autour en Picardie étaient eux aussi peuplés d'explosifs. Bien sûr, Octave n'a pas vu les ruines, mais les vieux Picards les lui décrivaient avec un réalisme criant. Même les carrières de pierre sous les champs étaient éventrées par endroits. Des carcasses de chevaux de guerre y étaient nombreuses. Les deux enfants mâles de l'oncle-grand-père, furent tués aux combats, ils étaient aviateurs. Gaston Antrau, le neveu survivant, ingénieur agronome, reprit la ferme familiale et la reconstruisit magnifiquement neuve avec le modernisme de l'époque, sans les tracteurs polluants que les Américains tentaient de vendre à des fermiers riches de leurs traditions. Sa fausse cousine, qu'il connaissait depuis leur enfance, continua son métier de fermière et mit au monde cinq autres enfants dont Octave était le dernier – autant que j'étais laid et cabossé, m'as-tu seriné –, tu étais un enfant plutôt laid, toujours enrhumé et souvent couvert dans le dos de ventouses appliquées par ta mère. Elles étaient réputées corriger les rhumes et ne pas faire mal. Le traitement encourageait à n'être jamais malade, levé très tôt avec tous les bruits du réveil de la ferme et passionnément curieux. Tu te servais de l'apprentissage de tes sept aînés, les garçons dans la cour de ferme quand ils n'étaient pas en pension ; les filles au jardin, aux tâches ménagères quand elles n'étaient pas, elles aussi, en pension. La ferme était joyeuse autant que laborieuse. Ta mère, je l'ai bien compris, était une femme de devoir. Elle avait la responsabilité du noyau familial. Celui-ci lui était d'autant plus précieux qu'elle, une gamine orpheline de son père, vivait une réelle culpabilité d'avoir, par son mariage avec le seul rescapé homme de la Grande Guerre, chassé ses cousines du territoire où elles étaient nées. Être une excellente fermière était un devoir pour elle, mais aussi pour la cohorte de ses enfants, comme l'avait été sa mère. Cette grand-mère que je ressentais tendre elle aussi, était impartiale et donnait ses ordres avec une grande douceur.

– Tu as su très vite qu'il n'y avait aucun espoir de devenir fermier comme l'avaient été quelques mois les trois oncles mâles morts à la guerre. Comme moi, tu as très vite appris à lire et à écrire sans aller vraiment à l'école du village avec les copains, petits Polonais venus en nombre en 1920, après la famine de l'Europe de l'Est, avec leurs parents, fermiers ou métayers dans la lointaine Pologne. Les villages à l'entour, étaient dépeuplés de Picards, repeuplés de polonais. Moi, je lisais dans la caserne-école de ma grand-mère. C'était plus simple et peut-être plus monotone. Ton père dans sa grande ferme, était tout naturellement le maire du village rebâti très vite avec les lourds dommages de guerre imposés excessivement par Clemenceau ou Poincaré aux voisins prussiens, autrichiens et bavarois, ***les Boches monstrueux agresseurs***, qui avaient déjà volé l'Alsace et la Lorraine, enfin vaincus.

– Le samedi j'accompagnais mon père aux inaugurations de cimetières et de monuments aux morts à cent kilomètres à la ronde. Face à ces tombes, françaises, anglaises, américaines et allemandes, rangées côte à côte sur des centaines de champs qui auraient pu faire pousser de bonnes betteraves, la haine s'apaisait.

– Les drames que je découvre en te questionnant sont aussi douloureux que furent pour moi l'absence d'une mère et l'intolérance d'une grand-mère, moins méchante peut-être que je ne le croyais.

– Dans les cimetières, nos ennemis, sous leurs croix grises dans de grands champs sans fleurs n'étaient plus les sales Boches. Les familles allemandes sont revenues peu à peu se recueillir sur leurs tombes, mais les très nombreux Africains et Asiatiques enterrés-là n'avaient que leurs noms pour les distinguer.

– Si je t'ai compris, le dimanche tu suivais ta mère à la messe, au premier rang de l'église amputée de moitié. Aussi souvent que tu le pouvais, tu accompagnais ton père dans ses déplacements de négociations paysannes. Tu le suivais surtout au tout proche Asile d'aliénés, niché à quelques kilomètres, dans la forêt. Ton père faisait probablement partie du conseil d'administration. Il y connaissait chacun des employés, le directeur et l'économe, les religieuses du quartier des femmes, les gendarmes à la retraite, gardiens du quartier des hommes, le fermier de l'asile, le boulanger, le boucher, le cordonnier, la cuisinière en chef, elle-même religieuse et bien sûr beaucoup de filles des villages voisins, et quelques jeunes hommes aussi, gardiens beaucoup plus qu'aides-soignants. Les infirmières étaient des religieuses, dont certaines bien vieilles, mais d'autres maîtresses femmes comme la sœur Patricia, Irlandaise de l'Irlande du Nord. Bien que mon père ait été directeur d'une grosse école, mon enfance à moi était bien moins prestigieuse que la tienne. C'est sans doute ce qui a contribué à me rendre si timide.

– Merci, mon vieux camarade et mon tout nouvel ami, je comprends la discrétion avec laquelle tu as fait notre métier. Mais je ne m'explique pas que tu aies rompu avec ta nombreuse fratrie.

– Je les ressentais aussi cruels que ma grand-mère. Mon père que j'aimais beaucoup, au contraire du tien, n'était qu'un brave et honnête homme.

Heureux du souvenir de son premier ami, découvert à Prémontré, Octave était dans la ferme et à l'école. Le reste du temps, Octave lisait tout ce qui lui tombait sous la main, passait des heures dans les dictionnaires, dans les revues et surtout les cartes décrivant la guerre encore toute récente, très peu dans les livres pour enfants auxquels il aurait eu honte de s'intéresser. Pourtant il y avait les *Contes et Légendes* de tous les pays, la bibliothèque verte et les Jules Verne, les Pierre Loti et les traductions de *L'Iliade*, de *L'Odyssée*, *L'Enéide*, la *Guerre des Gaules* et toute une énorme collection de livres de sciences naturelles, d'agronomie et de physique. Il ne s'ennuyait jamais de ses aînés quand les autres étaient en pension, la sœur aînée était déjà mariée et l'aîné, le parrain, ingénieur agronome, puis à l'École d'officiers de Saumur ou ensuite au Cameroun pour y planter du café arabica sur les flancs du mont Cameroun.

CHAPITRE XVI.

LA PICARDIE

Ni Marie-Charlotte ni surtout le médecin-capitaine de réserve Amazigh Smadja, qui avait toujours évité de claironner sa double nationalité marocaine et française, ne parlaient volontiers de leurs terres d'origine dont elles ne savaient pas si elles s'en étaient enfuies ou si elles en avaient été chassées.

– Pourquoi parler autant de cet Antrau ? Comme lui, se disait Octave Ceytou, j'ai depuis mon enfance une âme de romancier, qui n'était pas nourrie ni dans ma famille ni à l'école. Je n'ai pas su jouir et m'émerveiller d'autre chose que de la Picardie et des usines, des moulins, des tissages, des puantes tanneries et des usines de petits gâteaux, puantes aussi. Mon père ne m'emmenait pas à travers la Picardie comme le faisait le sien, Gaston Antrau. Ce dernier avait alors déjà plus de cinquante ans et expliquait à son fils Octave, en phrases courtes, les chantiers de reconstruction tout au long de l'Oise et de l'Aisne.

Mais surtout la gloire du pays tout proche était la verrerie de Saint-Gobain, et tout autour, de plus modestes usines de verrerie disséminées auprès des sables et des quartz pour remplacer les cartons par des vitres, les rues par des pavés de verre et fournir une multitude de bouteilles variées de champagnes et de parfums.

Octave, après de longues études, connut surtout le quotidien de la longue vie professionnelle avec des psychiatres, cultivés, mais discutailleurs, individualistes souvent farfelus, fous eux-mêmes comme ils étaient souvent désignés. Ses collègues lui bouffaient son temps et sa pensée lorsque l'un et l'autre n'étaient pas bouffés par les livres. Les réunions scientifiques et syndicales lui prenaient un temps considérable. Des heures durant, les malades ou leurs familles chuchotaient leurs confidences tout près de sa tête candide et curieuse, déversoir de leurs plaintes. Tout ce qu'il entendait d'eux lui paraissait si vrai que d'écrire des nouvelles ou des romans pendant ses loisirs lui semblait dérisoire. Il en était même arrivé à ne plus lire de littérature romanesque tant ce genre littéraire lui paraissait futile face à la vie quotidienne. Quelques auteurs échappaient à ce jugement. Dostoïevski, Homère et Plutarque, Proust, Flaubert, Steinbeck, Montaigne et surtout Kafka et Balzac évidemment. Pourquoi le vieux psychiatre dont le destin statistique avait été de mourir des années plus tôt était-il en train d'écrire la vie d'un personnage de roman pour raconter l'histoire de la folie au siècle dernier ? C'est son intarissable désir de parler qui l'y pousse. Il imagine que la vanité de l'auteur sera plus à l'aise en se servant de l'un des bons hommes névrosés qui s'étaient plongés corps et âme dans le soin des fous. En faire une mayonnaise, à 90 ans, est amusant ! Décidément, il va appeler son inconscient à le guider, ce sage mentor. Il faut peut-être lui donner un nom. Pourquoi pas Antoine ? C'est le patronyme de jeune fille de sa mère, lors de sa déclaration de naissance à la mairie de Bèze dans la haute Bourgogne. C'était le nom de famille de son grand-père, né d'un chef jardinier en 1850. C'était peut-être, pourquoi pas, le nom d'un bâtard au seizième ou au dix-septième siècle. Ce redoutable ***inconscient*** dont les psychiatres semblent avoir maintenant si peur qu'ils s'en gaussent. C'est lui qui a choisi de décrire la vie de l'un des plus niais de tous ces psychiatres réputés tarés. Il prétendait garder la naïveté de son adolescence où beaucoup l'appelaient « l'imbécile heureux » et quelques-uns, quelques années plus tard « petit con ». Suis-je Octave Antrau moi-même ? Je l'ai rencontré dès mon premier stage professionnel à la fin de mes études puis de loin en loin, une fois pendant plus de neuf mois. D'autres fois encore dans des colloques en France et en pays francophones. Naïf, il ne s'apercevait pas que certains de ses collègues le trouvaient sot. Comme Antoine le lui chuchotait dans ses oreilles, il était, et il l'est toujours, paraît-il, quoique décrépi, picard et fier des deux qualités qu'il a constaté tout au long de sa vie être celles de ses congénères : l'intelligence et la modestie.

À propos de Monsieur X, son ami de l'asile de Prémontré, Gaston Antrau avait averti son fils ; « Oublie qu'il est catalogué fou, oublie qu'il se dit allemand, souviens-toi qu'il t'a dit bonjour en polonais comme beaucoup de gens du village en Picardie. » Octave avait six ou sept ans. Il découvrait son premier ami. Celui-ci avait des cheveux tout blancs, mais son visage était jeune et souriant. À 90 ans Octave essaie, il en est grand temps, de mettre de l'ordre dans ce qu'il a cru comprendre des différents états affectifs qui conduisent la relation des hommes et des femmes, des nourrissons, des enfants, des vieillards de l'espèce humaine. Les mouvements affectifs plus ou moins durables qui relient le couple, la famille, la collectivité amicale ou tribale et aussi la foule des personnes indifférentes les unes aux autres.

Montaigne, Proust, Mme de Ségur, Bouvard et Pécuchet, Kipling et Dostoïevski, lus, sans ordre, mais avec passion.

Parmi les êtres humains qui ont la chance de consolider longtemps leur compétence à vivre, ils peuvent s'appuyer sur l'esprit de tendresse ; une tendresse à distinguer de l'état fusionnel que lui, être masculin, n'a pas connu, l'autre état fusionnel entre une toute récente maman et son nouveau-né.

Il ne l'a pas connu dans ses viscères, mais il l'a toujours admirée et aimée lorsqu'il l'a ressentie vraie dans tout l'être d'une femme dès la naissance de son petit et dont, pense-t-il, il a joui dès sa naissance auprès de sa maman qui pourtant l'avait éprouvée sept fois avant de le mettre, le huitième, le petit dernier, au monde. Il a 90 ans, sa mère est décédée il y a 50 ans, mais il est viscéralement sûr qu'elle a éprouvé à sa naissance le même mouvement fusionnel durable qui lui a permis d'aimer la vie après ses sept frères et sœurs aînés.

Maman aimait être mère malgré la guerre qui l'avait séparée de papa entre 1914 et 1917 alors qu'elle élevait presque seule mes deux aînés très loin de ses racines, chez une cousine, dans le sud. J'aimerais en savoir plus que ce que je sais ou que j'imagine de mes deux parents, l'un dans des camps allemands d'extrême surveillance, déplacé tous les trois mois, à l'usage des espions ennemis réels ou supposés. Hébergé dans les derniers mois de l'interminable guerre avec un officier allemand réputé lui aussi espion, ils discutaient entre eux. Chacun voulait défendre l'honneur, la justice et la gloire de son pays, l'un français, l'autre allemand. La Croix-Rouge suisse les avait réunis en 1917, à Lausanne. Chacun dut prêter serment de respecter la loi de la Croix-Rouge.

La tendresse est un affect très fragile, mais il est durable, parfaitement asexué. Octave a eu le bonheur de le ressentir profondément, venant de ses deux parents vers lui aussi. Ils avaient 45 et 42 ans à sa naissance. Ce sentiment l'a lié à toute une série de personnes sans que jamais il ne devienne fusionnel pour son bonheur avec aucune d'entre d'elles et sans qu'il ne devienne désir de séduire tant il était ancré plus fort en lui que le désir de plaire ou de posséder l'autre. Hasard de la vie ? Solidité de ce que les deux parents lui avaient donné ? Chance d'avoir été un bébé maigrichon, mochard pas désirable, mais attendrissant malgré tout parce que l'amour pour lui de ses deux parents induisait chez les sept aînés plus le désir de l'accueillir que de le foutre à la poubelle ?

Je ne sais ! Je m'en réjouis aujourd'hui et j'aime autant dans ma famille les vivants (ils ne sont plus que deux et Valentine a eu 100 ans, il y a quelques jours) que les morts. De la famille que j'ai créée, un peu sur le modèle de celle qui m'a fabriqué, avec l'obstination d'un adolescent de 17 ans fasciné par une très jolie jeune fille de six mois sa cadette dont le frère m'avait dit qu'elle était troublée par un jeune homme, beau, riche, titré et séducteur et que, si je ne voulais pas qu'un autre bénéficie de sa grâce, j'avais intérêt à lui dire ma passion pour elle. J'ai mis six ans à l'émouvoir. Ensuite après m'avoir dit oui, avoir partagé le bonheur de chérir quatre tout petits enfants, avoir réussi à me convaincre de réaliser dans mon travail de psychiatre les idéaux sociaux et politiques que je lui proposais en modèles, elle est morte méchamment d'un cancer après avoir serré dans ses bras les deux premiers de nos petits-enfants.

Elle avait l'ambition d'évoquer la vie dans les cliniques psychiatriques innovantes ou rétrogrades ; les quartiers asilaires non entretenus, les maisons de force. Elle se basait sur ses lectures parfois désordonnées sur le mouvement de l'anti-psychiatrie. Elle veut surtout évoquer l'errance de beaucoup de fous sur les trottoirs des villes et dans les campagnes au cours de ce siècle où les aliénés et les infirmes cérébraux ont presque autant souffert que les juifs, certains Roms et les homosexuels dans les camps nazis. Elle est prête aussi à évoquer les rivalités nuisibles aux aliénés entre le service public de la psychiatrie et la colonie grossissante des psychiatres libéraux. Elle veut même, courageusement, aborder le douloureux conflit entre les familles de malades et les professionnels du monde des soins psychiatriques. Elle sait bien qu'Octave avait eu, en son temps, le désir d'écrire un second livre sur le sujet après la publication *Psychothérapies de psychotiques – La Source* aux éditions l'Harmattan en 2001. Madame Antoine sait bien qu'un réel malaise s'est institué entre elle et lui, peu à peu, depuis plusieurs mois. Cette Marie-Charlotte Fouillou agace profondément Octave. Elle a mis les malentendus successifs entre elle et lui sur le compte de la sénescence du bonhomme. Peut-être imagine-t-elle aussi qu'il est devenu jaloux d'elle. Imagine-t-on d'Artagnan ou le comte de Monte Cristo ferrailler avec le pauvre Dumas ? Reste la lointaine histoire d'Homère. Elle estime que toute sa vie professionnelle a été dans un entre-deux très instructif, dans les salles d'attente des cabinets de psychiatres, les locaux exigus réservés aux consultations des postcures des différents établissements psychiatriques publics ou privés à travers la France. Elle a été, le répète-t-elle inlassablement, auditrice discrète des collègues d'Octave Antrau. Elle a été la confidente des familles des patients, et aussi de certains de ceux-ci lorsqu'ils attendaient, parfois interminablement, l'heure de leurs rendez-vous. Elle a aussi pendant des années servi d'intermédiaire entre son frère malade et ses parents, entre son frère ramassé par police-secours et les commissariats, avec le clochard incrusté au carrefour de notre rue au milieu des habitants du quartier. L'extrême aveuglement de la mère de Marie-Charlotte vis-à-vis du comportement de son frère, l'extrême faiblesse de son père auprès du couple pathologique que sa femme et son fils formaient l'ont aidée, sans éprouver le besoin d'une psychothérapie, à acquérir le recul nécessaire pour participer au drame qui se jouait dans sa famille sans s'y enliser. Par ailleurs, le mariage qu'Octave lui a inventé avec son lointain cousin imaginaire, la bienveillance de celui-ci vis-à-vis d'elle, la délicatesse qu'il a mise à lui faciliter son besoin d'écrire, dans la mesure où la réparation difficile de sa jambe cassée le jour même de leur mariage l'a obligée à moins marcher, moins jardiner, moins pédaler dans les petites côtes cruelles de la Picardie du Sud auraient pu la rendre plus reconnaissante vis-à-vis d'Octave. Au contraire, cela lui a donné la grosse tête. Enfant indigne ! À sa décharge, il reconnaît être d'une sensibilité excessive qui le prive d'autant plus de discernement qu'il vieillit et qu'il a les mœurs d'un ours. Personnage inventé, il s'est mis lui-même à inventer une bonne partie du caractère de Marie-Charlotte pour n'avoir connu sa vie que par petits bouts. Marie-Charlotte s'engage à écrire une biographie centrée sur ses désirs d'enfant, puis son choix, sa formation et enfin sa pratique de la psychiatrie grâce à son environnement familial très solide et très respectueux et les amitiés qui l'ont permise. Octave Antrau se sent donc encouragé par une personne aussi charmante que sensée à parler à nouveau de lui comme il l'avait déjà fait dans son premier livre édité par L'Harmattan.

Je ne serai pas le premier à parler de soi dans une biographie. C'est, me semble-t-il, la mode actuellement si j'en juge par les conversations qu'il m'est arrivé de surprendre entre les vers à soie. Ces discrètes chenilles du bombyx du mûrier, si habituées à la discrétion et à une ascèse aristotélicienne de l'ordre moral disparaîtraient de notre planète si elles étaient, sous l'effet d'un pesticide quelconque, privées de parler de soie les unes avec les autres. Plus évidemment encore, les invités de Monsieur François Busnel à la « Grande Librairie » nous régalent et surtout se régalent chaque mercredi à parler chacun de soi avec une avantageuse modestie. Je suis né dans un carré de bâtiments d'un hectare, la vie grouillait avec les 28 chevaux, les 18 bœufs de trait, l'étable qui permettait à ma mère de distribuer en fonction du nombre des enfants, le lait ; le beurre, la crème dans les familles du village, la porcherie avec 4 à 6 énormes bêtes qui me faisaient peur et l'innombrable colonie de volailles et de lapins, dans la grande basse-cour. En plus des 4 à 500 moutons et agneaux, chargés de nettoyer les champs après les moissons sous la responsabilité des chiens bien dressés par le berger, Monsieur Véron. Pour me fasciner dans cet univers, j'avais la vue et surtout l'ouïe envahies par le bruit de la forge et celui plus intense et plus tenace de l'immense batteuse dans le plus altier des bâtiments, la grange. Tout me plaisait à regarder les chevaux et les bœufs au retour du travail passer par la mare, le pédiluve, pour chasser les bêtes et les cailloux, incrustés entre leurs sabots et leurs fers. J'avais le droit d'accompagner Madame Druet à l'étable où elle trayait et soignait une dizaine de vaches pour le lait, le beurre et la crème des habitants du village et le petit-lait pour les 4 à 6 gros porcs de la basse-cour. Madame Druet me laissait traire les vaches, beaucoup plus accommodantes que les 2 ou 3 chèvres dans la basse-cour. Dans la cave, Monsieur Vivier cachait dans le sable des endives autour de Pâques, toujours à peine visibles au milieu des feuilles mortes et des mottes de terre. Ils me montraient les papillons et les premières abeilles. Il me fallait tout découvrir sous leur enseignement, mais ne rien déranger de la vie du très patient jardinier, il me réservait ses trouvailles de nids de mésanges, les terriers de mulots, les morilles. Je l'admirais près de lui, courbé en deux lorsqu'il mettait en rangs, dans la petite cave, les endives. Cette enfance au cœur de la campagne m'a appris le drame de la folie tout autant que les livres. De l'autre côté de la maison, je ne pouvais pas, à ma guise, questionner Monsieur Vivier sur ses plantations d'asperges et d'artichauts, infaillibles prédictions météorologiques et climatologiques et sa guerre à lui, avec son cheval fringant, Ramona, de l'âge de 17 à 22 ans. En 1919 il était revenu un jour dans la ferme avec son cheval. Seuls la bergerie et le garage des voitures avaient un toit rouge. Il n'y avait pas eu assez d'argent pour parachever l'harmonie du royaume où mes parents m'avaient fait naître. Les ardoises étaient encore toutes neuves sur presque tous les bâtiments. Les belles ardoises brillant sous le soleil après chaque ondée venaient des carrières de l'Anjou. La guerre était violemment passée par là et les vaincus avaient payé de lourds dommages de guerre pour permettre aux paysans picards qui n'étaient pas morts pour la patrie de reconstruire des fermes modèles en pierre du pays. Ces mêmes pierres, issues de carrières sous les champs des fermes des plateaux du Soissonnais, avaient permis de faire naître les gros manoirs et les magnifiques cathédrales du nord de Paris. Cette pierre avait permis aussi, à la même époque il y a plus de 800 ans, de construire des châteaux forts impressionnants comme celui de Coucy tout proche de chez nous à l'orée de la forêt de Saint-Gobain, la magnifique abbaye des Prémontrés et sa grandiose Cour d'honneur qui, malgré les traces des obus, avait encore toute sa splendeur du XVIIIe siècle. Cette abbaye, nichée dans une petite vallée, dans le relief tourmenté de la forêt, a été transformée en Asile pour aliénés après avoir été quelques années scierie puis verrerie au XIXe siècle grâce à l'ingénieuse loi mûrie par les docteurs Esquirol et Pinel, selon la loi de 1838. Elle avait été un moment utilisée comme bâtiment industriel, verrerie grâce au sous-sol de la forêt et à la proximité de la glacerie de Saint-Gobain. Cette loi avait pour mission dans chaque département de remplacer les Maisons de force qui existaient ici où là et dont la réputation était parfois plus terrifiante que celle des bagnes. Ces maisons de force gardaient, enfermés côte à côte, les criminels, les mauvais sujets vis-à-vis du pouvoir, et les aliénés. Cette loi avait pour principal but de protéger les insensés errant par routes et cours des miracles. Elle était faite surtout pour les cacher aux regards et protéger la population de ces êtres étranges et souvent répugnants qui faisaient peur. En effet, ce qui était vrai en 1800 le restait encore tout au long du siècle suivant.

– Je me réjouis, Octave, organogénéticien invétéré, que nous soyons deux pour tenter de réussir cet exposé sur les découvertes fascinantes, les convulsions et les contradictions de la psychiatrie au vingtième siècle en France et dans le monde entier.

Certes, quelques lecteurs et surtout quelques lectrices m'avaient dit que je savais mieux intéresser lorsque je décrivais les femmes que lorsque j'évoquais le sort des hommes. Cela m'a poussé à inventer, dans un roman que tu n'as sans doute pas lu, ce délicieux petit bout de femme bretonne, jolie et modeste, digne dans son métier de secrétaire plus souvent au service d'hommes que de femmes. Aimer ce qu'on invente, le bichonner, se soumettre à ses caprices, lui en fabriquer même est bien banal. Se réfugier derrière son invention pour se protéger du ridicule narcissisme est bien banal aussi.

– Si, j'ai lu *Élodie*, je me suis bien amusé. Continue !

– J'ai eu une enfance heureuse et sans souci. Tu vas être lassé de m'entendre me répéter. Je pouvais confortablement nourrir une dévorante curiosité pour la vie en questionnant mes aînés, même s'ils avaient une forte tendance à envoyer promener le petit, assez rachitique, que tous disaient laid comme un singe, assez discrètement au bout des langues de mes quatre sœurs et, à voix haute, de mes trois frères. Jamais cependant je ne me lassais d'obtenir une réponse lorsque je désirais une information. Sinon, je construisais une explication, ma vérité du moment, dont j'ai eu souvent, ensuite, bien du mal à me détacher.

Les grilles de la superbe porte d'entrée, refaite toute neuve par un forgeron agréé par les Beaux-Arts, entre deux petites guérites, lui étaient ouvertes et, pendant ses entretiens, je me trouvais tout seul au sein de l'asile avec l'ordre de ne pas m'éloigner de la voiture. C'est à Prémontré que je me suis fait, à 5 ou 6 ans, mes premiers amis. Tous étaient habillés du même costume gris pâle. Tous portaient les mêmes galoches fabriquées à la cordonnerie de l'asile. Ils déambulaient solitaires, silencieux et paisibles. Parfois cependant, un cri strident sortait de la bouche de l'un d'eux. Mon père m'expliquait que ces personnes désœuvrées se parlaient à elles-mêmes. Si la voiture de mon père était en stationnement dans l'une des allées, certains venaient me voir. Je leur disais bonjour et ils me répondaient gentiment. L'un d'eux, surtout, je te l'ai déjà dit, devint quelques mois mon ami. Il est le premier homme à m'avoir donné le désir de devenir psychiatre. Il me parlait le plus souvent en patois picard que je comprenais bien et parfois, quand sa pensée était ailleurs, dans un drôle d'allemand que papa me dit être du yiddish. Toujours, auprès de moi, il était souriant, mais son sourire sans que je puisse comprendre pourquoi, était plus ou moins lointain. Jamais je ne l'ai vu en colère. Jamais je ne l'ai senti malheureux, mais toujours, lorsque nous nous retrouvions, je savais le rendre plus ou moins heureux. De ses propos, je distinguais certains mots picards, certains mots polonais et surtout des mots qui ressemblaient à l'allemand que parlait mon père avec les ingénieurs qui venaient visiter sa ferme toute neuve et très moderne, avec des abreuvoirs individuels, petits vases à la taille des bouches des chevaux des vaches et des bœufs qui leur permettaient de boire l'eau des citernes des toits sans gaspillage. J'ai bien sûr demandé à papa qui était cet homme gentil et quelle était sa langue. « Souviens-toi qu'il est malade puisqu'il est dans cet hôpital. Souviens-toi qu'il t'a fait un très joli cadeau avec des petits bouts de bois minutieusement taillés, mais oublie qu'il parle allemand et surtout yiddish, la langue des juifs venant de Pologne et d'Allemagne. Et oublie surtout qu'on dit de lui qu'il est fou ! ». Ces consignes de mon père étaient pour moi très précieuses. Plus de 80 ans après, elles sont présentes dans mes oreilles. Je n'ose savoir quel a été le sort de mon premier ami, mais j'ai rêvé de lui tout dernièrement. J'ai rêvé aussi des propos de mon père en me voyant en sa compagnie. C'est depuis cette lointaine rencontre qu'il m'arrivait, enfant, le soir parfois, le désir de devenir psychiatre ou gendarme, car les gardiens étaient souvent des gendarmes à la retraite. Ma chambre d'enfant, dans cette grande maison de ferme, se trouvait au-dessus de la salle de séjour où se trouvait la cheminée, l'entrée du bureau de mon père, assez sacré, l'entrée du salon et du petit salon qui servait de bureau à Maman, à ses tricots, à la disposition de mon Père, à son papier à lettres, car elle envoyait de bonnes et longues lettres à ses enfants, sa famille, ses amies. S'y trouvait aussi, avant la porte vitrée de la salle à manger, le grand escalier qui permettait d'aller aux six chambres du premier étage et à mon très cher immense grenier, ses revues, ses journaux et ses livres. J'étais couché le premier, juste après le dîner. Celui-ci avait lieu à 19 heures, hiver comme été. De mon lit, j'entendais les rires, les disputes parfois, les conversations des grands avec mes parents ou du moins avec ma mère, car mon père cherchait le silence dans son bureau. Dans le noir, aussi souvent que je le pouvais, je m'installais à mi-escalier dans un coin le plus sombre possible pour mieux entendre. Très vite, l'un ou l'autre de mes aînés retrouvait ma trace et signalait à maman ma présence illicite. Celle-ci m'accompagnait à mon lit et me disait : « Pour t'endormir, pense à ce que tu feras quand tu seras grand. » Il n'y avait pas de médecin parmi les adultes de ma très nombreuse famille, sauf un cousin de mes parents que je voyais très peu et auquel, enfant, je n'ai jamais parlé. Papa avait un ami médecin qui se passionnait plus pour son émetteur-récepteur de radio à ondes courtes que pour son métier. Le métier de médecin m'était donc inconnu, mais la chirurgie me tentait ; qui pourrait me donner plus tard l'occasion de me venger de mes aînés de toutes les manières sadiques qu'il m'était plaisant de me représenter. Puis, la fascination d'être au milieu des centaines d'aliénés de l'asile de Prémontré, de pouvoir communiquer avec eux et peut-être de les soigner est devenue une rêverie tenace. Certains de ces hommes et de ces femmes venaient à l'automne à pied avec des brouettes jusque dans les champs de papa, encadrés par des gendarmes en retraite, leurs gardiens, et quelques religieuses, leurs gardiennes. Ils glanaient, dans la bonne humeur, les épis restés au sol, les pommes de terre et quelques bottes de foin. L'une des bonnes sœurs, la sœur Patricia, avait une autorité chaude très particulière. Elle était Irlandaise, de la partie anglaise de l'Irlande. Son prestige est devenu plus grand encore dans les années de la guerre, car elle avait réussi à se faire inscrire comme folle à la préfecture et échappait à la contrainte de rejoindre les prisonniers alliés civils en Hollande.

Si un contrôle était fait, la sœur Patricia se faisait enfermer au pavillon numéro 6 des femmes, celui des violentes et des agitées. Elle a tenu à la perfection pendant les 4 années de l'occupation son rôle de démente agitée, grossière, et provoquant le médecin allemand venu vérifier l'authenticité du diagnostic. Elle reprenait gaiement sa tâche d'infirmière dès la fin de l'alerte. Cela accentuait son prestige auprès des autres gardiens et son prestige allait jusqu'aux fermes des petits villages tout autour. Elle y partait en commando avec une trentaine de malades, des brouettes, des fourches et des bêches et rentrait assez vite lorsque le butin de rapine emplissait les brouettes. Elle entraînait les plus valides des aliénés pour rapporter de la nourriture aux affamés de l'asile. Mon père veillait auprès de ses voisins à ce que leurs aigreurs de paysans volés soient atténuées. Il leur faisait remarquer que dans chacun des villages voisins, l'un ou l'autre des habitants séjournait dans l'asile. À partir de l'âge de 8 ans, j'ai quitté ce territoire plein de péripéties. Il y était question d'espions allemands surveillant l'armée française en arrivant de nuit dans les clairières de la forêt, de fuyards vers le sud de la France et déjà de règlements de comptes entre voisins. Je suis parti en pension, réintégrant les coutumes de la cohorte de mes aînés. Les filles, à 20 kilomètres, revenaient tous les samedis après-midi. Mon frère et moi, à 60 kilomètres revenions tous les 15 jours. J'étais fier de me trouver en pension, d'avoir des lunettes pour corriger une sérieuse hypermétropie. J'étais fier de mon calot d'uniforme. Apprendre me plaisait d'autant mieux que je savais déjà, pour avoir écouté mes aînés réciter leurs leçons, la moitié de ce qui était à savoir. Dans cette école, la discipline était sévère, mais elle n'entrait pas en contradiction avec la sévérité souriante de ma mère. Ce qui me manquait, c'était la vie de la ferme et celle du village. Me manquaient le berger, Monsieur Véron, et ses 500 moutons chargés de débarrasser les champs de leurs mauvaises herbes que les pluies d'automne avaient fait reverdir avant les semailles. Les désherbants n'existaient pas et s'ils avaient existé mon père ne les aurait pas tolérés. Me manquait surtout le bruit de la batteuse et de son puissant moteur électrique du matin au soir pour les chariots de gerbes ramenés des hangars et des meules, les nôtres et celles des fermes voisines et l'affairement des charretiers et de leurs chevaux sous l'auvent de la grange pour que la batteuse ne tourne pas à vide. En pension me manquaient les mots parcimonieux de Monsieur Vivier. Avant son jardinage, il se chargeait de l'entretien de la cour de la ferme avec son vieux cheval Ramona, avec qui il avait fait toute la Grande Guerre. Mobilisé à 18 ans avec son jeune cheval, très beau, tout noir, très fier, qui n'acceptait que les ordres de son charretier, ils ont fait ensemble toute la guerre en tirant des canons avec des obus de 75. Il était l'homme de confiance de Maman. Il volait pour elle des grains de blé dans le coffre des grains cassés et parfois dans les sacs de semence pour nourrir les poules et les autres volailles dans la grande basse-cour au-dessous de la maison vers le village, la mairie et l'école toutes neuves. Au fil des heures, Monsieur Vivier, qui avait droit au titre de Père Vivier, changeait de casquette. Il devenait jardinier et prédisait sans erreur possible le temps du lendemain ! Sont arrivées les invasions simultanées des troupes allemandes nazies et des troupes bolcheviques sur la Pologne, les déclarations de guerre de la Grande-Bretagne puis de la France, et une drôle de guerre qui a rempli aussitôt la ferme du Faulx de soldats français. La ferme avait été pointée lieu de campement *** par les cartes d'état-major. Cela nous a valu des visiteurs et occupants courtois ou discourtois, français puis allemands, autrichiens, italiens et enfin américains, grands noirs sans armes, conducteurs de puissants camions tous terrains chargés de nourriture et d'obus. Tous les bâtiments, tous les hangars étaient surchargés. Les chevaux qui n'avaient pas été réquisitionnés par l'armée et les bœufs devaient partager leurs litières avec des bêtes souvent épuisées. Notre vie d'enfants était partagée entre les mois de pension et les brefs séjours dans la ferme avec l'obligation parfois d'aller quémander un *ausweis* pour rentrer dans l'un des bâtiments de la ferme ou aller dire bonjour à un copain, d'origine polonaise, au village. Le lieutenant Souffa, si l'orthographe et ma mémoire sont bonnes, était responsable de la formation de jeunes gens de l'aristocratie prussienne. Ces jeunes gens, bien élevés, et surtout très disciplinés, étaient les premiers Allemands que je voyais en si grand nombre. Dans la ferme, ils apprenaient et subissaient la discipline sous nos yeux, avant de devenir chefs de bataillon dans une Angleterre que nos hôtes pensaient conquérir en quelques semaines après avoir détruit la flotte de la Grande-Bretagne avec leurs sous-marins basés à Dunkerque. Le responsable de cette école à marche forcée était scandalisé que nous ayons ramassé des boîtes de 50 Players dans les fossés, en sortant pour nous détendre, sur la route de notre retour d'exil depuis le splendide village de Mortain. Aucun de ces jeunes élèves – officiers de 18 ans – ne savait ni n'osait fumer. Tous couraient du grenier de la maison où ils dormaient sur la paille, harnachés dès 5 heures du matin, pour courir, monter et dresser leurs chevaux, tirer sur des cibles. Ils recevaient des coups de fouet de leurs chefs dès qu'ils étaient irrespectueux avec nous, les jeunes Français nés dans la ferme picarde de la zone interdite aux autres Français. Nous étions, nous disaient ceux qui nous parlaient en français, destinés à devenirs jeunes Européens de l'Europe germanique.

Octave Antrau était-il dans le sujet du livre qu'il tenait à écrire sur la folie et la tendresse ?

– Ce sont les premiers soldats allemands qu'il m'est arrivé de voir, gamin, installés quelques jours avant nous dans la ferme que nous réintégrions après l'exode honteux de 1940. Un an auparavant, la ferme et le village hébergeaient un village de républicains espagnols, 100 environ, des vieilles gens, des femmes, des enfants tout petits et quelques hommes estropiés, fuyant les troupes du franquisme. Ils sont restés quelques mois. Ils travaillaient pour leur nourriture.

Octave les aimait beaucoup. Une jeune femme, binant et démariant les rangs de betteraves dans un champ de notre ferme, a accouché sous ses yeux d'un garçon. Entourée des femmes de son village, elle s'apprêtait à reprendre son travail après avoir placé son bébé dans un landau fourni par la patronne. Octave courut à la ferme pour prévenir sa maman. Celle-ci a emporté pour la journée, sous sa coupe, la jeune mère et le nouveau-né. Ces paysans espagnols allaient, pendant les quelques mois de leur séjour, remplir l'église assez vide de Bassoles. Ils envoyaient les gamins de l'âge d'Octave à l'école du village. Comment sont-ils retournés et à quel moment, dans leur pays, il ne l'a jamais su, il était lui-même en pension loin de chez ses parents. Pendant la drôle de guerre, les gendarmes de Coucy et mon père sont allés arrêter un parachutiste allemand que quelques bûcherons avaient vu plier un gros tissu gris à l'orée du bois communal. Cet homme n'était pas armé ou alors il avait caché son arme. Il parlait beaucoup, apparemment affolé par les gendarmes et les gens du village avec leurs fourches et leurs fusils de chasse. Papa a demandé à Monsieur Couaille, charretier polonais, de traduire le sabir de cette personne. Il ne parlait que polonais, était parti de l'asile, à quelques centaines de mètres, pour ramasser des morilles. Il en avait trouvé un gros sac qu'il comptait donner à l'économe de l'asile, chez qui il jardinait. Il me semble que nous étions plutôt déçus que cet individu n'ait pas appartenu à la cinquième colonne dont on parlait tant dans la radio. Papa prit dans sa voiture le malheureux espion et le raccompagna à l'asile avec ses hardes et ses champignons.

L'univers d'Octave, dès qu'il n'était plus pour des trimestres interminables en pension, était cette ferme où peu à peu les paysans des villages picards avaient repris leurs bêtes de trait et leurs outils d'avant-guerre, qu'ils avaient réparés. Les camions des occupants emportaient, dès qu'elle était récoltée, une bonne partie du blé et des fourrages.

Moi, j'allais volontiers, en bicyclette puis à cheval, à travers la forêt jusqu'à l'asile de Prémontré qui osait se dénommer, peu à peu, hôpital.

Il y avait dans cet asile un ou deux médecins et souvent un seul interne qui avait été élève du pensionnat où avait été élève Octave à l'âge de 8 ans à Reims. Après Paul Abély, réputé pour sa bonté, Octave fit la connaissance du docteur Fretet. Celui-ci était un curieux humaniste, esthète, cultivé, élégant, ami de Cocteau et admirateur passionné de Breton. Ce médecin logeait dans l'un des deux appartements de la cour d'honneur. Il avait fixé sur les murs de son séjour très joliment meublé des esquisses de Miro, de Picasso, une fresque de Dali. Avec son interne, Claude Hollande, plus tard célèbre dans le petit groupe de psychanalystes de l'École psychanalytique de France, Octave, à peine bachelier, a dîné un soir chez lui. Fretet lui offrit son dernier bouquin de vulgarisation sur les maladies mentales, dans la collection « Que sais-je ».

C'était alors le texte de vulgarisation le plus organiciste qui soit, autant que ma culture d'alors pouvait m'en faire juger. La schizophrénie s'y dénommait démence précoce : démence de l'adulte jeune, dont la découverte est plus ou moins voyante, plus ou moins brutale, chez les garçons fréquemment à l'âge du service militaire et chez les femmes à la suite des premières relations sexuelles, parfois de la première grossesse, et surtout quelques jours après le premier accouchement. Le reste de ce petit livre était un catalogue des maladies mentales et des perversions, n'apprenait rien à Octave Antrau sur la psychiatrie, mais l'instruisait sur le narcissisme de l'auteur. La première rencontre dans le bureau de ce psychiatre avec une jeune femme récemment internée, cheveux presque rasés, selon le psychiatre par hygiène, en savates et en blouse d'uniforme, a été pour Octave un terrible choc. Par bienveillance, le psychiatre voulut lui présenter une patiente psychotique réputée hébéphrène. Pour instruire Octave, le médecin dit à la jeune femme devant lui : « Savez-vous que votre mère est décédée hier ? » La malade resta silencieuse, stupide. « C'est un aspect de l'état de démence affective des schizophrènes. Elle a entendu ma phrase, mais ne l'a pas comprise. Elle est restée stupidement indifférente. »

Puis le médecin très élégant et très distingué dit avec courtoisie à la religieuse qui accompagnait la malade : « Vous pouvez la reconduire au service des admissions, je rédigerai le certificat de quinzaine confirmant le diagnostic de cette jeune hébéphrène en placement d'office plus tard. Elle vient d'être lobotomisée à l'Hôpital Sainte-Anne. Elle est ici pour un bon moment. Peut-être, quelques électrochocs pourraient lui faire du bien ». Octave se permit de demander au psychiatre si la mère de la malade était effectivement décédée la veille. « Non, bien sûr, il s'agit de vous montrer sa démence affective. Vous m'avez dit désirer connaître notre métier ! »

Octave, bouleversé est parti de l'hôpital avec un sentiment d'écœurement très violent. Il avait le souvenir de ses conversations avec Monsieur X ou W, affichant le diagnostic de séquelles de démence précoce quelques années auparavant lorsqu'il lui demandait de dire de quoi il souffrait. Il ne s'agit pas pour lui d'évoquer l'état de la psychiatrie du XXIe siècle, mais de celui du siècle d'avant. En prenant sa retraite, il s'est mis à oublier la façon dont il ressentait les angoisses liées à la souffrance de la folie lorsqu'il était en activité. Quelles sont les personnes dont il pouvait alors évoquer les souffrances, celles qu'elles endurent, celles qu'elles provoquent, celles qui nous font fantasmer ? Vivant, des années durant, auprès de malades dits mentaux, il avait alors ressenti que les psychotiques n'étaient pas des déments comme le titulaire de la fonction d'aliéniste auprès des 350 femmes psychotiques enfermées sous sa responsabilité à Prémontré l'affirmait, quelques années auparavant, pour l'instruire sur la folie comme Octave désirait très ardemment l'être. Dès qu'il n'avait plus la responsabilité de soigner lui-même les malades souffrant de troubles mentaux, il retrouvait les mécanismes de défense des personnes réputées bien portantes. Mieux vaut s'écarter d'eux. Dans tous les pays, la folie est regardée selon trois grands groupes. Les névrosés, conscients de leur état et surtout de leur désagrément à vivre, les psychotiques, enfermés dans leur souffrance, leur délire et leurs angoisses, mais niant être malades, et enfin les pervers, très lucides, jouissant de pouvoir faire souffrir leur entourage. Il y a même des raisons de soulever l'hypothèse selon laquelle ces derniers seraient des psychotiques rescapés de la psychose et guéris à moitié par hasard. Karl Abraham a présenté un schéma très parlant du développement de l'affectivité du tout petit enfant d'humains. L'investissement affectif serait dès la naissance centré sur les pulsions orales, c'est-à-dire le plaisir et le déplaisir de la nourriture, l'attachement aux nourriciers et le désir de les dévorer autant qu'ils redoutent d'être dévorés eux-mêmes par leur nourrice cannibale, qui leur dit « tu es à croquer, je te mangerais », surtout s'ils ont des visages d'anges et lorsqu'ils ont les fesses propres et roses à l'air sur la pelouse, la plage ou la salle de bains, tandis que poussent douloureusement leurs premières dents destructrices et mordeuses de seins offerts à eux. C'est la phase orale du développement de chacun de nous si nous sommes devenus plutôt des adultes bien portants. Mais auparavant sont arrivées la terreur de naître et parfois la répulsion de l'entourage pour cet affreux petit être qui braille et qui est laid. Les premiers instants, les premiers jours, les premiers mois ont laissé des empreintes indélébiles pour le long de notre histoire. Les stades anaux, passifs et agressifs, puis le stade phallique, arrivés plus près de notre conscience, de notre jouissance et de notre culpabilité. Mélanie Klein plus tard a proposé un schéma qui convient plus encore à Octave.

– Tu nous as souvent décrit une période de la relation thérapeutique que ton Richard et toi avez partagée. Il souhaitait ne venir pendant de longs mois que la nuit, à pieds, à travers le bois de Vincennes. Je peux décrire cette tranche de votre relation aussi bien que tu penses en avoir le souvenir. Il avait peur des gens ou de lui face aux gens, te disait-il. Cela t'arrangeait, car le dernier des petits groupes auxquels tu participais se terminait vers 23 h 30 et souvent tes camarades et toi faisiez ensemble une synthèse sur ce que vous y aviez éprouvé pendant la ou les séances de petit groupe. À minuit pile, Richard sonnait à la porte de l'appartement thérapeutique. Souvent, tu cuisinais pour lui et toi des œufs au plat en écoutant ses propos, beaucoup plus cohérents parce qu'alors, disait-il, il ne ressentait pas ton jugement. Plusieurs semaines durant, il est arrivé particulièrement sale dans ses vêtements empilés les uns sur les autres. Ton épouse te demandait d'aérer particulièrement la pièce après son départ. Longtemps, cette odeur ne t'incommodait pas, jusqu'au jour où l'envie de dormir te permit d'être plus présent à son conscient et plus loin du tien. « Mais ça pue, as-tu dit vivement à Richard. – C'est maintenant que vous vous en apercevez, te dit-il. Je viens avec un slip délibérément souillé de merde depuis des semaines. Votre femme refuserait de me recevoir, elle ! Elle n'est pas névrosée comme le sont tous les psys. Pourtant, elle avait accepté de vous accompagner chez mes parents avant que, grâce à vous, j'aie eu, un été, l'appartement pour moi tout seul, trois semaines durant. Vous souvenez-vous qu'à vous deux, vous avez remis une cinquantaine de mes oiseaux dans leurs cages et qu'elle a une partie de sa nuit nettoyé l'appartement avec votre aide maladroite et mon regard amusé ? Vous aviez assuré à mes deux parents qu'ils pouvaient passer quinze jours sur la côte comme ils n'osaient plus le faire depuis des années à cause de moi. Ils disaient que j'allais mettre le feu dans l'immeuble ou plus probablement mourir de faim. Je ne vous ai pas aidé, car je pensais que c'est plus pour votre amour-propre que pour mon bien que vous vouliez laisser l'appartement nettoyé. J'ai souvent, maintenant, des idées de ce genre en pensant à vous. Cela n'est pas très gentil, mais j'ai cru comprendre que c'est un signe de guérison. Si elle était venue seule, votre femme aurait eu mon aide et je suis presque sûr que j'aurais été efficace. Mais elle n'aurait pas voulu venir. Je la répugne trop en ce moment. » C'est du moins comme cela que vous nous aviez un jour raconté cette histoire, à Myriam et à moi.

Après avoir évoqué avec une intense émotion ces souvenirs, Octave Ceytou s'assoupit, bientôt imité par l'autre Octave. Quelques minutes plus tard, le premier questionna à nouveau son voisin.

– Comment expliques-tu que le nombre de malades mentaux soit à peu près le même dans tous les pays, malgré les variantes culturelles et les variantes nosographiques ? L'autisme et les schizophrénies : 1 à 2/100. Les psychoses maniacodépressives, entre 2 et 3/100. Les délires paranoïaques 0,4/100 heureusement moins fréquents, mais si insupportables lorsqu'ils se manifestent. C'est bien la preuve que la folie est génétique et non pas psychogénétique. Je me souviens d'un soir où je recevais des voisins amis. La femme d'un de mes clients m'a téléphoné. Son mari l'avait enfermée. Il était parti avec une carabine et probablement des balles pour guetter des voisins ou surtout moi. Je vous ai raconté que j'avais eu peur pour mes hôtes, imaginant qu'il voulait m'éloigner de chez moi pour les massacrer. Je leur ai dit de s'enfermer et de n'ouvrir la porte de ma maison à personne sans trop vouloir leur expliquer quoi que ce soit. C'est seulement en arrivant en voiture sur le trottoir de l'immeuble de mon patient que j'ai réalisé mon imprudence. Il était là à m'attendre, son fusil chargé à la main. Il m'a expliqué que sa femme était devenue folle. Il se réjouissait de la confiance en lui que je lui manifestais et il m'a tendu ses armes. Le reste s'est terminé en un interminable divorce du couple. La haine, surgie dans le travail d'analyse, et qu'il avait portée à son père sans pouvoir la vivre contre moi et me la dire, s'est heureusement transformée en mesquineries d'argent et de partage d'objets mobiliers. Mais il n'a pas perdu son emploi, se sentant contraint par moi d'aller tous les matins à la tour de La Défense où il était le plus appliqué, et ses enfants, adolescents, sont restés neutres, en dehors du conflit de leurs parents. L'un des Octaves confia à l'autre, entre deux somnolences.

– Ne crois-tu pas qu'on devrait s'expliquer l'un à l'autre, pour le plaisir de nos lecteurs ce que sont pour nous les mots-clefs de notre travail ?

– Pourquoi pas ?

– Que voulons-nous dire lorsque nous parlons de la FOLIE PSYCHOTIQUE et de l'ANGOISSE d'ABANDON si proche de l'ANGOISSE de MORT, et de ce qui est malgré tout un moindre mal, l'ANGOISSE de CASTRATION ? Et de ce qui concerne à travers les siècles jusqu'à aujourd'hui la diabolisation de la folie par la société, avec les bûchers, les douches froides, les contentions punitives.

– Et les soins par le dressage et par le châtiment.

– Il y a des endroits et des périodes où au contraire la folie est sacralisée, je pense à Éliane qui, quasiment nue, se promenait au cœur de la tuerie à Alger, vers les années 1960, avant d'être ramassée par un taxi bienveillant et conduite vers un bateau au départ pour la clinique de Nogent-sur-Marne de l'autre côté de l'enfer méditerranéen. Parfaitement délirante à son arrivée, elle cependant donné son accord à ce que je joigne les siens, affolés. Plusieurs jours et plusieurs nuits durant, elle avait navigué en chantant des mélodies de psaumes, au milieu des soldats et des indépendantistes, tous armés jusqu'aux dents, tous envahis d'idées de meurtre. Personne dans les deux camps ne s'en prenait à elle, peut-être même, certains la vénéraient. L'un d'eux lui offrit même des fleurs.

– À d'autres moments, malheureusement beaucoup plus fréquents, il y eut des traitements, des querelles sauvages.

L'une des patientes d'Antrau était plusieurs séances de suite mutique sur le divan. Antrau aperçoit un filet de sang coulant de sa bouche obstinément close. Il se précipite pour lui pincer le nez et retirer de la bouche de cette femme une lame de rasoir. Elle expliqua ensuite difficilement qu'elle l'avait placée là avant la séance pour s'interdire d'exprimer les mots meurtriers et scatologiques qu'elle désirait lui dire.

Les deux Octaves se mirent à évoquer entre eux les lectures de bons auteurs sur les traitements violents du début du siècle dernier et sur les atrocités dans les asiles, au nom de la science, des médecins nazis. Aussi, les ponctions lombaires de grosses quantités de liquide rachidien appelées *barbotages* par son inventeur argentin, dont l'un et l'autre avaient oublié le nom. C'étaient des gestes réputés thérapeutiques puisque Antrau les a pratiqués lui-même pour obéir à sa médecin-cheffe qui avait lu la technique dans une bonne revue scientifique.

– La solution des deux dernières guerres n'était-elle pas de les faire disparaître en les affamant, 40/100 d'entre eux moururent de faim ? Certes ils n'étaient pas prioritaires et tous, dans les tranchées, mangeaient souvent fort mal, eux aussi.

– Je n'arriverais pas à écrire le mot eugénisme.

– J'ai la certitude que la belle invention et la belle technique de Sigmund Freud, malgré l'essaimage de sa science, n'étaient, ne sont, pas adaptables aux schizophrènes, et aux paranoïaques, car leur narcissisme les rendrait inaptes au transfert, base de la Psychanalyse. Nous avons passé, toi et moi, toute notre vie à bricoler en nous mettant à l'abri derrière deux forteresses : l'organogénèse et la psychogenèse. Mais peut-être est-ce notre compétence commune à l'empathie pour ces personnes s'acharnant à n'être pas aimables qui nous a aidés à sortir certains d'entre eux de leur mélasse.

– la Psychothérapie des Psychoses, d'inspiration analytique et toute une série de méthodes psychologiques à l'usage des soignants qui avaient si peur de l'inconscient, celui des malades et le leur aussi, qu'ils avaient résolu le problème en affirmant que cet inconscient n'existait pas ou que s'il existait, il était bon de le laisser loin de leur pensée en écoutant les patients ou en leur prescrivant des soins. Et puis il y a cet effroi ! Comment peux-tu aimer ces gens-là ? J'ai entendu cette question pathétique, dit Octave Antrau, dans la bouche de ma mère, un jour où je lui disais mon bonheur de me trouver auprès de tel ou telle de mes premiers patients, prisonnier avec eux dans le drame de leur enfermement sur eux-mêmes.

« Comment peux-tu aimer ces gens-là ? »

Il est aisé de répondre par : « Ma soif d'être aimé a-t-elle été toujours si forte que j'en sois arrivé à tenter d'être aimé par des personnes aussi folles que celles enfermées dans les asiles ? »

– Tu as voulu par égocentrisme réussir à obtenir d'eux un soupçon d'attachement ? Comme cela a été possible dans la situation très particulière d'un asile d'aliénés et comme, après la dévoration des quelques livres traduits en français sur le sujet, comme surtout une centaine de séances d'analyse dès l'âge de 19 ans auprès de mon premier psychanalyste, le secrétaire de la Société de psychanalyse de

Paris à un moment où tu désespérais de ne pas réussir à te faire aimer par la jeune fille de 17 ans, le premier et sans doute le seul vrai (?) amour de ta vie d'adolescent qui voulait devenir intelligemment un homme. Geneviève, cette jeune femme, me fait bien penser à mon Amazigh à moi !

– Je me suis associé à Margat et Schweich. J'ai découvert ensuite qu'ils avaient pour but essentiel de comprendre intellectuellement plus qu'affectivement les schizophrènes qu'ils avaient choisis parmi les centaines des hommes, internés dans l'asile de Prémontré. En m'associant à eux, j'ai choisi de tenter de communiquer avec les trois plus désespérantes des jeunes femmes internées là. Mon éducation judéo-chrétienne me disait de m'efforcer de ne pas nuire.

– Pourquoi ne pas dire que c'était tout banalement ta vocation de médecin !

– Dès les premiers jours de mon activité d'interne, j'avais longuement parlé avec une dame d'une quarantaine d'années, professeur de philosophie. Cette dame, cordiale, très cultivée, montrait un grand plaisir à parler avec moi dans le dortoir où elle était attachée en permanence à son lit, sauf pour les soins infirmiers qui lui étaient prodigués d'autant plus volontiers qu'elle était courtoise et docile. J'avais pour tâche de lui faire deux fois par semaine des électrochocs avec un instrument préhistorique, une planche avec une rayure métallique pour permettre à une boule de métal de rouler librement sous le maniement plus ou moins habile de l'interne qui acceptait de s'en servir. Tout autour, religieuses et gardiennes, pesaient de tout leur poids sur le corps de cette dame consentante pour que la crise d'épilepsie recherchée ne lui luxe ou brise aucun membre et surtout aucune vertèbre. Personne, sauf moi, ne lui adressait la parole sinon pour la faire manger contre son gré ou l'aider à sa toilette. Un des premiers jours du printemps 1951, j'ai demandé aux soignantes de détacher cette dame pendant le temps de notre entretien où elle me parlait d'elle, de son enfance, de l'agrégation de philosophie, de ses parents décédés à la guerre, de son fils, aviateur, de la honte d'avoir été fille-mère. J'avais pourtant lu sur le dossier de cette très attachante malade qu'elle avait fait plusieurs tentatives de suicide très impulsives qui expliquaient ses liens de cuir aux deux jambes et aux deux poignets. Le personnel, réticent, l'avait détachée. Nous parlions, elle et moi, et brutalement elle a bondi vers la fenêtre ouverte. J'ai pu user de toute la force de ma jeunesse pour qu'elle ne se tue pas. Après quelques électrochocs supplémentaires, je me suis désintéressé de cette dame, amnésique, hébétée et docile. Les religieuses l'avaient accueillie dans l'atelier de pluches de la cuisine en attendant la prochaine crise mélancolique. Cette dame était l'une des 340 femmes du service dont j'étais le seul interne. La psychiatre dont j'exécutais les ordres était intelligente, cultivée, mais elle désirait mettre le moins possible les pieds dans un des six pavillons. Elle séjournait dans son bureau. Elle signait les masses de papiers officiels et allait rejoindre le directeur, l'économe, son collègue du service de 335 hommes, le ou les internes et les médecins et visiteurs médicaux. Elle avait peur des malades dont elle avait la charge, elle passait des heures, seule, dans la forêt qui entourait les beaux bâtiments reconstruits après la guerre de 39/45. En dehors du fait qu'elle m'a conduit à faire des électrochocs dans des conditions sommaires, sans anesthésie comme ils étaient faits partout ailleurs, elle ne s'est pas opposée à ce que je m'efforce auprès de ma patiente Françoise, de lutter contre les cavernes tuberculeuses des sommets de ses deux poumons, trois fois par semaine pendant des mois en gonflant son ventre par un pneumopéritoine artificiel. La mutation de ma cheffe de service sur sa demande dans un poste d'aliéniste qui se libérait ailleurs m'a plutôt soulagé, bien que pour l'essentiel, elle m'ait laissé entièrement libre du traitement psychothérapique de trois aliénées dont elle était responsable. Cette collègue était si angoissée qu'un soir ou Pierre Margat et moi l'avions invitée à dîner dans notre petite maison charmante dans les bois, l'Internat, elle est restée immobile toute la soirée sur un fauteuil. L'accoudoir en était cassé. Cela ne se voyait pas. Nous avions eu la cruauté d'expérimenter l'hypothèse plausible de sa rigidité. C'est seulement en se levant pour rentrer chez elle en nous remerciant de notre bon accueil que le fauteuil s'est effondré.

CHAPITRE XVII.

La pathologie des soignants

Heureusement, lors d'une relation thérapeutique solide et durable entre un soignant et un soigné, ce dernier est en mesure de signaler ses erreurs au soignant, lui évitant de s'enliser dans une relation pathologique. Le soigné devient alors parfois le soignant de l'autre. Chacun des deux Octave à son tour tentait d'approfondir la réflexion commune. L'effort d'énergie affective et physique que nous déployions auprès de nos patients, en plus de la tâche quotidienne auprès des malades hospitalisés dans ce magnifique et gigantesque hospice, nous poussait à déverser vis-à-vis de nos patrons une stimulante cruauté. Nous nous offrions ainsi une thérapie de récupération narcissique pour chacun de nous et de coconnage mutuel à très bon compte ! Nous avions constaté ensemble que dans nos démarches d'analyse à la Capitale nous n'évoquions que très peu le climat dans lequel nous nous trouvions, sauf pour tel incident ou telle émotion qui nous avaient envahis dans notre travail. Lors de nos trois séances d'intercontrôle hebdomadaires, que nous respections aussi soigneusement qu'il nous était possible l'établissement lors de notre contrat initial, nous avions décidé d'exclure tout ce qui n'était pas lié au sort de chacun de nous avec chacun de ses trois patients. Le départ de Michel Schweich, puis celui de Pierre Margat dans le Centre thérapeutique et de réadaptation sociale du docteur Sivadon à l'Hôpital de Ville-Évrard, m'ont laissé orphelin quelques semaines avant que je ne les rejoigne. Je faisais des démarches vaines pour que Françoise, qui ne voulait et ne pouvait pas aller chez l'un de ses parents en continuant de venir me voir au moins une fois par semaine, soit hébergée dans un pavillon de femmes à Ville-Évrard. Ses antécédents de tuberculose longtemps contagieuse étaient invoqués par le chef de service pour me le refuser.

Françoise mourut un mois après mon départ de Prémontré d'une rupture d'une artère pulmonaire, malgré la vigilance de Claude Baudrand et P. C. Racamier. J'ai très mal supporté ce deuil dont je me sentais responsable. Mes deux autres patientes « choisies comme cobayes » étaient reparties, l'une en Pologne dans sa famille où elle s'est mise au travail comme secrétaire bilingue et l'autre comme aide-soignante dans un hospice. J'ai eu de bonnes nouvelles de l'une et l'autre, mais je ne les ai plus jamais revues.

Pierre Margat, comme Michel Schweich, ont pu faire hospitaliser quelques semaines dans le service de P. Sivadon l'un ou l'autre de leurs patients.

Le docteur Sivadon m'a confié, dès mon arrivée la responsabilité d'un pavillon où étaient pratiquées des cures de sommeil de vingt jours en moyenne. On pouvait y soigner une vingtaine de patients.

Avec Pierre, nous avons passé pendant plus d'une année, trois fois par semaine, presque une heure, avec cinq, puis quatre patients hospitalisés au long cours pour des psychoses paranoïaques délirantes et hallucinatoires. Ces patients, qui avaient pris le parti de s'isoler dans le service chacun dans un mutisme habituel, ont accepté de se retrouver avec nous. Ni Pierre ni moi n'intervenions beaucoup, car chaque participant a très vite fait part aux trois autres de sa certitude obstinée depuis des années. Chacun estimait les autres délirants sans admettre qu'il délirait lui-même, mais chacun a appris dans ce petit groupe la bienveillance vis-à-vis des trois autres. Cette psychothérapie d'empathie a permis aux quatre patients de rompre sa solitude, de se reconsolider avec le désir de vivre dans sa famille dont ils avaient été séparés, parfois depuis plusieurs années, et de retrouver son ancien travail ou d'en trouver un meilleur. Ces quatre patients, étiquetés paranoïaques à juste raison, étaient tous à peu près du même âge, autour de 40 ans. Nous deux, les psychothérapeutes étions sensiblement plus jeunes que le plus jeune d'entre, mais tous nous appelaient docteurs ou même, « Messieurs les Docteurs ». Participer à un groupe de soins dans lequel nous leur avions dit qu'ils étaient, au même titre que nous deux, les soignants de chacun des autres, les avaient tous marqués. Ils avaient désiré en être responsables. Ce fut pour chacun d'eux notre premier geste thérapeutique efficace. Le second était celui de nous cataloguer, en fonction de leurs certitudes du moment, communistes, nazis, capitalistes, libertaires, prêtres ouvriers, sadiques, etc. Les journaux, étalés, plus ou moins mutilés sur les tables des salles communes, étaient en effet lus et relus par eux et leurs thèmes délirants étaient très nourris par le bouillonnement politique d'alors.

Pendant ce long monologue d'Octave Antrau, Ceytou était soit attentif, soit silencieusement somnolent.

– Tu m'interrompras si tu connais déjà ce bout d'histoire, Octave. Lors de mon séjour d'interne à Ville-Évrard, j'ai eu l'opportunité de prendre en soins psychothérapiques un garçon de mon âge chez qui une deuxième cure de comas insuliniques dite cure de Sakel avait été interrompue après un « mauvais réveil ». C'est-à-dire un réveil où sa vie avait été mise en danger. Ce patient était par hasard entre les mains d'un camarade de vacances pendant son adolescence sur une plage bretonne. Son ancien camarade Bégouin me demanda si je pouvais prendre en charge ce patient qui voulait être soigné par un psychothérapeute chrétien. Je n'étais pas interne dans le service où avait échoué ce jeune homme. Le chef de service, malgré son mépris pour les soins psychanalytiques, accepta bien volontiers que je rencontre Paul. Il avait, après une paralysie de la main gauche survenue le jour de son concours d'admission en piano au Conservatoire de Paris, été confié à Françoise Dolto. Le traitement psychanalytique, avec un diagnostic erroné d'hystérie, avait dû être interrompu à deux reprises par l'efflorescence de deux crises dépressives délirantes atypiques. Françoise Dolto l'envoya entre les mains de Leclerc, qui dut l'envoyer d'urgence après quelques séances sur le divan, en accès d'angoisse délirante, à l'Infirmerie spéciale. De Sainte-Anne, il fut dirigé sur Ville-Évrard. Les électrochocs, à deux reprises puis une cure de Sakel n'eurent aucun effet durable sur son angoisse psychotique, et pas du tout sur son délire hallucinatoire, dont il ne parlait qu'avec méfiance. Longtemps après, il nous fit, à ma femme et à moi, la confidence lors d'un séjour amical chez nous, alors que j'étais depuis des mois à la retraite, qu'il avait été sûr d'être une incarnation du Diable et que son ami d'adolescence sur la plage de La Baule l'avait confié à une réincarnation de Jésus-Christ. Lorsqu'on me demanda si je pouvais ou voulais le prendre en psychothérapie selon la technique que nous avions élaborée, Pierre Margat, Michel Schweich et moi, il venait de commencer une deuxième cure de comas insuliniques. Un matin, le traitement s'était mal passé et son réveil fut si laborieux que le docteur Rondepierre (était-ce lui était-ce

Daumézon ?) fut contraint d'interrompre la cure qu'il avait prescrite. Ce garçon, terrifié par les souffrances du pénible réveil, y voyait une preuve supplémentaire de sa damnation. Avec mon étiquette d'interne en psychiatrie, réputé analysé et réputé chrétien, j'ai eu le droit d'affronter ce pauvre malheureux. J'avais l'impression que les deux psychanalyses entreprises et interrompues par des décompensations psychotiques ne me permettraient pas d'établir aisément une relation thérapeutique. Il restait en effet cloîtré, replié sur lui-même, en placement d'office dans le même service d'hospitalisation. Mon camarade m'avait confié qu'il y avait frôlé la mort. Il insistait pour que je le rencontre. Le chef de service semblait s'y résoudre assez volontiers, malgré son hostilité à la psychanalyse et ses réserves sur la possibilité de soins psychothérapiques efficaces. Ma première rencontre avec ce jeune homme terrifié, mais relativement loquace, lui a paru beaucoup plus sympathique qu'elle ne l'a été pour moi, mais je lui ai proposé cependant un contrat thérapeutique. Trois rencontres chaque semaine pour un essai d'un mois dans le pavillon où ce jeune homme était enfermé, avant que l'un ou l'autre d'entre nous prenne la décision de poursuivre ou non notre travail. Le maintien de l'hospitalisation avec un minimum de visites de sa famille, et enfin, surtout, la sortie qu'il désirait ardemment dès que lui et moi aurions trouvé pour lui une activité rémunérée, un logement lui permettant l'indépendance vis-à-vis de sa famille et la possibilité de poursuivre la psychothérapie entreprise chez moi ou dans un dispensaire dépendant du service de Paul Sivadon, rue du Château-des-Rentiers, où mon patron m'avait prié de participer à un petit groupe d'anciens buveurs très pressés de sortir de son service et exprimant l'intention et le désir (?) de se sevrer de leur addiction au vin rouge. Très vite, connaissant son histoire d'étudiant très doué au piano, j'ai accepté de l'écouter en jouer dans une pièce du service dénommée le salon, qui n'était jamais à la disposition de qui que ce soit. Le surveillant du service nous en ouvrit la porte et la referma sur nous en me demandant d'appeler par le téléphone intérieur quand la séance serait finie. Dès qu'il a constaté que nous étions enfermés ensemble seuls, le patient a soulevé le couvercle du piano droit. Je lui ai demandé de me dire si cet instrument rarement utilisé était accordé. Il le fit volontiers, en silence, puis il me confirma que le piano était en bon état. Il n'y avait pas de partition, mais je lui ai dit mon plaisir à entendre un prélude de son choix de Debussy. « Lequel voulez-vous ? – *Jeux d'eau* ! » Aussitôt il s'installa très soigneusement sur le tabouret et de mémoire m'interpréta magnifiquement cette étude. Puis il commenta : « Cette œuvre que j'aime beaucoup est de Ravel, mais pas de Debussy. Voulez-vous entendre celle de ce dernier ? » Mon erreur nous a permis de rire ensemble de mon incompétence. Je lui devenais sympathique. Son humour, inhabituel, lui avait permis de rencontrer le mien. Un contact pouvait s'établir entre nous. Je lui ai dit que ce contrat, très exigeant, ne pouvait être révisé que d'un commun accord. C'est cette erreur initiale de ma part, la fragilité de ma culture musicale, qui nous a permis, tous deux de tisser de mois en mois une relation passant de l'affrontement haineux aux larmes, aux rires et aux colères, des années durant. Ce travail a conduit à me demander d'expliquer à deux jeunes femmes avec lesquelles il travaillait et qu'il souhaitait épouser quelle avait été sa maladie. Toutes deux s'enfuirent. La troisième sut avec lui créer une famille, trois enfants et cinq petits-enfants ; 75 ans après notre première rencontre, tous deux méfiants sur l'éventualité de l'efficacité des soins, P. est décédé du Covid. J'ai reçu de ses enfants des marques de tendresse loyale et profonde. Vaniteux, je me suis dit que j'avais réussi là où Françoise Dolto puis Serge Leclerc, qui sont devenus de bons amis pour moi, avaient échoué.

– L'humanité, interrompit l'autre Octave, l'encyclopédie ambulante, gigote avec son désir de croire qu'elle est humaine, libérée de toute aliénation, lui permettant d'imaginer pouvoir tout faire sur cette planète où, par hasard probablement, elle a prospéré : jouir, se reproduire sans savoir pourquoi, réussir à peine mieux que ne le font les abeilles, les termites ou les rats, mieux que les micro-organismes dont elle ne sait pas quand ils sont vie ou matière. Sûre d'elle, elle a besoin pourtant de se sécuriser auprès d'un dieu, ou auprès de Dieu. Un dieu, ses dieux, elle a réussi à les fabriquer pour un temps, Zeus, Akenopis, Jupiter, le marxisme ou toute autre idole, mais Dieu, s'il existe, comment se débrouille-t-il pour aimer tendrement chacun de nous autres, petits vers ?

– Chez Paul Sivadon, avec Pierre, nous avons pu apprendre la passion et la liberté du travail. L'un et l'autre, nous avons eu le désir de communiquer avec quelques hommes, silencieux, hostiles à tout, dont les dossiers médicaux indiquaient qu'ils étaient là depuis des années en régime de placement d'office, hébergés bien avant que l'actuel chef de service n'entre en fonction. Ils refusaient toute activité et tout contact. Par prudence, ils étaient isolés les uns des autres. Le diagnostic était : délire paranoïaque. Leurs vies antérieures, artisans, étudiants, ouvriers spécialisés, s'étaient brisées souvent violemment 10 ou 20 ans auparavant. Nos tentatives paraissaient vaines. Heureusement, par hasard, Pierre fut prié sèchement par l'un d'eux de ne s'adresser à lui que par lettre recommandée justifiant scientifiquement l'objet de notre projet. Nous avons prié Paul Sivadon de contresigner une lettre très circonstanciée qui nous a pris des heures, mais nous a contraints à mûrir notre projet.

Dix-huit patients du service reçurent à peu près la même lettre. À l'heure fixée pour le premier entretien, six hommes se présentèrent à la porte de la pièce dont nous avions l'usage pour les soins à plusieurs. Moi, Octave Antrau, suis bien vieux maintenant pour me souvenir des détails des séances de psychothérapie de groupe, deux fois par semaine, pendant 10 mois. Margat est décédé. L'absentéisme a été presque nul, mais l'un des six a quitté le groupe au bout de trois semaines sans explication. Nous avions pensé intelligent de remplacer Pierre, une fois, par une collègue charmante, un peu coquette. Le premier patient qui occupa tout le temps de séance s'est dit envahi de culpabilité. Il nous a expliqué être responsable du tremblement de terre d'Agadir et de son divorce en cours. Deux des participants du groupe se mirent à le plaindre, à l'engueuler, à lui dire de chasser ses idées folles de sa tête. Pierre les vit ensuite discuter dans leur cour. À la séance suivante, il leur demanda de dire ce dont ils parlaient. Je suis intervenu sans réfléchir pour dire à mon collègue que sa question était inopportune. L'un des membres du groupe prit plaisir à nous agresser l'un et l'autre. Nous apprîmes ce jour-là que j'étais communiste stalinien et Pierre, radical. Sans expérience, nous avions mis en route un théâtrodrame, parfois orageux, souvent cocasse, où nos patients souvent nous agressaient, chacun selon ses projections propres. Nous deux, les soignants, avons longtemps été leurs persécuteurs, valets de la société. Chacun finit par confier aux autres le noyau psychotique de son délire de persécution. S'il avait un allié dans le groupe, c'était temporaire, et ils finirent par tenter de s'expliquer les uns aux autres leurs erreurs de jugement. Peu à peu, la bienveillance et la solidarité entre eux tous les conduisirent à participer, hors des séances à l'atelier de menuiserie du service. Lorsqu'ils nous reprochaient de ne pas dire grand-chose, l'un ou l'autre de nous deux disait que nous avions bien plus à apprendre d'eux qu'eux de nous. À l'intérieur de l'hôpital, ils faisaient, parfois fanfarons, caste à part. Ils prenaient leurs repas entre eux. Mon ami Pierre a assisté un après-midi à une altercation vigoureuse entre l'un des membres du groupe et un autre patient qui se plaignait d'être maltraité par lui. Les stages de formation pour adultes handicapés, financés par la Sécurité sociale et la Chambre de commerce de Paris, marchaient bien alors. Le reclassement de quatre des membres du groupe se fit rapidement. Un seul, à la mort de son père, se suicida. Dans ce groupe, nous avons appris de nos patients bien des choses. Les psychotiques délirants autant que les schizophrènes paranoïdes, ne savaient plus mentir. Sans doute l'avaient-ils su, comme tout un chacun, avant de s'enfoncer dans leur terrifiante solitude.

Nous avons compris que le partage de leur solitude se faisait par le respect, la tendresse et l'humour. Nous avons appris que de vivre auprès d'eux était plus formateur que contraignant. Tout comme nous nous sommes rendu compte que le travail à plusieurs, avec la même éthique et la même soif de comprendre, était nécessaire au soin des psychotiques.

Si le colloque singulier, parfois ennuyeux, semblait plus agréable, c'est parce qu'il ne nous contraignait pas à remettre en cause certains de nos *a priori* et certaines de nos habitudes de travail.

CHAPITRE XVIII.

À nouveau la petite enfance d'Octave Antrau

– Raconte-moi ta vie, dit Octave à Octave. Ou plutôt, laisse-moi te la raconter comme j'ai compris que tu l'avais vécue. Le très joli monastère des Pères prémontrés, fondé par saint Norbert au cœur de la forêt de Saint-Gobain, était devenu la maison mère d'un ordre nombreux, disséminé en Europe et en Amérique du Sud au XVIIe siècle. La construction de très majestueux bâtiments, enserrés dans une vallée, les restes de la chapelle du Xe siècle, en faisaient un lieu de visite malgré la transformation des bâtiments conventuels en sections d'internement de centaines aliénés, la plupart, pour des raisons de commodité administrative, internés en placement d'office. Votre papa, fermier à l'orée de la forêt, aimait y emmener ses très nombreux hôtes. Comme il était membre, après son beau-père, député, du conseil de surveillance (ou plutôt du conseil d'administration de l'asile), il allait assez fréquemment voir le directeur, l'économe, les fermiers, les artisans de ce gros village dans la forêt, tout entier reconstruit au milieu des arbres qui cachaient déjà leurs mutilations. Seul à la maison pendant les périodes scolaires où vos sept aînés étaient pensionnaires, vous vous glissiez souvent dans sa voiture lorsqu'il partait ici où là pour ses fonctions d'agriculteur ou d'administrateur.

Vous aviez à peine plus de six ans, votre père espérait n'avoir pas à discuter longtemps, mais il vous a autorisé à marcher et courir dans une des larges allées de l'hôpital, sans vous éloigner de l'auto. C'est ainsi que, hors des gens du village et des membres de votre très nombreuse famille composée d'adultes et d'adolescents, vous avez découvert pour quelques mois votre premier ami, à vous tout seul. Il avait un joyeux sourire et vous a dit bonjour ! Il avait un fort accent. Comme des centaines d'habitants de l'asile, hommes et femmes, il portait une tenue grise, faite maison. Il était nu-pieds dans des savates faites maison elles aussi, car l'asile avait ses ateliers de couture et de cordonnerie. Mais sa silhouette était à la fois bonhomme et élégante. Et puis vous étiez curieux et sujet à l'ennui lorsque vous n'aviez rien à faire. Dans une bordure d'arbustes, ce monsieur a fait pour vous, en ramassant les brindilles, un cheval de bois de quelques centimètres. De sa poche, il a sorti un tube de colle à bois et une lime à ongles. Il vous parlait tout en travaillant avec une dextérité phénoménale. Vous ne compreniez pas tout ce qu'il vous disait, car il parlait en plus du picard, le polonais et un sabir proche de l'allemand que vos parents utilisaient parfois devant vous quand ils désiraient ne pas vous voir les questionner sur la guerre d'Espagne et la montée du fascisme en Italie, du nazisme en Allemagne et les dérives sanglantes du communisme en Russie. Vous disiez, dans la ruelle de l'asile, à ce monsieur, que vous ne compreniez pas tout ce qu'il disait. Il ralentissait alors son débit de paroles ; en fabriquant un cheval jouet, il vous décrivit ceux, à demi sauvages, de Silésie et la beauté des forêts de là-bas. Votre père est arrivé. Vous lui avez présenté votre nouvel ami. Celui-ci a dit son nom, interminable, qui se terminait par pruk ou prouski. Il a salué profondément votre père et vous a donné le petit cheval. Lorsque vous êtes remontés en voiture il vous a dit en souriant quelque chose comme : ***ze widzema, panie, mam nadzieje, ze zejesze***. Heureusement que votre Papa était là pour écouter, expliquer, traduire. La fréquentation de vos nombreux petits copains, fils de paysans polonais, chassés par la famine en 1920, n'avait pas encore, sur le plan du vocabulaire, été assez nutritive. Les mots que vous saviez par eux étaient les ordres de leurs parents et les injures des uns et des autres n'étaient pas suffisantes pour les comprendre. C'est lui qui a été à l'origine de votre facilité à comprendre le dialogue de vos patients, y compris dans les néologismes de leur psychose paranoïde. En quatorze-dix-huit, les longs mois de votre père, accusé d'espionnage, dans les camps allemands les plus rudes, avec les déplacements d'un endroit à l'autre tous les trois mois, lui avaient appris à communiquer avec des Polonais, des juifs d'Europe de l'Est, des Russes et avaient perfectionné son allemand. Vous avez eu la liberté de revoir votre seul ami pendant près de deux ans avant de partir, tout fier, en pension ; avec des lunettes et un uniforme à votre tour. À la même époque, dans votre petit village, habitaient une gardienne de l'asile et un gardien dont le frère était dément précoce. Lorsque le chien de la petite ferme où tous deux étaient nés était hargneux, cela voulait dire que le malade était en permission chez ses parents. Il vous était alors interdit dans vos promenades fouineuses de vous approcher de la petite ferme du village dans la vallée. Ce garçon malade, comme un cousin à lui, séjournaient tantôt à Prémontré, tantôt chez leurs parents. Ceux-ci auraient bien aimé qu'ils soient tous deux définitivement à l'asile où le moniteur fermier savait les amadouer, mais le séjour était très cher pour les familles de petits fermiers et le retour à la maison évitait l'hypothèque de leurs terres. Peu d'autres choses vous reliaient à l'univers de la folie. Vos nombreux oncles et tantes, vos nombreux cousins vous paraissaient équilibrés. Leurs mariages leur donnaient une plus-value. Pourquoi ne pas utiliser ce privilège pour venir plus tard en aide à ces aliénés ? Tout, dans votre enfance, valorisait l'altruisme. Ai-je bien compris votre histoire d'enfant ? J'ai omis qu'il était évident pour vous que le discours perfide de vos aînés : « Le chouchou, le petit biquet de sa maman » vous était devenu une évidence. Jamais votre mère ne les faisait taire. Et vous, vous aviez, vous sachant laid et rachitique, terriblement besoin de vous sentir aimé. Vous aviez trouvé un subterfuge auprès de vos deux parents. Lire très tôt, compter très tôt. Connaître très tôt la géographie, l'histoire de la guerre dans les grands hebdomadaires du journal *L'Illustration* au grenier au milieu de foule de livres que vous lisiez au hasard sans bien les comprendre, mais questionner inlassablement vos deux parents avec plus ou moins de succès. Questionner surtout le père Vivier, le jardinier et spécialiste de l'hygiène de la ferme et de ses centaines d'animaux avec son cheval Ramona qui avait fait toute la guerre avec lui et qui n'était plus bon qu'à traîner dans la cour son traîneau de fumiers et de mauvaises herbes. Je vous laisse la parole pour parler de vous avec la fausse modestie et la loquacité que je vous connais. Pourtant je sais que vous avez été un bon psychiatre, plein d'empathie et de ténacité dans vos longues années très envahies par votre travail. Tout le monde le disait en ajoutant que vous aviez eu la chance d'être épaulé, parfois poussé au cul par votre femme, belle, discrète et autoritaire.

– Papa considérait les 25 ouvriers de la ferme non pas comme des commis, mais comme des compagnons. Maman distribuait aux gens du village les produits de la basse-cour dont elle était la gérante en fonction des besoins de chacun. Maire du village, papa a fait venir un train de 80 Espagnols, tout un village ayant fui la guerre civile. Il les hébergeait, les nourrissait et ceux-ci, très courageux, en 1938, pendant quelques mois, travaillèrent aux champs. Une des visites qu'aimait nous faire connaître mon père était le Familistère de Godin, l'inventeur des poêles, dans le nord du département où les employés partageaient la propriété de leur outil de travail avec le patron, dans un coude de la rivière de l'Oise. Le patron, qui logeait avec eux dans l'un des trois ingénieux bâtiments qu'il avait fait construire au retour de son Tour de France comme Compagnon… Nous étions huit et je mettais toujours les vêtements qu'avaient portés avant moi mes aînés. Maman, bonne couturière, rafistolait les longueurs, les déchirures. Une partie de moi, le surmoi, applaudissait. Une autre, surtout après mon arrivée en pension, à mon tour, à l'âge de 8 ans se posait quelques questions, lorsque quelques camarades me traitaient de cul-terreux, de bouseux ou de péquenot. Mais la guerre est arrivée, légitimant les valeurs de mes parents, même si les colis d'œufs et de beurre que maman envoyait à ses sœurs et demi-sœurs parisiennes n'arrivaient qu'exceptionnellement à la bonne destination. La peur de retrouver les envahisseurs allemands se vivifia en Picardie. Les noms injurieux dont ils étaient affublés ne les rendaient pas moins dangereux. À Prémontré, parmi les plus compétentes des gardiennes, se trouvait une religieuse de la Communauté soignante. Une Anglaise de l'Ulster. Elle devait avoir 35 ans quand j'ai fait sa connaissance. Elle s'est cachée là pendant toute la guerre de 39-45 tout en exerçant avec un talent extrême son métier d'infirmière psychiatrique. Je me souviens d'elle, enfant. Puis d'elle pendant la guerre et d'elle pendant les deux ans et demi où j'ai exercé mon apprentissage, dans le service des 320 femmes internées là. Je la voyais aussi, toujours, dans les moments d'agitation pendant les journées de garde, un jour sur deux puisque nous étions deux seuls internes. La sœur Patricia a été, à son insu, ma meilleure enseignante. Ce métier, me rappelait quelques années plus tard le docteur Sivadon, ne s'apprend pas dans les livres comme je vous l'avais dit lors de notre première rencontre. Il s'apprend très mal auprès d'un enseignant, aussi pédagogue soit-il, mais il s'apprend tout au long de la vie auprès de chacun des malades que le soignant a à rencontrer. Et Paul Sivadon insistait : « Il n'y a pas de maladies mentales comme il y a des méningites tuberculeuses ou des néphrites. Il y a des personnes souffrant de troubles affectifs et de troubles du cours de la pensée, tantôt envahis par une angoisse de mort qu'ils ne savent pas décrire, tantôt pathologiquement guéris, ayant trouvé dans un comportement apparemment insensé leur équilibre à eux ».

Octave Ceytou intervint à nouveau. « Tu as parlé de ces propos de Paul Sivadon, je les écris ici approximativement, ils font part de son remarquable humanisme, aussi chaleureux que celui de Henry Ey. Sivadon vous avait fait venir ensemble, Schweich, Margat et toi en raison de votre choix psychothérapique. La première publication que vous aviez faite ensemble était l'observation d'une amélioration spectaculaire chez deux patients. Elle était décrite en 1951 dans les *Annales médico-psychologiques*. Il est désolant de constater que dans cet article, vous parliez si peu du rôle prééminent des aides-soignants. L'un des deux patients était très jeune, très maigre, mutique, autiste, si raidi par la catatonie qu'il restait figé à sa place, aux heures de repas, la main crispée sur sa cuillère ou sur son gobelet. Son voisin de table, par hasard, était, rougeaud, goinfre, hospitalisé en placement d'office pour violences impulsives dans sa famille et dans son village, surtout sous l'effet de l'alcool. Un gardien, de temps en temps, réussissait à faire rentrer une cuillère de nourriture dans la bouche de l'adolescent. Le voisin sans doute attendri, prit à son compte le soin de faire manger l'adolescent et en quelques semaines ce dernier réussit à se faire nourrir puis se nourrir normalement. Dans la cour du pavillon, il suivait pas à pas sa nounou qui lui apprit à courir à nouveau, à jouer aux dés, à rire, à vivre. Le soignant spontané a pu parler de ses violences sans se mettre en colère et a accepté l'idée d'un sevrage d'alcool. Cette amélioration spectaculaire en quelques semaines des troubles des deux malades vous a permis d'entrer en contact avec eux, de leur demander de vous expliquer le plaisir mutuel de la découverte du plaisir de nourrir et d'être nourri. La publication de ce fait divers qui corroborait votre théorie sur l'oralité primaire, celle qui avait inspiré le travail de Mme Sèchehaye, avait décidé Paul Sivadon à vous faire embaucher tous les trois à l'hôpital de Ville-Évrard, dans son service, en surnombre, à titre expérimental avec le financement du budget de l'Assurance maladie ».

Octave Antrau reprit la parole : « Dès mon arrivée, mon Patron me donna pour tâche de contrôler l'étage entier où se trouvaient les 30 patients en cure de sommeil. Il m'y donnait pour fonction d'entrer en contact verbal et corporel avec les patients en demi-sommeil, de les faire boire, de tenter de diminuer les doses des tranquillisants qui leur avaient été prescrits au début de la cure. Il fallait aussi les aider à aller aux toilettes, les materner, écouter et noter ce qu'ils balbutiaient tous, y compris ceux d'entre eux qui, séjournant dans l'un des six bâtiments du service depuis quelques mois, s'étaient progressivement emmurés dans le silence. Les infirmiers qui veillaient avec moi sur ce dortoir étaient motivés à les soigner. Cependant, souvent seuls les infirmiers stagiaires, m'accompagnaient dans la démarche de nursing que j'avais la liberté de promouvoir dans le CTRS de Paul Sivadon. Je pouvais compléter avec eux mon apprentissage de la psychothérapie infra-verbale et de la relation très régressive du groupe ».

CHAPITRE XIX.

Neuf années de liberté surveillée

Alors que je passais mes dernières semaines de service militaire, convalescent d'une amibiase, en famille, au soleil de la Côte d'Opale, m'est arrivé un coup de téléphone assez impérieux d'un médecin ami que j'estimais fort, le docteur Ogliastri de Gentile. Il faisait, presque chaque année depuis la fin de ses études de médecine, des voyages avec ses vieux amis de l'internat, Mâle, le psychanalyste et S. Eliaschef, l'organogénéticien.

Il s'agissait d'accepter, dans les délais les plus courts, un poste de psychiatre-résident, dans une clinique de plus de cent lits à Nogent-sur-Marne, dont son ami Sylvain Eliaschef était propriétaire depuis le décès de Rachel Eliaschef, ouvrière puis patronne renommée dans la fourrure, originaire de Lwow en Pologne. Épouse d'un ouvrier diamantaire, cette dame avait patiemment acheté, pavillon de banlieue après pavillon de banlieue, un petit empire qu'elle destinait au soin des personnes souffrant de troubles mentaux pour le second de ses trois fils destiné à la médecine. J'ai accepté un emploi grassement salarié avec des contraintes de présence exigeantes. Le patron était aussi tyrannique que chaleureux. Quelques pavillons, dont certains fort jolis, dans un parc. Une rue traversait la maison de santé et la coupait en deux. De l'autre côté de cette rue, deux pavillons neufs. L'un, sur trois niveaux, abritait une quarantaine de cellules d'isolement hautement sécurisées, entre deux cours, elles-mêmes très fermées par de hauts murs et des portes métalliques verrouillées. Le second pavillon était réservé à une vingtaine de chambres pour les employées venues de Bretagne ou de Vendée. Tout l'établissement était d'une propreté et d'une sobriété monacales. Chaque matin, dimanche compris, les quatre médecins-résidents devaient être tous présents, en cravate, dans le bureau du patron, à huit heures trente.

Sylvain Eliaschef n'embauchait aucune collègue femme. Logés, nourris, équipés d'une voiture, grâce à une absolue soumission, les médecins salariés étaient assez grassement payés. Chaque jour, l'établissement était préparé à l'urgence. Il y avait toujours au moins une chambre disponible. Déplacer d'une chambre à l'autre l'un des patients pour libérer une seconde chambre de sûreté était fréquent. Le nombre des admissions, chaque année, avoisinait le millier. Les séjours étaient presque toujours de courte durée, dans le but de limiter au maximum la désinsertion des malades dirigés par leurs psychiatres sur la clinique. La préoccupation première du patron était la sécurité. En effet, la proportion de patients qui nous étaient adressés en état dépressif profond avec des risques de suicide ou en état d'exaltation maniaque était considérable. Certains d'entre eux, connaissant leur psychose mélancolique, demandaient eux-mêmes à entrer pour la troisième ou quatrième fois à la clinique et attendaient que le bilan cardiovasculaire soit fait pour bénéficier d'une série d'électrochocs. Lorsqu'ils montraient une insomnie avec un syndrome d'angoisse délirant ou pas, ceux qui arrivaient là pour être soignés pour la première fois étaient beaucoup moins coopérants à se soigner et écoutaient peu les conseils de leur entourage ou de leurs médecins traitants. Ceux d'entre eux qui se laissaient convaincre de venir à la clinique, en accès d'excitation comme lors des poussées dépressives graves, bénéficiaient du même traitement d'électrochocs. Ils repartaient moins d'un mois plus tard, apaisés et assez abrutis encore, mais reprenaient très vite leur vie sociale habituelle. Nous veillions à les encourager à reprendre très vite leurs activités professionnelles et familiales avec le moins possible de convalescence, le moins possible de psychotropes, comme s'ils revenaient de vacances. Cette organisation des soins convenait aux cyclothymiques, qui ainsi se désinséraient au minimum de leur vie sociale. Certains des usagers de la clinique prenaient même l'habitude de venir se sécuriser, pendant leurs congés d'été, pendant trois semaines de leurs vacances. C'était bien souvent des célibataires. La clinique n'était jamais archipleine pour que nous puissions accueillir les urgences de toute la région parisienne et le Dr Sylvain Eliaschef, lorsqu'il était là, supportait que ces hôtes de l'été ne bénéficient pas des 8 électrochocs sous curare et narcose, le traitement quasi systématique de son établissement. Les séjours sans actes en K n'étaient pas rentables. Ces actes permettaient aux cliniques privées de rendre de meilleur rapport le séjour journalier des patients hospitalisés. Je n'avais pas oublié les bénéfices des cures de sommeil à traitement sédatif modéré, telles que j'avais eu à les contrôler chez le Dr Sivadon à Ville-Évrard. Je suggérais à mon patron que nous en prescrivions, mais peu de chambres étaient suffisamment isolées des bruits extérieurs et Eliaschef n'aimait pas les médicaments. Mes suggestions ne pouvaient se réaliser que rarement, malgré l'appétit des déprimés pour ce genre de cures. Nous étions très vigilants à remplir, les uns pour les autres, et pour le suivi des séjours de nos habitués, des dossiers contrôlés par nous, tous ensemble, au moins une fois par semaine, mais nous n'utilisions pas la nomenclature du patron. Les déments et les emmerdeuses, que nous avions à éviter d'admettre dans l'un des 110 lits de la clinique. Les déments n'y avaient leur place que si une cure de 50 comas insuliniques leur était prescrite par l'un des pontes de la neuropsychiatrie parisienne. J'aimais bien la rudesse chaleureuse du professeur Michaux. Il avait plaisir à me questionner sur le sort de ses patients tout en partageant les concepts de Sylvain sur l'organicité des troubles mentaux. Il fallait aussi, après des incidents fâcheux, que des examens médicaux préalables permettent de rendre raisonnable d'entreprendre ces soins traumatisants. Pas plus que la psychochirurgie ou la psychanalyse, malgré sa grande estime pour son ami Mâle, le docteur Eliaschef ne pensait efficaces d'autres soins, mais la nécessité de maintenir rigoureusement propre et fonctionnel son très bel outil de travail, dans lequel Rachel, sa mère, avait besogné pendant des années pour lui donner une légitimité après l'installation de la famille en France, le conduisait à faire certains de ces traitements onéreux et entièrement remboursés par la sécurité sociale. La clinique, comme quelques autres à travers la France, était faite pour soigner, sans perte de temps et dans la meilleure sécurité possible, les patients souffrant de cyclothymie sévère. Les grincheux, tristes et dépressifs étaient aussi les bienvenus si eux ou leurs familles signaient un accord pour un traitement d'électro-chocs. Quatre à dix électrochocs sous curare et narcose, un tous les deux à trois jours, permettaient un oubli du délire mélancolique ou maniaque. La mémoire revenait en quelques jours, le délire était mis à distance. Il était possible d'en parler sans réveiller l'angoisse de mort. Nous, les médecins-résidents, à tour de rôle, en pratiquions chaque matin un bon nombre après la visite de chaque chambre, deux par deux. Les psychotiques bipolaires étaient les bienvenus. Il était même souhaitable de les chérir dans leur accablement et de rire avec eux de l'exubérance euphorique de leurs accès maniaques, sauf s'ils s'y montraient agressifs. Le souvenir me reste d'un patient qui, dans sa maison de campagne, s'était levé de très bonne heure pour son hygiène personnelle. Accroupi, cul nu, il se trouva nez à nez avec un renard. Mon patient étrangla celui-ci. Il le raconta à plusieurs reprises sans que personne ne le crût. J'ai été le premier à le croire et j'avais raison. Lors des accès maniaques, les malades sont d'une grande dextérité.

Les patients acceptaient l'isolement dans leur chambre sans téléphone, ni courrier, ni visite aucune pendant les 10 premiers jours de leur hospitalisation. Ils l'acceptaient beaucoup mieux que leurs familles qui venaient prendre de leurs nouvelles, leur apporter lettres et gâteries, et se pressaient à l'entrée de la rue de Plaisance en tout début d'après-midi pour rencontrer l'un des médecins.

Chaque matin, dimanche compris, nous allions très tôt, deux par deux, visiter la totalité des chambres, dont une bonne part était nue de meubles dangereusement manipulables. Ceci nous permettait de donner des nouvelles précises aux familles qui auraient été terrifiées de l'univers carcéral réservé à l'un des leurs. Certaines familles téléphonaient matin et soir. Durant les 9 ans de ce complément de formation à la clinique de Nogent-sur-Marne, j'ai à deux reprises, pratiqué au patron sur son insistante demande 3 ou 4 électrochocs dont il éprouvait le besoin. Il se savait cyclothymique et était très vigilant sur l'apparition de phases dépressives. Il l'était, malheureusement un peu moins sur ses phases de suractivité, au cours desquelles il montrait une impatience extrême vis-à-vis des salariés de sa clinique, médecins compris. Comme son impatience était par périodes très vive, il m'intimait avec beaucoup d'habile flatterie l'ordre de recevoir de tel ou tel médecin du dehors venant visiter le patient qu'il nous avait confié et aussi de tel ou tel visiteur notable. Parmi ceux-ci Jacques Tati et son ami Achille Zavatta, qui nous confiaient leurs collègues nécessiteux pour lesquels ils avaient constitué une bourse de solidarité. Tati interrompait le tournage de ses films lorsque l'un ou l'autre des membres de sa troupe se remettait à boire ou s'enfonçait dans un mal-être dépressif. Avant moi, le médecin attitré à la tâche de soigner le patron était le plus âgé des adjoints. Il avait, pendant toutes les années de la guerre, géré les soins aux patients restés là. Ils étaient peu nombreux et une partie d'entre eux présentaient des états démentiels séniles, des syndromes hallucinatoires chroniques ou des paralysies générales syphilitiques.

Où étaient cachés pendant l'occupation allemande Sylvain Eliaschef, son père ouvrier orfèvre, sa mère ouvrière en fourrures, et ses deux frères, l'aîné et le cadet nés comme Sylvain dans le quartier du Marais, rue des Quatre-Fils ? Pas loin de Nogent-sur-Marne, puisqu'il tirait sur son ordre bénéfice des électrochocs parfois, avant l'usage du curare et de l'anesthésie. Plusieurs années après la guerre, j'ai pratiqué moi-même des électrochocs chez tel ou tel malade désigné par mon chef service. Je faisais ces soins ici ou là, accompagné d'un groupe de soignants. Les religieuses infirmières étaient parmi les plus habiles. Il fallait mettre dans la bouche du patient un fort morceau de tissu, immobiliser sa mâchoire, sa tête, ses bras et jambes, placer des deux côtés de son front des électrodes ressemblant à un casque d'écoute de la musique de maintenant. Mon rôle alors était de faire rouler, plus ou moins vite, une bille d'acier dans la rainure d'une planche équipée de fils de cuivre, provoquant le plus doucement qu'il était possible une crise d'épilepsie généralisée dont les secousses étaient contenues par le poids des assistants très expérimentés et par les chiffons dans la bouche serrée. Ce sont ces traitements de sismothérapie qui pendant les longues années de 1941 à 1945 avaient permis à mon patron Sylvain de supporter l'enfermement et l'isolement pour éviter les rafles, les dénonciations et la disparition dans les camps de concentration. La seule chose qu'il m'ait dite de cette réclusion volontaire, en famille, est qu'il avait pu étudier, lire, se cultiver pour rattraper l'absence d'études classiques. Il avait fait sa médecine puis la psychiatrie sans le baccalauréat, mais avec le brevet supérieur de l'enseignement dit primaire. Sa considérable culture littéraire et sa plus remarquable encore culture musicale venaient, en plus de sa curiosité dévorante, de sa remarquable mémoire. Cette curiosité ne le portait pas du tout vers les travaux philosophiques à la mode ni vers la pensée et les livres de psychanalyse. Il avait été, entre les deux guerres, interne en psychiatrie à Sainte-Anne en même temps que Lacan et Mâle, mais toute sa sympathie allait vers le second avec lequel il avait beaucoup voyagé, parfois en compagnie de Louis Ogliatri, et beaucoup discuté de tout ce qui méritait leur curiosité commune.

Pour Lacan, il n'avait qu'une hostilité profonde. Je me suis mis à la partager depuis les malencontres de ma rencontre prolongée avec lui. Dès qu'elle l'avait pu, Rachel, la maman de Sylvain, avait acheté un à un dans les hauts de Nogent-sur-Marne des pavillons contigus avec de grands jardins. Elle fit abattre les clôtures et constitua un grand parc. Elle en fit pour lui une maison de retraite pour héberger les vieilles personnes des familles aisées et aussi les infirmes cérébraux. Sylvain devint psychiatre d'un petit empire de pavillons plus ou moins confortables, certains même presque luxueux. Elle en était la vigilante intendante jusqu'à sa mort. Pour honorer sa mère, Sylvain donna le prénom de Rachel à un pavillon de deux niveaux avec le confort et surtout la sécurité aux patients. Aucun d'entre eux n'était officiellement sous un régime de tutelle, mais leurs familles acceptaient bien volontiers la privation de visites pendant les 10 premiers jours du séjour, l'absence de téléphone, sauf avec les médecins-résidents. Très encouragé par Paul Sivadon et Pierre Solignac, vigoureusement soutenu par ma première et tendre femme, j'ai décidé de réaliser l'organisation d'une petite structure de soins sans lieu d'hébergement avec un petit nombre de collègues motivés par notre approche psychanalytique des psychotiques individuellement puis en petit groupe. Paul Sivadon m'avait demandé de prendre part à un petit hôpital de jour pour psychotiques et j'ai accepté d'y consacrer par ailleurs trois heures trois fois par semaine. Dans cette dernière structure, j'étais salarié et les malades bénéficiaient d'un forfait journalier. Cet hôpital de jour était réservé en priorité aux enseignants adhérant à la MGEN. Ceux que nous recevions à Nogent payaient à l'acte. La moitié d'entre eux, étudiants en rupture avec l'éducation nationale ou majeurs n'ayant jamais travaillé, n'avaient aucune couverture sociale pour rembourser leurs consultations et nos visites chez eux. Aussi ai-je proposé qu'ils survivent avec des feuilles de maladie que j'établissais sans qu'ils les honorent et qu'ils passent avec moi et ceux de mes collègues qui choisissaient de travailler avec nous un système de dette remboursable lorsqu'ils seraient en état de gagner leur vie. L'ensemble des honoraires que nous percevions était assez modeste, alors que les neuropsychiatres avaient, pour peu d'années un remboursement de paiement à l'acte de C3, c'est-à-dire trois fois le tarif de la consultation d'un généraliste. Nous avons incorporé dans la toute petite équipe une ou deux psychologues libérales, les patients qui participaient ici ou là aux soins étaient eux aussi rémunérés à l'heure de travail. Toute cette organisation, qui s'est mise peu à peu en place, était tout à fait hors la loi. Nous en avions averti le régime de la sécurité sociale, l'Ordre des médecins et le ministère de la Santé. Ils acceptaient de fermer les yeux sur notre expérience à la condition que nous ne fassions pas trop de vagues. Ainsi, la masse des honoraires perçus à l'acte était mise dans un pot commun avec lequel nous payions notre loyer d'un appartement de 200 mètres carrés, nos charges sociales, nos assurances et revenait à chacun de nous en fonction des heures de travail que nous consacrions à cet outil de soins : l'association La Source. La plupart d'entre nous, en effet, travaillaient aussi ailleurs dans la région parisienne. Cette formule de soins nous permettait de recevoir dans le même lieu nos patients et leurs familles sans qu'ils aient à se rencontrer, sauf s'ils le désiraient les uns et les autres. Nos patients, pour se soigner, ne dépendaient financièrement ni de leurs conjoints ni de leurs parents. Nous trouvions toujours quelqu'un pour rédiger des fiches de paie, même pour un travail assez fictif rendant la dignité de vivre adultes à nos patients aliénés en attendant une réinsertion sociale par de nouvelles études ou une formation faite pour les adultes handicapés. Tout était fait pour les aider à redevenir des adultes dignes et responsables. Nous évitions ainsi les hospitalisations en hôpitaux psychiatriques qui pouvaient organiser lentement une invalidation des malades privés de responsabilité et transformer leur maladie en infirmités intolérables pour eux, leurs familles et nous bien sûr. Cette structure expérimentale a fonctionné 14 ans. Elle n'a pas résisté à la mort de Geneviève Forzy, qui en était l'âme conciliatrice, et aussi au désistement de la caisse régionale de maladie de l'Île-de-France qui avait, sur la demande du ministère, promis de verser cinq années durant une aide au reclassement de nos patients, sorte de bourse facilitant leur nouvelle indépendance économique en plus de l'indépendance psychique que l'ensemble des soins leur apportait. Les membres de l'association, soignants, soignés, anciens soignés et familles acceptant de se mobiliser étaient 250 environ. Ils payaient une cotisation annuelle très modérée qui facilitait la stabilité de la trésorerie, permettait quelques départs en vacances et quelques inscriptions dans des écoles et des universités.

Après son long discours qui n'apprenait pas grand-chose de nouveau à Octave Ceytou, Antrau se sentit tout étourdi. Il s'endormit sans que son voisin vienne le solliciter de continuer son histoire. Le ballet des soignants vint réveiller les deux vieux psychiatres. – « Ne faites pas tout ce boucan, dit d'une voix tonitruante une des infirmières. Le vieux voisin semble se réveiller. »

CHAPITRE XX.

Somnolence et Lucidité tour à tour chez les deux O

Il y avait auparavant un brouhaha très désagréable dans ma tête ou dans mon oreille gauche. Émergeant du brouhaha, j'ai entendu très nettement une phrase prononcée par une voix chantante, inconnue.

– Apparemment, il s'en est bien tiré. Le conducteur du taxi-ambulance n'a pas eu cette chance. Il semble être mort sur le coup, la dame qui l'accompagnait se réveille avec deux clous dans le tibia et le péroné de la jambe droite. La quatrième personne n'a rien.

– Ce Monsieur n'a pas de fièvre, laissez-lui sa perfusion de sérum. Je repasserai lorsque vous aurez les résultats du laboratoire.

Mes visiteurs quittent la pièce sans plus me dire un mot, tous ensemble, je peux prendre possession des lieux. Je suis manifestement dans une belle chambre d'hôpital, mais où ? Paupières enfin ouvertes, je constate que la pièce est très ensoleillée. Il y a un autre lit entre le mien et la porte d'entrée. Il n'est pas occupé. Y a-t-il des draps ? J'oublie le décor et j'essaie de penser à moi. Il y a trop longtemps que je tourne en rond. Je n'ai plus qu'un dessein ; écrire le dernier bouquin que je rumine depuis trois ans. Mais je ne réussis pas à écrire ce que je sais des différentes psychoses et de la relation de tendresse qui s'installe par inadvertance, dans un processus imprévu de ***transfert-contre-transfert*** dans la rencontre réitérée entre un soignant et un soigné dans un asile départemental plus ou moins équipé ou même une clinique psychiatrique de grand confort. J'avais cru, un moment, dans mon trajet professionnel de presque cinquante ans y avoir été compétent. Cela va faire trois ans bientôt que je tente d'écrire sur ce sujet et je ne réussis pas à savoir m'y prendre. Parler de la psychose, parler des psychoses, les définir les unes par rapport aux autres, les décrire intellectuellement après tant d'années de travail me paraît facile. Parler de la tendresse, du besoin de tendresse, en parler gravement ou avec humour, je crois pouvoir le faire, mais parler à la fois des psychoses, de l'affreux noyau psychotique, cette séquelle handicapante qui traîne en chacun de nous. Si elle envahit notre être en entier, elle nous prive de vivre, elle nous prive de rire et nous prive d'humour. Je n'arrive pas à le mettre par écrit. Grâce au coronavirus et au confinement qui va durer encore quelques longues semaines pour les vieux comme moi, je crois avoir trouvé comment distraire un bienveillant lecteur. Évidemment, puisque je ne cherche pas à écrire un médiocre roman de plus, mais un essai avec son actualité toute trouvée, je peux parler – et je ne suis pas seul à bavarder sur le sujet – de mon état d'âme dans le confinement. Il y a des liens entre le confinement et le retrait sur soi de l'autisme. Je ne voudrais pas ne pas être informé à temps de mon décès. J'ai dans la redoutable insularité doublement confinante de l'île où l'amour et la faiblesse de caractère m'ont fait échouer peu de moyens d'échapper à la glissade dépressive des vieux dont parlent si bien les nouvelles vedettes des chaînes hertziennes. Par bonheur, j'avais reçu un coup de téléphone rafraîchissant à Noirmoutier avant de me trouver dans cette chambre d'hôpital sans comprendre. Mes deux hôtes étaient eux aussi psychiatres et eux aussi psychanalystes. L'anecdote de cette rencontre n'aurait aucun intérêt si elle ne réveillait pas brusquement mon profond désir de soumettre au lecteur ma réflexion actuelle sur le soin aux malades mentaux. Je me réveille dans une chambre d'hôpital, probablement confiné. Je n'ai mal nulle part sauf peut-être au cou. Plus que jamais, j'ai la possibilité de réfléchir et d'écrire. Ma tendre chérie, mon deuxième amour, est, m'a-t-on dit, à l'autre bout de l'hôpital un peu cassée de partout. Avec les soins de rééducation, elle en a pour un bon moment. Je ne conduis plus depuis des mois. Les centres de rééducation sont toujours loin dans la nature. Je suis déjà malheureux de ne pas la voir. Je suis soucieux à son sujet et je ne peux ni ne veux rentrer seul dans sa maison. J'émerge d'un état second dans une grande chambre ensoleillée. Il y a un deuxième lit, mais il est inoccupé. Mes grands enfants se sont affairés à apporter mon ordinateur avec tout un appareillage électronique dont je ne saurai pas me servir. Le tout occupe en entier la table roulante du lit voisin. Pourvu que les soignants n'aient pas à utiliser le second lit de ma luxueuse chambre. J'avais eu le malheur de leur dire que je désirais terminer mon livre. Je suis, me semble-t-il, plus lucide qu'avant l'accident. Mais, quel accident ? Dès que je serai moins perclus de douleurs, il me semble que l'écriture de ce bouquin que j'ai bien dans ma tête sera rapide. Mais cela n'est pas la première fois que cette pensée est mienne.

– Vous dormiez si bien que je ne vous ai pas dérangé pour vous faire avaler un comprimé de Doliprane, me dit la plus accorte des infirmières entrevues depuis mon arrivée ici.

J'ai du mal à imaginer que j'occupe un lit, celui-ci ou un autre, depuis 3 ou 4 jours. Chacun de mes 4 enfants est venu. Ils ont laissé leur marque. Dans quel ordre sont-ils venus ? Faire installer le téléphone, la télévision, équiper un véritable bureau de travail laisse entendre que je vais rester ici plus d'une semaine. Chacun des médecins que j'ai vus m'a laissé entendre qu'il comptait me revoir. Le neurologue, l'ophtalmologue, l'interniste ; l'ORL même. Peut-être suis-je plus mal foutu que je pense l'être ! Pourquoi ne ferais-je pas un léger somme ? Le silence s'épaissit dans ma chambre. Mais je ne suis plus seul ; depuis quand ? J'ai la certitude cependant de n'avoir pas dormi. Autant apprécier le silence lorsque je suis seul quelque part, autant la proximité d'un voisin silencieux, un homme, et un homme d'un grand âge comme est le mien, m'étonne et m'embarrasse. En constatant sa présence dans le lit entre le mien et ma salle de bains, j'ai tout de suite redouté ses bruits et ses bavardages, mais je me retiens pour ne pas lui parler. J'ai peur de le déranger. Plutôt que m'importuner, ce voisin m'intimide. Il me faut faire effort pour chasser de ma tête l'idée que je suis devenu l'intrus dans cette pièce. Je m'efforce de respirer doucement, espérant que mon voisin dorme. Aucun de nous ne toussote, ne remue un bout de drap. Parfois, au loin, nous entendons sans doute ensemble le cri de douleur ou de mauvaise humeur d'un ou d'une des patients de l'établissement, puis retombe le massif silence. Il faudra absolument que j'implore l'un de mes enfants d'apporter un vieux réveil dont on entend le tic-tac apaisant. Plongé dans mes pensées, j'entends tout près la voix sereine de mon voisin.

– Vous supportez mal le silence, vous aussi ? Dans mon enfance, j'ignorais qu'un tel silence put exister. Il est vrai que j'ai eu le bonheur de naître dans le lit de mes parents, dans la maison de maître de la ferme qu'il exploitait en Picardie avec ma mère. Toute la nuit, un bruit de sabot venait de la grande écurie où mon père utilisait 28 chevaux de trait. Et si le bruit ne venait pas de l'écurie, il provenait de l'étable ou surtout de la bouverie où 18 bœufs charolais et salers somnolaient, comme les chevaux, debout devant leurs mangeoires. Le bruit, plus désordonné, pouvait aussi venir de la bergerie où résidaient 400 brebis avec leurs agneaux. La grande batteuse fonctionnant avec un moteur électrique monumental. Elle se mettait très tôt en route alors que je m'étais recouché après avoir suivi prudemment, sans me faire voir, la silhouette de mon père en sabots d'un bout à l'autre de la grande cour, pour saluer les uns après les autres la vingtaine de paysans qui attendaient ses ordres, pansaient leurs bêtes, silencieuses. Mes aînés étaient dans leurs collèges ; le dernier, moi, j'ai eu la chance de rester seul avec mes deux parents pendant deux années scolaires. J'écoutais leurs propos sur la guerre d'Espagne, sur l'Exposition universelle. Mes copains du village et moi, nous nous entendions très bien ensemble pour jouer dans les bois et dans les hangars, mais j'avais appris à lire, à écrire. J'avais appris les mathématiques et le dessin géométrique. Assis, silencieux à un coin de table, auprès d'eux, permettant à ma mère d'être libérée de mes incessantes questions, en regardant mes aînés travailler. Travailler était un jeu pour moi, aussi bien que le bridge, en regardant jouer mon père. Au fait, je ne me suis pas présenté. Veuillez m'en excuser. Vous, je vous connais, je me suis renseigné. Nous avons fait au même moment les mêmes études, vous à Paris, moi à Lille. Je m'appelle Octave Antrau. Octave, parce que le huitième et dernier de ma famille. Comme vous Antrau, c'était le nom des générations de Picards qui avaient été paysans avant mon père ; mais je vous raconte tout cela qui probablement ne vous intéresse que très peu. C'est histoire de rompre le silence et peut-être de faire encore semblant d'exister.

Je n'ai pas pu répondre. Une femme, déguisée en scaphandre, a pénétré brusquement chez nous. Elle ne nous a pas dit bonjour. « Rien de nouveau pour ces deux-là ? » a-t-elle demandé à la plus mignonne des deux jeunes femmes qui la suivait. Les deux jeunes femmes n'avaient, elles, qu'un masque sur le nez et la bouche. Il y avait un méchant virus baladeur. « La température ? La toux, l'appétit. Je suppose que tout est soigneusement inscrit. » Le scaphandre à voix féminine autoritaire est sorti aussi précipitamment qu'il était entré, navire avec ses deux canots, et le silence est retombé.

– Cette collègue a droit à des excuses, m'a dit mon voisin. Elle nous sait vieux psychiatres l'un et l'autre et psychanalystes de surcroît. Nos confrères se méfient de nous et nous pensent ignares dans la science qu'ils ingurgitent maintenant à l'université. Ils n'ont pas tout à fait tort, car moi et toi peut-être nous sommes stupides devant leurs imageries. Nous ne sommes même pas des neuroscientifiques. Ils interprètent mieux que nous les IRM. Et ils trouvent nos propos et nos écrits incompréhensibles, mais ils trouvent que c'est du temps perdu que d'écouter la plainte des patients. D'ailleurs, maintenant, comme il y a 50 ans, les psychiatres sont des marginaux ou les derniers aux examens et aux concours qui nous ont aliénés durant sept ou dix ans.

– Je découvre que nos différences de formation ne t'ont pas privé d'être psychiatre comme je l'ai été toute ma vie. Nos conflits théoriques étaient de peu d'importance par rapport à l'empathie vis-à-vis de nos patients même si nous nous querellions comme des chiffonniers plutôt que d'être disponibles auprès de nos patients psychotiques. Tu ne disais pas de mal du métier qui avait été le nôtre pas plus que tu critiquais nos collègues d'alors.

Octave Ceytou recevait mes compliments sans rien dire. J'avais ainsi la preuve qu'il n'avait dû appartenir à aucun moment à l'Association scientifique des psychiatres d'exercice privé, phalange d'individualistes notoires, chacun en conflit avec toute la société sauf avec ses patients et au gré des réunions de travail avec les uns ou les autres de ses collègues. J'avais participé de mauvais gré à la scission avec le syndicat originel, celui où le docteur Charles Brisset, mon ami, ami de tous, conciliateur acharné et souvent déçu, avait tenté de réunir libéraux et fonctionnaires, publics et privés. Il voulait aussi que s'entendent les adeptes de la culture psychanalytique avec les psychiatres diablement exaspérés par elle. Pour avoir suivi le charismatique Gérard Blès dans son humanisme pointilleux, je savais à quel point, publics ou privés, mes collègues avaient du mal à travailler ensemble avec des patients et leurs familles. Ceux-ci étaient prompts à dresser les soignants les uns contre les autres.

– Espères-tu que ce ne soit plus le cas ?

L'heure où l'épouse d'Octave Antrau – avec ses plâtres encombrants, dont elle était la première à rire – devait lui téléphoner comme chaque soir arrivait.

Comment vais-je lui dire que j'ai un voisin sympathique et que mon séjour dans notre chambre m'est devenu agréable et surtout résilient ? Elle le sait peut-être déjà, car elle n'a pas eu de choc cérébral comme moi. Je peux la faire rire avec le calot de laine de cachemire identique à ceux qu'achetait Zizi Jeanmaire en quintuple exemplaire, dans un joli petit magasin au moment des soldes, pour le crâne de plus en plus dégarni de son homme. Tous deux, chacun au bout de son fil, en riraient. Cela ferait un lien bien désirable. Nous pourrions ensuite parler de choses et d'autres et remettre à demain les éclaircissements que cette venue dans ma vie de ce voisin, un peu jumeau, est en train de provoquer. Le téléphone a sonné. Accroché au mur, il m'est inaccessible. Inaccessible aussi pour mon voisin Ceytou. Mais la plus serviable des aides-soignantes est arrivée dans la chambre en courant silencieusement. Elle m'a tendu l'appareil en jetant un regard sur mon voisin.

– J'espère, lui dit-elle, que l'échange téléphonique ne va pas vous déranger. Au besoin, bouchez-vous les oreilles.

Au bout du fil, ma femme s'étonnait de m'entendre lui parler si bas. Je lui ai expliqué que je ne voulais pas importuner mon voisin si discret et sympathique. Elle me donna des nouvelles de ses fractures. La clavicule gauche était remise en place. Il n'y avait aucun bout d'os baladeur, mais les mobilisations kiné étaient encore tout à fait contrindiquées. Pour la cheville gauche, elle ne savait rien. Elle avait un plâtre qu'on lui avait dit à fenêtre. Sa jambe était très douloureuse, mais les soignants étaient très délicats. Un homme de belle allure, venant de l'assurance, lui avait rendu visite. Nous étions bien couverts par notre contrat, les torts étaient entièrement à l'adversaire qui l'avait reconnu. La rééducation risquait d'être longue. Sans doute pourrais-je prolonger mon séjour en maison de convalescence, car elle ne m'imaginait pas apte à vivre seul en attendant son retour. Quoique discrète, la voix de mon épouse était audible pour mon voisin. J'ai écourté notre échange téléphonique autant que je l'ai pu, oubliant de demander, comme les jours précédents, des nouvelles des uns et des autres. Habituellement notre coup de téléphone quotidien durait près d'une demi-heure. Dès que j'ai reposé le téléphone, j'ai senti nécessaire de parler de mon sort. Je me suis senti obligé, du fait de la courtoisie de mon voisin, de lui expliquer ma situation actuelle. Je n'avais d'autre maladie que le cortège des maux de la vieillesse. Certes, j'avais une sinusite, une bronchite, une anémie assez sévère, quelques séquelles de trois infarctus, une artérite des membres inférieurs et des troubles digestifs douloureux, mais tout cela ne justifiait pas l'hospitalisation. Je pouvais tout à fait attendre la mort tranquillement chez mon épouse en bénéficiant de sa vigilante tendresse. Mais un camionneur distrait lui avait coupé la route. Elle avait une voiture en moins et des fractures en plus. Par chance, je me suis mis à tousser et à avoir de la fièvre. Le médecin m'a hospitalisé pour soins et bilan. La Mutuelle paie la chambre individuelle et nos enfants se mobilisent pour nous plus encore qu'à l'accoutumée. La ***faucheuse***, débordée par une nouvelle et méchante épidémie, nous avait, chacun de nous, oubliés. Comme je tiens obstinément à écrire un texte sur Folie et Tendresse, tout a été programmé pour que je profite de ces vacances pour terminer le texte puis l'envoyer aussitôt à l'éditeur.

– M'autorisez-vous à vous aider ? Je vois tout un matériel sur votre table qui va pouvoir écrire nos propos sans nous fatiguer. Je connais un bon secrétaire qui pourrait mettre votre travail et le mien en complément au propre. Le silence du monastère où nous sommes cloîtrés et enchaînés nous est propice.

– Qu'en penses-tu ?

J'étais ravi. L'ordinateur fut immédiatement branché, le gros micro semi-professionnel entre nous deux. Nous avons fait, avec cependant l'aide joyeuse de la jeune aide-soignante qui gérait notre sort, le projet, un contrat et des sous. Elle nous dit tout de suite qu'elle s'ennuyait dans sa chambre loin de son village et de ses parents vendéens et qu'une rémunération ne lui était pas nécessaire. L'installation fut pour elle un jeu d'enfants.

– Vous avez la tête de deux joyeux conspirateurs, leur avait dit, dès son arrivée dans leur chambre, l'aide-soignante.

Octave, pragmatique, l'a informée de leur projet et lui a demandé si elle connaissait une secrétaire.

– Moi, bien sûr, si vous me faites confiance.

Et en quelques minutes tout avait été mis en place pour que les souvenirs, vrais ou faux, les hypothèses de travail, les anecdotes savoureuses ou non de l'un ou l'autre fusionnent par jets sur le papier du dictaphone entre deux somnolences. Parfois, l'un des deux Octave, persuadé à tort ou à raison que son voisin s'était endormi, ne faisait que chuchoter et le dictaphone s'assoupissait lui aussi. Parfois même, il enregistrait les ronflements des deux vieux messieurs.

Les avatars de l'enfance et les vocations ont fait des deux Octave des psychiatres au siècle dernier. Octave Antrau est un homme d'habitude. Dès le matin où il se sentit lucide, il entreprit d'utiliser son ordinateur. En fait, il n'est pour lui qu'une machine à écrire électrique. Ses mains sont plus gourdes encore que ne l'est sa pensée. Utiliser le clavier que lui ont apporté ses enfants est mieux cependant que l'écriture à la pointe Bic sur un cahier qu'il ne sait plus relire lui-même le lendemain. L'accident qui a provoqué son installation dans cette chambre de clinique ou d'hôpital, heureusement, n'a pas entravé sa compétence à réfléchir. Mais une dame en tenue de ville, une cheffe, est venue lui dire que finalement le lit voisin, serait occupé. « C'est un monsieur très sympathique et très courtois, il est un de vos collègues. Il sera pour vous une plaisante compagnie ».

Quelques minutes après, deux chariots arrivent dans la chambre. L'un est occupé par un monsieur d'un âge certain, qui ne montre que quelques cheveux blancs et une main fine, en robe de chambre, l'autre chariot pour ses bagages et ses tuyaux. Ils sont poussés dans la chambre par un essaim de scaphandriers remarquablement silencieux. Leurs gestes sont remarquablement coordonnés. Ils disparaissent avant d'entendre les remerciements que leur dit d'une voix frêle mon nouveau voisin. Antrau a fermé ses oreilles et aussi ses paupières durant ces quelques minutes. Il avait violemment lutté contre son désir de savoir. Ses enfants, de bonne foi sans nul doute, lui avaient menti. Le sort en est jeté ! Je n'avais d'ailleurs formulé aucun désir d'être seul. Je crois seulement me souvenir qu'un séjour au calme me permettrait peut-être enfin d'écrire Folie et Tendresse. Mon voisin, que j'évitais de regarder était silencieux. Il devait être immobile, car je n'entendais aucun bruit de draps. Même sa respiration, régulière, était plus discrète que le plus discret des murmures. Pourtant, j'en étais sûr, il ne dormait pas. Il attendait probablement que je manifeste vis-à-vis de lui un sentiment, un intérêt, une hostilité. Lui avait-on dit de moi, comme à moi de lui, que j'étais un monsieur très sympathique, cordial et discret ?

Deux employées de l'établissement sont entrées sans bruit. L'une, sans masque, cheveux volants sous un bonnet seyant a promené un thermomètre sur sa tempe.

– Bonjour, Monsieur, je suis une nouvelle aide-soignante comme ma voisine qui est auprès de votre voisin. Avez-vous des douleurs quelque part ? Avez-vous soif et faim ? Il y a dans le couloir du café au lait chaud et du thé. Cela vous tente-t-il ? J'ai reçu l'ordre de vous encourager à vous hydrater. Cela vous permettrait de vous débarrasser de la perfusion qui n'est plus utile.

– J'aimerais bien un demi-bol de thé non sucré !

– À moi aussi cela serait agréable, dit mon voisin d'une voix assez ferme, mais mélodieuse. Silencieuses, les deux jeunes femmes quittèrent la chambre, fermèrent puis rouvrirent notre porte, sans bruit et nous proposèrent sur deux plateaux minuscules deux petites tasses et un gâteau sec.

– Voulez-vous de notre aide pour boire ?

– Merci, je boirai ce thé quand il sera moins chaud. Voulez-vous le poser près de moi ?

Les deux jeunes femmes sortirent en disant, l'une et l'autre : « À tout à l'heure Messieurs ».

Mon voisin et moi avions dit la même phrase en même temps. Mon voisin avait donc au moins un bras disponible et adroit. Il avait la même autonomie que moi. Marcherait-il s'il était débarrassé des tuyaux qui sortent de son nez et sont accrochés à ses bras ? J'ai décidé de tourner la tête vers lui. Il me regardait lui aussi avec cordialité. Puis nous nous sommes l'un et l'autre réfugiés dans le silence pendant quelques minutes avant de nous emparer prudemment de nos petits bols.

– Le personnel est discret et délicat, me dit d'une voix douce mon voisin.

– Vous êtes ici depuis longtemps ?

– Je ne sais pas trop. Trois ou quatre jours, je suis arrivé ici sans avoir toute ma connaissance à la suite d'un accident de voiture. Apparemment, je n'ai aucune lésion grave et je retrouve peu à peu ma lucidité, mais j'ai plus de quatre-vingt-dix ans.

– Moi aussi. Est-ce un bel âge ou plutôt un naufrage ? J'ai aperçu tout un équipement électronique autour de vous. Vous êtes chercheur, écrivain ? Je vous prie d'excuser mon indiscrétion.

– Vous n'êtes pas indiscret ! Lorsque j'en ai l'énergie, je tente d'achever un texte sur lequel je m'acharne depuis 3 ou 4 ans. Il me semble que je suis contraint de ne pas mourir avant. J'en ai marre certains jours comme aujourd'hui. Chacun de mes quatre enfants estime être mon ange gardien. Chacun me stimule à sa façon et tente, enfin, de faire mon éducation.

Mon voisin ne fit aucun commentaire. Le silence se réinstalla dans la chambre. À travers la porte vers le couloir le bruit de l'étage ne passait pas. Les aides-soignants ne s'interpellaient pas d'une pièce à l'autre comme dans les autres établissements de soins. J'étais stupéfait d'avoir peut-être laissé entendre à un inconnu que mes enfants m'importunaient. Dès leur enfance, leur maman et moi les considérions plus riches de charme et de qualités que chacun de nous.

CHAPITRE XXI.

L'enfance du futur Psychiatre

C'est une contribution de Marie-Charlotte.

Une ferme, Le Faux, détruite par la guerre de 14-18 dans une région de la France particulièrement ravagée par les combats pendant quatre années de lutte acharnée. Des parents optimistes et surtout tenaces, femme et homme de devoir, qui firent huit enfants. L'aîné, en 1911, la seconde en 1913, la troisième à la fin de 1918, quelques semaines avant l'armistice imposé à l'Allemagne. La maman d'Octave venait d'apprendre, en mettant au monde sa deuxième fille, que son propre frère, son cadet, qu'elle chérissait très fort était mort en pilotant son avion de reconnaissance. Elle-même, orpheline de son père, constructeur d'ouvrages de chemin de fer, fils et petit-fils de jardiniers bourguignons, dans des châteaux construits ou reconstruits au dix-huitième siècle, avec des clos de vignes devenus glorieux au fil de l'enrichissement de la bourgeoisie du monde industriel, qui avait épousé la grand-mère maternelle d'Octave à la fin du XIXe siècle et lui avait donné la joie de mettre au monde trois enfants avant de mourir des suites d'un accident sous un tunnel qu'il destinait à la ligne de chemin de fer, de Berne à Paris, pour des capitalistes suisses. Leur seconde fille, la maman d'Octave, avait très fort chéri et très fort veillé sur son petit frère, orphelin à six mois. Avec sa maman, sa sœur aînée et son petit frère, elle avait été hébergée par son oncle, veuf et papa de cinq enfants ses cousins, neveux de sa maman. Celui-ci, fermier, catholique de gauche, a géré au début du vingtième siècle une famille agrandie, une belle ferme prospère, et plusieurs mandats de député, membre des diverses gauches, à Paris.

Sa deuxième épouse, la grand-mère d'Octave, le remplaçait à la direction de la ferme pendant ses absences, au Parlement, jusqu'à la Grande Guerre (14/18) qui détruisit tous les bâtiments et laissa des tranchées, des obus non explosés et des mines, dans tous les champs. La ferme du papa d'Octave, au nord de la Picardie, fut détruite, elle aussi, par les ravages de la guerre. La maison de maître, les bâtiments et tous les champs ravagés et peuplés d'explosifs encore éminemment dangereux, comme les champs des autres fermiers tout autour. En 1919, les généraux vainqueurs avaient exigé que les prisonniers de guerre déminent les champs de bataille. Les obus et les mines qui n'avaient pas explosé étaient enchevêtrés, français, américains, anglais ou allemands comme les corps qu'on reconnaissait à leurs médailles. Bien sûr, commente Marie-Charlotte, je n'ai pas vu cela, mais Antoine, mon mari, me l'a décrit avec un réalisme criant. Même les carrières de pierre sous les champs étaient éventrées par endroits. Des carcasses de chevaux de guerre y étaient nombreuses. Les deux enfants mâles de l'oncle d'Octave furent tués aux combats, le neveu, ingénieur agronome, reprit la ferme. Sa fausse cousine continua son métier de fermière et mit au monde cinq autres enfants, dont Octave fut le dernier. Octave était malingre et plutôt laid, mais jamais malade et passionnément curieux. Cela lui permettait de poser à tous les adultes qu'il rencontrait des questions, dont il espérait qu'elles lui permettraient de vivre auprès d'eux sans se faire rabrouer. Fils du fermier, il ne risquait pas d'entendre quelque chose comme *otchakaï dodomou*, le « fous le camp à la maison » que ses copains entendaient de leurs parents. Il se servit de l'apprentissage de ses sept aînés, les garçons dans la cour de ferme quand ils n'étaient pas en pension et les filles au jardin, aux tâches ménagères quand elles n'étaient pas, elles aussi, en pension. La ferme était joyeuse autant que laborieuse. L'enfant sut très vite qu'il n'avait aucun espoir de devenir fermier comme ses trois aînés mâles. Il apprit très vite à lire et à écrire sans aller vraiment à l'école du village avec ses copains, petits Polonais venus en nombre en 1920, après la famine de l'Europe de l'Est, avec leurs parents, fermiers ou métayers dans la lointaine Pologne. Les villages à l'entour étaient dépeuplés de Picards, repeuplés de Polonais. Le papa, fermier d'une ferme importante avec ses 320 hectares de labours, de prairies et de quelques petits bois, était tout naturellement le maire du village rebâti très vite avec les lourds dommages de guerre imposés par Clemenceau aux voisins bavarois et prussiens, monstrueux agresseurs, enfin vaincus. Le samedi, Octave Antrau accompagnait son père aux inaugurations de monuments aux morts à cent kilomètres à la ronde. Le dimanche, il suivait sa mère à la messe au premier rang, tandis que son père restait debout près de la porte reconstruite. Aussi souvent qu'il le pouvait, il accompagnait son père dans ses déplacements de négociations paysannes et surtout au tout proche asile d'aliénés, niché dans la forêt. Son père faisait partie du conseil d'administration. Il y connaissait chacun des employés depuis le directeur et l'économe, les religieuses du quartier des femmes, les gendarmes à la retraite, gardiens du quartier des hommes, le fermier de l'asile, le boulanger, le boucher, le cordonnier, la cuisinière en chef, elle-même religieuse et bien sûr beaucoup de filles des villages voisins, et quelques jeunes hommes aussi, gardiens eux aussi. Les infirmières étaient des religieuses, dont certaines bien vieilles, mais d'autres maîtresses femmes, comme la sœur Patricia, Irlandaise de l'Irlande du Nord. C'est dans les allées de l'asile qu'Octave s'était fait son premier vrai ami, un aliéné qui se disait guéri de son délire, mais pas de sa peur du dehors. Il était paisible et modérément actif à l'asile et n'en voulait à personne. Il tenait sa tendance à l'oisiveté pour preuve de sa guérison. Octave lisait tout ce qui lui tombait sous la main, passait des heures dans le dictionnaire, dans les revues décrivant la guerre encore toute récente, très peu dans les livres pour enfants auxquels il aurait eu honte de s'intéresser. Pourtant il y avait les *Contes et Légendes*, les Jules Verne, les Pierre Loti et les traductions de *L'Iliade*, de *L'Odyssée*, *L'Enéide*, *La Guerre des Gaules* et toute une énorme collection de livres de sciences naturelles et d'agronomie. Il s'ennuyait un peu quand les sept autres étaient en pension, la sœur aînée déjà mariée et l'aîné, le parrain, ingénieur agronome faisant son service à la prestigieuse École d'officiers de spahis de Saumur ou ensuite au Cameroun pour y planter du café arabica sur les flancs du mont Cameroun.

Marie-Charlotte, par un curieux mystère, a changé de statut. D'abord personnage attachant d'Octave, elle est devenue sous sa plume elle-même écrivaine et rivale. Elle s'interroge sur ce qu'elle écrit. Pourquoi parlé-je autant de cet Antrau ?

– J'ai depuis mon enfance, écrit Marie-Charlotte, une âme de romancière qui n'était pas nourrie ni dans ma famille ni à l'école. Je n'ai pas su jouir et m'émerveiller de la campagne bretonne ni des Bretons. Le quotidien de ma longue vie professionnelle avec des psychiatres, cultivés, mais discutailleurs, individualistes, souvent farfelus, fous eux-mêmes comme ils étaient souvent désignés par leurs collègues et les familles de leurs patients, me bouffait mon temps et ma pensée lorsque ces deux-là n'étaient pas bouffés par le rôle que j'avais pris entre mes parents et mon frère schizophrène. Ce furent surtout les malades ou leurs familles qui prenaient mes bonnes oreilles et ma bonne tête timide et candide comme déversoir aux plaintes que leurs médecins, selon eux, ne voulaient pas entendre. Tout ce que j'entendais d'eux me paraissait si vrai que d'écrire des nouvelles ou des romans pendant mes loisirs me semblait dérisoire. J'en étais même arrivée à ne plus lire de littérature romanesque tant ce genre littéraire me paraissait futile face à ma vie quotidienne. Quelques auteurs échappaient à ce jugement. Dostoïevski, Proust, Steinbeck et surtout Kafka évidemment. Pourquoi suis-je en train de mettre en scène un personnage de roman pour raconter l'histoire de la folie au siècle dernier ? C'est Antoine qui m'y pousse. Il imagine que je serai plus à l'aise en me servant de l'un des bons hommes qui s'étaient plongés corps et âme dans le soin des fous. J'en fais un cocktail et cela m'amuse. D'autres fois encore, je l'ai écouté parler dans des colloques en France et en pays francophones. Naïf, il ne s'apercevait pas que certains de ses collègues le trouvaient sot, doux rêveur. Comme Antoine, il était, et il l'est toujours, paraît-il, quoique décrépi, picard, fier des deux qualités qu'il disait être celles de ses congénères, l'intelligence et la modestie. Maintenant Octave Antrau essaie, il est grand temps à 91 ans, de mettre de l'ordre dans ce qu'il a cru comprendre des différents états affectifs qui conduisent dix pour cent des hommes et des femmes, des nourrissons, des enfants, des vieillards de l'espèce humaine à la folie. Pourquoi celle-ci a-t-elle tendance à devenir chronique ? Est-ce une bizarre tentative de guérison de l'angoisse de mort ? Les mouvements affectifs plus ou moins durables qui relient le couple, la famille, la collectivité amicale ou tribale permettent heureusement à la plupart d'échapper à la folie. Parmi ceux qui consolident la compétence à vivre, la tendresse est à distinguer de l'état fusionnel qu'Octave, être humain, n'a pas connu : l'état fusionnel entre une toute petite maman et son nouveau-né, il en est sûr maintenant, il ne l'a pas connu dans ses viscères, car sa mère aimait mieux son métier de fermière que les épanchements de tendresse, mais il a toujours admiré et aimé sa mère lorsqu'il l'a ressentie « vraie » dans tout son être de femme.

– Maman aimait être mère malgré la guerre qui l'avait séparée de papa entre 1914 et 1917 alors qu'elle élevait presque seule mes deux aînés. J'aimerais en savoir plus que ce que je sais ou j'imagine que mes deux parents, l'une dans la lointaine Dordogne, tolérée par ses cousins, l'autre enfermé en Allemagne dans des camps d'extrême surveillance d'espions ennemis réels ou supposés. Puis, épuisé, gardé par une dame de la Croix-Rouge suisse en compagnie d'un officier allemand sur les bords du lac Léman, chacun croyant défendre la justice et la gloire de son pays, l'un français, l'autre allemand, heureusement réunis par la Croix-Rouge suisse en 1917, à Lausanne, après avoir prêté serment de respecter la loi de la Croix-Rouge. Heureusement pour eux deux et pour leurs huit enfants la tendresse est un affect durable, parfaitement asexué ; j'ai eu le bonheur de le ressentir profond venant de mes deux parents, déjà âgés de 45 et 42 ans lorsque je suis né dans leur chambre. Ce sentiment m'a lié à toute une série de personnes sans que jamais il ne devienne fusionnel avec aucune d'entre d'elles et sans qu'il ne devienne désir de séduire tant il était ancré plus fort en moi que le désir de plaire ou de posséder l'autre. Hasard de la vie ? Solidité de ce que mes deux parents m'avaient donné ? Chance d'avoir été un bébé maigrichon, mochard, pas désirable, mais attendrissant malgré tout, parce que l'amour pour moi de mes deux parents induisait chez mes sept aînés plus le désir de m'accueillir que de me foutre à la poubelle ? Je ne sais ! Je m'en réjouis aujourd'hui et j'aime autant dans ma famille les vivants (ils ne sont plus que deux) que les morts. De la famille que j'ai créée, un peu sur le modèle de celle qui m'a fabriquée, avec l'obstination d'un adolescent de 17 ans fasciné par une jolie jeune fille de six mois sa cadette, dont le frère m'avait dit qu'elle était troublée par un jeune homme, beau, riche, titré et séducteur, une jeune fille que j'ai mis six ans à émouvoir et qui ensuite, après m'avoir dit oui, avoir partagé le bonheur de chérir quatre tout petits enfants, avoir réussi à me convaincre de réaliser les idéaux sociaux, politiques que nous partagions, est morte méchamment d'un cancer après avoir serré dans ses bras les deux premiers de la nombreuse génération suivante.

Madame Marie-Charlotte Antoine, née Fouillou, malgré nos différends de plus en plus fréquents, vient de me proposer de rédiger la préface de l'ouvrage qu'elle a décidé d'écrire sur les rapports de la société, des gardiens et des soignants avec les ***insensés et aliénés***, tout au long du siècle dernier. Elle a l'ambition d'y évoquer la vie dans les cliniques psychiatriques innovantes ou rétrogrades, les quartiers asilaires non entretenus, les quartiers de force, les informations qu'elle a pu tirer de ses lectures sur le mouvement de l'anti-psychiatrie dans différents pays européens. Elle veut aussi évoquer l'errance de beaucoup de fous sur les trottoirs des villes et dans les campagnes au cours de ce siècle où les aliénés et les infirmes cérébraux ont presque autant souffert que les juifs, certains Roms et les homosexuels dans les camps nazis. Elle est prête aussi à évoquer les rivalités nuisibles aux aliénés entre le service public de la psychiatrie et la colonie grossissante des psychiatres libéraux. Elle veut même aborder le douloureux conflit entre les familles de malades et les professionnels du monde de soins psychiatriques Elle sait bien que j'avais eu, en son temps, le désir d'écrire un second livre sur le sujet après la publication de *Psychothérapies de psychotiques* aux éditions L'Harmattan en 2001. Madame Antoine sait bien qu'un réel malaise s'est institué entre nous deux, peu à peu, depuis plusieurs mois. Cette Marie-Charlotte Fouillou m'exaspère. Elle a mis les malentendus successifs entre elle et moi sur le compte de mon vieillissement.

Comment peut-on s'irriter d'un produit de sa propre imagination ? Octave Antrau se demande si, considérablement vieilli, il n'est pas devenu aussi aigri que les névrosés obsessionnels monoïdéiques. Tant pis ! J'ai besoin de parler d'elle !

Peut-être imagine-t-elle aussi que je suis devenu jaloux d'elle. Imagine-t-on d'Artagnan ou le comte de Monte Cristo ferrailler avec le pauvre Dumas ? Oui, vraiment ! Pense-t-elle que le Captain Cap, malgré sa notoriété passagère ait eu envie de dénigrer Alphonse Allais ou que Madame Bovary ait été tentée de nous faire croire que Gustave Flaubert était une invention d'écrivassiers en mal de copie ? Y a-t-il actuellement plus de Gustaves que d'Emmas ? Certes nous restons perplexes sur la réalité de l'existence de Shakespeare, mais jamais Falstaff, ni Roméo, ni Henry VIII n'ont voulu chercher à lui nier une existence. Reste la lointaine histoire d'Homère. Marie-Charlotte a servi, pendant des années, d'intermédiaire et de paratonnerre entre son frère malade et ses parents. Et aussi, entre ce frère ramassé par police-secours et les commissariats, avec le clochard incrusté au carrefour de notre rue et du boulevard sous les yeux des habitants du quartier. L'extrême aveuglement de la mère de Marie-Charlotte vis-à-vis du comportement de son fils, l'extrême faiblesse de son père face au couple pathologique du duo mère-fils l'ont aidée, sans le besoin d'une psychothérapie, à acquérir le recul nécessaire pour participer au drame familial sans s'y enliser. Par ailleurs, le mariage que je lui ai inventé avec mon lointain cousin imaginaire, la bienveillance de celui-ci vis-à-vis d'elle, la délicatesse qu'il a mise à lui faciliter son besoin d'écrire, dans la mesure où la réparation difficile de sa jambe cassée le jour même de leur mariage l'a obligée à moins marcher, moins jardiner, moins pédaler dans les petites côtes cruelles de la Picardie du Sud aurait pu la rendre plus reconnaissante vis-à-vis de moi. Au contraire, cela lui a donné la grosse tête. Enfant indigne ! À sa décharge, je reconnais être sensible, pour avoir connu ma vie personnelle par petits bouts, Marie-Charlotte m'engage à écrire une autobiographie centrée sur mon choix puis ma formation et enfin ma pratique de la psychiatrie grâce à mon environnement familial et les amitiés qui l'ont permise. Je me sens donc encouragé par une personne aussi charmante que sensée à parler à nouveau de moi comme je l'avais déjà fait dans mon premier livre édité par L'Harmattan. Je ne serai pas le premier à parler de moi dans une biographie. C'est, me semble-t-il, la mode actuellement si j'en juge par les conversations qu'il m'est arrivé de surprendre entre les vers à soie. Ces discrètes chenilles du bombyx du mûrier, si habituées à la discrétion et à une ascèse aristotélicienne de l'ordre moral disparaîtraient de notre planète si elles étaient sous l'effet d'un pesticide quelconque privées de parler de soie les unes auprès des autres. Plus évidemment encore, les invités de Monsieur François Busnel à la « Grande Librairie » nous régalent et surtout se régalent chaque mercredi à parler chacun de soi avec une avantageuse modestie.

Marie-Charlotte écrit à ma place. C'est agréable et agaçant. Ça me donne des lésions de grattage. Elle sait tout de moi mieux que moi. Elle se répète un peu. Elle raconte ma naissance, fils de fermiers, le huitième et dernier de la fratrie, dans une grande maison toute neuve à l'angle nord-ouest d'une grande ferme picarde, construite de jolies pierres blanches des carrières de Picardie et d'ardoises sur des bâtiments à toits très pentus. Avant de partir en pension à 8 ans, la ferme, le village et le chef-lieu de canton, Coucy-Le-Château étaient mon seul univers et je m'y sentais très bien et très heureux. Les livres dans la grande armoire du grenier me faisaient voyager en Afrique, en Chine, aux États-Unis, en Indochine. Il y avait très souvent quelqu'un de mes aînés qui y avait été. Les *Illustrations* de la guerre de 14-18 et les inaugurations de monuments aux batailles du nord de Paris où je suivais mon père, contraint d'y être, alimentaient largement ma passion pour la géographie et la cartographie. Dans un carré de bâtiments d'un hectare, la vie grouillait avec les 28 chevaux, les 18 bœufs de trait les quatre à cinq cents moutons et agneaux, le bruit de la forge et celui plus intense et plus tenace de l'immense batteuse dans le plus altier des bâtiments, la grange, le pédicule pour chasser les bêtes et les cailloux, incrustés aux pieds des animaux de trait. J'avais le droit d'accompagner Madame Druet à l'étable où elle trayait et soignait une dizaine de vaches pour le lait, le beurre, la crème des habitants du village et le petit-lait pour les 4 à 6 gros porcs de la basse-cour. De l'autre côté de la maison, je pouvais à ma guise questionner Monsieur Vivier, le jardinier sur ses plantations d'asperges et d'artichauts, ses infaillibles prédictions météorologiques, sa guerre de 14 à lui avec son cheval, Ramona, sa mise en rangs dans la cave des endives, dans le sable pour l'hiver et ses trouvailles de nids d'oiseaux, de terrier de mulots, les morilles au printemps, les papillons et les abeilles. Il me fallait découvrir sous son enseignement, mais ne rien déranger de la vie du grand jardin. Les ardoises étaient encore toutes neuves ; elles venaient des carrières d'Anjou. La guerre était violemment passée par là et les vaincus avaient payé (peut-être un peu moins qu'en 1920) de lourds dommages de guerre pour permettre aux paysans picards qui n'étaient pas morts à la guerre de reconstruire des fermes modèles en pierre du pays. Ces mêmes pierres, issues de carrières sous les champs des fermes des plateaux du Soissonnais avaient permis de faire naître les magnifiques cathédrales du nord de toute la France, au-dessus de Notre-Dame-de-Paris. Cette pierre tendre avait permis aussi, à la même époque il y a plus de 800 ans, de construire des châteaux forts impressionnants comme celui tout proche de Coucy tout près de chez nous, comme, dans la forêt de Saint-Gobain la magnifique abbaye des prémontrés et sa grandiose cour d'honneur du temps de sa splendeur au XVIIIe siècle. Les ***maisons de force*** gardaient enfermés côte à côte les criminels, les mauvais sujets vis-à-vis du pouvoir et les aliénés. Cette loi avait-elle pour principal but de protéger les insensés errant par routes et cours des miracles ? Elle était faite pour les cacher aux regards et surtout protéger la population de ces êtres étranges et souvent répugnants qui faisaient peur. Marie-Charlotte, certainement, en parlera dans son traité. En effet, ce qui était vrai en 1800 le restait encore tout au long du siècle suivant. Je constate que dans cette préface, je ne respecte pas le contrat qui me lie à Madame M.-Charlotte Antoine. Je préfère évoquer, moi-même, sur ces deux sujets liés l'un à l'autre, ma profonde ambivalence intellectuelle et affective vis-à-vis d'elle. Oser exhiber ma biographie et réfléchir sur ma relation avec Madame Marie-Charlotte Antoine, née Fouillou. Parler de moi n'intéresse que moi. Parfois je le regrette fort. Évoquer ma jalousie vis-à-vis de Marie-Charlotte ne m'honore pas. Je me réfugie derrière le fait que c'est elle qui m'a suggéré d'écrire cet aspect de mon existence qui a mangé des heures et des heures de ma vie depuis l'âge de 17 ans. Mais en même temps, la présence presque constante de Marie-Charlotte dans ma pensée lorsque je tente d'écrire me paraît malséante. Elle va faire dans les pages prochaines ce que je n'ai jamais osé entreprendre et je suis certain qu'elle a plus de chances que moi de réussir cet exposé sur les découvertes fascinantes, les convulsions et les contradictions de la psychiatrie au vingtième siècle en France. Elle a subi la violence de son frère aîné schizophrène certes, mais la certitude qu'il a sauvé et non précipité sous les roues d'un camion une enfant en mourant lui-même dans cet acte très adulte, lui a permis de se libérer de son ambivalence. Cette écrivaine à qui je prête du talent n'existe que dans mon imagination. Depuis ma retraite, il m'arrive d'être parfois occupé à rêver d'elle et à ce qui m'a poussé à inventer ce délicieux petit bout de femme bretonne, jolie et modeste, digne dans son métier de secrétaire plus souvent au service d'hommes que de femmes. Aimer ce qu'on invente, le bichonner, se soumettre à ses caprices, lui en fabriquer même est bien banal. Se réfugier derrière son invention pour se protéger du ridicule narcissisme est bien banal aussi. J'ai pris mes risques et je suis contraint de les assumer. J'ai eu une enfance sans souci, mais il m'a fallu longtemps pour comprendre que ma mère ne m'avait peut-être pas aimé autant que j'en avais la certitude. Je me croyais très aimé en fonction des commentaires de mes aînés. Je pouvais confortablement nourrir une dévorante curiosité auprès d'eux, même s'ils avaient une forte tendance à m'envoyer promener, le petit, assez rachitique, que tous disaient laid comme un singe. C'était dit discrètement par mes quatre sœurs. C'était dit à voix haute par mes trois frères. Ils n'étaient pas contredits par mes deux parents. Jamais cependant je ne me lassais d'obtenir une réponse lorsque je désirais une information. Dès que j'ai su utiliser l'art de me faufiler dans l'arrière de la voiture de mon père, lorsque j'observais qu'il allait faire hors de murs et des champs de sa ferme quelque chose de nouveau, je le faisais impunément. C'est ainsi qu'à l'âge de cinq ou six ans, il me trouvait à l'arrière de sa voiture, me prenait la main et faisait en ma compagnie les démarches qu'il avait à son programme. Il se rendait souvent à l'asile de Prémontré. Y était-il, comme avant lui, son oncle, membre du conseil d'administration ? Le directeur de l'hôpital comme l'économe le recevaient avec déférence. Les grilles de la superbe porte d'entrée, refaite toute neuve par un forgeron agréé par les Beaux-Arts, entre deux petites guérites, lui étaient ouvertes et, pendant ses entretiens, je me trouvais tout seul au sein de l'asile avec l'ordre de ne pas m'éloigner de la voiture. C'est à Prémontré que je me suis fait, à 5 ou 6 ans mes premiers bons camarades. Tous étaient habillés du même costume gris pâle. Tous portaient les mêmes galoches fabriquées à la cordonnerie de l'asile. Ils déambulaient solitaires, silencieux et paisibles. Parfois, cependant, un cri strident sortait de la bouche de l'un d'eux. Mon père m'expliquait que ces personnes désœuvrées se parlaient à elles-mêmes. Si la voiture de mon père était en stationnement dans l'une des allées, ils venaient me voir. Je leur disais bonjour et ils me répondaient gentiment.

À NOUVEAU, MON AMI DE PRÉMONTRÉ

L'un d'eux surtout, je le répète avec tendresse, devint quelques mois mon ami à moi. Il se vantait d'être l'ami du fils du maire et du dernier-né de celui-ci. Il me faisait des cadeaux de brindilles joliment appareillées. Il me parlait un peu en polonais, langue que je comprenais un peu, car les Polonais avaient remplacé dans les maisons neuves les Picards morts à la guerre ou installés dans de nouveaux métiers, mieux payés, dans la banlieue nord de Paris. Il me parlait aussi le plus souvent en patois picard que je comprenais bien et parfois quand sa pensée était ailleurs dans un drôle d'allemand que papa me dit être peut-être du yiddish. Toujours auprès de moi, il était souriant, mais son sourire sans que je puisse comprendre pourquoi était plus ou moins lointain. Jamais je ne l'ai vu en colère. Jamais je ne l'ai senti malheureux, mais toujours lorsque nous nous retrouvions je savais le rendre plus ou moins heureux. De ses propos je distinguais certains mots picards, certains mots polonais et surtout des mots qui ressemblaient à l'allemand que parlait mon père avec les ingénieurs qui venaient visiter sa ferme toute neuve et très moderne avec des petits abreuvoirs à la taille des bouches des chevaux des vaches et des bœufs qui leur permettaient de boire l'eau des citernes des toits sans gaspillage. J'ai bien sûr demandé à papa qui était cet homme gentil et quelle était sa langue. « Souviens-toi qu'il est malade puisqu'il est dans cet hôpital. Souviens-toi qu'il t'a fait un très joli cadeau avec des petits bouts de bois minutieusement taillés, mais oublie qu'il parle allemand et surtout yiddish, la langue des juifs venant de Pologne et d'Allemagne. Et oublie surtout qu'on dit de lui qu'il est fou ! » Ces consignes de mon père étaient pour moi très précieuses. Plus de 80 ans après, elles sont présentes dans mes oreilles. Je ne sais pas quel a été le sort de mon premier ami, mais j'ai rêvé de lui tout dernièrement. Il était tout nu et n'avait qu'à la main une fourche. Il enfouissait, un à un des corps, en voie de décomposition, dans une forêt dont les arbres étaient presque morts. J'ai rêvé aussi des propos de mon père en me voyant en sa compagnie. C'est depuis cette date qu'il m'arrivait le soir parfois de rêver de mon désir de devenir psychiatre ou gendarme, car les gardiens étaient souvent des gendarmes à la retraite. Ma chambre d'enfant, dans cette grande maison de ferme, se trouvait juste au-dessus de la salle de séjour où se trouvait la cheminée, l'entrée du bureau de mon père, assez sacré, l'entrée du salon et du petit salon, bureau de maman, la porte de la grande salle à manger, l'entrée des toilettes et l'accès à la cuisine. S'y trouvait aussi le grand escalier qui permettait d'aller aux six chambres du premier étage. J'étais couché le premier juste après le dîner. Celui-ci avait lieu à 19 heures hiver comme été. De mon lit j'entendais les rires les disputes parfois, les conversations des grands avec mes parents ou du moins avec ma mère, car mon père cherchait le silence dans son bureau. Dans le noir, aussi souvent que je le pouvais, je m'installais à mi-escalier dans un coin le plus sombre possible pour mieux entendre. Très vite, l'un ou l'autre de mes aînés retrouvait ma trace et signalait à maman ma présence illicite. Celle-ci m'accompagnait à mon lit et me disait : « Pour t'endormir, pense à ce que tu feras quand tu seras grand. » Il n'y avait pas de médecin, sauf un cousin de mes parents que je voyais très peu et auquel, enfant, je n'ai jamais parlé. Papa avait un ami médecin qui se passionnait plus pour son émetteur-récepteur de radio que pour son métier. Le métier de médecin m'était donc inconnu, mais la chirurgie me tentait qui pourrait me donner plus tard l'occasion de me venger de mes aînés.

À NOUVEAU LA SŒUR PATRICIA

Puis, la fascination d'être au milieu des 1 350 aliénés de l'Asile de Prémontré, de pouvoir communiquer avec eux et peut-être de les soigner est devenue une rêverie tenace. Certains de ces hommes et de ces femmes venaient à l'automne à pied avec des brouettes jusque dans les champs de papa encadrés par des gendarmes en retraite, leurs gardiens et quelques religieuses leurs gardiennes. Ils glanaient, dans la bonne humeur les épis restés au sol, les pommes de terre et quelques bottes de foin. L'une des bonnes sœurs, la Sœur Patricia, avait une autorité chaude très particulière. Elle était Irlandaise de la partie anglaise de l'Irlande. Son prestige est devenu plus grand encore dans les années de la guerre, car elle avait réussi à se faire inscrire comme folle à la préfecture et échappait à la contrainte de rejoindre les prisonniers alliés civils en Hollande. Si un contrôle était fait, la sœur Patricia se faisait enfermer au pavillon 6 des femmes, celui des violentes et des agitées. Elle a tenu à la perfection pendant les 4 années de l'occupation son rôle de démente agitée, grossière et provoquant le médecin allemand venu vérifier l'authenticité du diagnostic. Elle reprenait gaîment sa tâche d'infirmière dès la fin de l'alerte. Cela accentuait son prestige auprès des autres gardiens et sa renommée allait jusqu'aux petites fermes où ses prédations étaient tolérées. Dans ces petites fermes d'ailleurs, se trouvaient des employés de l'asile et aussi, de loin en loin, un ou deux patients en permission pour la moisson lorsque leur désordre de la pensée ou leur alcoolisme permettait un retour au bercail pour quelques semaines sous la surveillance assez rigide le plus souvent de leur mère ou de leur père. Ils allaient jusqu'aux fermes des petits villages tout autour. Patricia y partait en commando, elle entraînait les plus valides des aliénées pour rapporter de la nourriture aux affamés de l'asile. Mon père veillait auprès de ses voisins à ce que leurs aigreurs d'être volés soient atténuées. Il leur faisait remarquer que dans chacun des villages voisins, l'un ou l'autre des habitants séjournait dans l'asile. À partir de l'âge de 8 ans, Octave est parti en pension, rejoignant la cohorte de ses aînés. Il était fier de son calot d'uniforme. Apprendre lui plaisait d'autant mieux qu'il savait déjà, pour avoir écouté ses aînés réciter leurs leçons, la moitié de ce qui était à savoir. Dans cette école, la discipline était sévère, mais elle n'entrait pas en contradiction avec la sévérité souriante de sa mère. Ce qui lui manquait, c'était la vie de la ferme et celle du village. Lui manquaient le berger, Monsieur Véron, et ses 400 moutons chargés de débarrasser les champs de leurs mauvaises herbes avant les semailles. Les désherbants n'existaient pas dans la ferme. Lui manquait surtout le bruit de la batteuse et de son gros moteur électrique du matin au soir pour les chariots de gerbes ramenés des hangars et des meules, les leurs et celles des fermes voisines, et l'affairement des charretiers et de leurs chevaux sous l'auvent de la grange pour que la batteuse ne tourne pas à vide. Lui manquaient les mots parcimonieux de Monsieur Vivier. Avant son jardinage, il se chargeait de l'entretien de la cour de la ferme avec son vieux cheval Ramona avec qui il avait fait toute la guerre. Par ailleurs, il était l'homme de confiance de la Fermière. Il volait pour elle des grains de blé dans le coffre des grains cassés pour nourrir les poules. Au fil des heures, il devenait jardinier et prédisait sans erreur possible le temps du lendemain ! Sont arrivées les invasions simultanées des troupes allemandes nazies et des troupes bolcheviques sur la Pologne, les déclarations de guerre de la Grande-Bretagne puis de la France et une drôle de guerre qui a rempli aussitôt la ferme du Faulx de soldats français. Nous avons *bénéficié* de visiteurs et occupants courtois ou discourtois, français puis allemands, autrichiens, italiens et enfin américains, surtout des camionneurs noirs très amis avec la sœur Patricia. Les bâtiments et les hangars étaient surchargés. Les chevaux qui n'avaient pas été réquisitionnés par l'armée et les bœufs devaient partager leurs litières avec d'autres bêtes, souvent épuisées. Le lieutenant Souffa était un intransigeant responsable de la formation de jeunes gens bien élevés de l'aristocratie prussienne. Ces jeunes gens, bien élevés étaient les premiers Allemands qu'Octave voyait en si grand nombre. Ils étaient bien sûr tous soigneusement mis dans leurs uniformes. Dans la ferme, ils apprenaient la discipline au grand air et l'officier aurait bien aimé y associer les fils de Monsieur Antrau, le maire et le lieutenant de louveterie. Les très jeunes gens apprenaient à marche forcée leur métier militaire avant de devenir chefs de bataillon dans une Angleterre que leurs chefs pensaient conquérir en quelques semaines après avoir avec leurs sous-marins basés à Dunkerque détruit la flotte anglaise. Aucun de ces jeunes élèves – officiers de 18 ans ne savait ni n'osait fumer. Tous couraient du grenier de la maison où ils dormaient sur la paille, harnachés dès 5 heures du matin pour courir, monter et dresser leurs chevaux, tirer sur des cibles. Ils recevaient des coups de fouet de leurs chefs dès qu'ils étaient irrespectueux avec les jeunes Français nés dans la ferme picarde.

Celle-ci était déjà séparée de la France dans la zone interdite aux autres français destinés à devenirs jeunes européens de l'Europe germanique. Ceci est-il dans le sujet de ce récit ? Ce sont les premiers soldats allemands qu'il est arrivé à Octave de voir, gamin, installés dans la ferme la veille du jour où la famille réintégrait son territoire après l'exil honteux. Auparavant, la ferme et le village hébergeaient des républicains espagnols fuyant les troupes du franquisme. Ils sont restés quelques mois. Ils travaillaient pour leur nourriture. Antrau les aimait beaucoup. Ces paysans espagnols allaient pendant les quelques mois de leur séjour remplir l'église assez vide de Bassoles. Ils envoyaient les gamins à l'école du village. Comment sont-ils retournés un moment dans leur pays ? On ne le sait pas en pension loin de chez ses parents. Avant l'invasion allemande, les gendarmes de Coucy sont allés arrêter un parachutiste allemand que quelques bûcherons avaient vu plier un gros tissu gris à l'orée du bois communal. Cet homme n'était pas armé ou alors il avait caché son arme. Il parlait beaucoup, apparemment affolé par les gendarmes et les gens du village avec leurs fourches et leurs fusils de chasse. Papa a demandé à Monsieur Couaille, charretier polonais, de traduire le sabir de cette personne. Il ne parlait que polonais, était parti de l'asile, à quelques centaines de mètres, il tentait gauchement de cacher un pochon de papier, mais un des hommes du village les plus hardis le lui arracha. Il contenait plus d'un kilo de champignons. Il avait prévu de les offrir à l'économe de l'hôpital dont il tenait deux jours par semaine le jardin. Nous fûmes, surtout les enfants, assez déçus. Il nous aurait été agréable de voir ce pauvre individu menotté monter dans la voiture des gendarmes avec son parachute et ses grenades. Pendant les années d'occupation des troupes françaises puis allemandes durant 4 ans, puis quelques semaines les troupes américaines, j'allais volontiers, en bicyclette puis à cheval, à travers la forêt jusqu'à l'asile de Prémontré devenant peu à peu hôpital. Il y avait deux médecins et souvent un seul interne qui avait été élève du même pensionnat à Reims. Il était cultivé, curieux, humaniste. Un jour il me parla de son chef de service, esthète, ami de Cocteau. Ce médecin logeait dans l'un des appartements de la cour d'honneur. Il avait fixé sur le mur de son séjour des esquisses de Miro, de Picasso, une fresque de Dali. J'ai dîné un soir chez lui avec mon ami Claude Hollande, son interne. Il m'offrit son dernier bouquin sur les maladies mentales, pour la collection « Que sais-je ? ».

COMMENT PEUX-TU AIMER CES GENS-LÀ ?

La mère d'Octave, depuis la petite enfance de celui-ci était son auditrice favorite. D'autres diraient la victime privilégiée de ses bavardages. En grandissant, Octave devint de plus en plus convaincu qu'elle ne l'écoutait qu'à peine en faisant du matin au soir toute une série de tâches, car paysanne dans l'âme, très heureuse fermière, elle pouvait s'accommoder d'un incessant bruit d'abeilles à ses oreilles. Elle était habituellement très patiente avec lui et il pouvait, sans avoir le sentiment de la contrarier, lui faire part de tout ce que sa curiosité assez insatiable lui donnait envie de lui communiquer. C'était encore le cas après quelques années d'études de médecine et donc de séparation lorsqu'il revenait quelques jours à la ferme. Comme tout l'entourage de sa mère, il avait la certitude que celle-ci était constamment dévouée aux autres, ses enfants, son époux, les gens du village, ses nombreuses cousines. Elle était égale d'humeur et si elle était austère, économe, rigoureuse, elle avait aussi un visage bienveillant en permanence. Les aînés d'Octave avaient décrété qu'il était le petit biquet et le chouchou de sa Maman et cette opinion collective le laissait ambivalent. Il admettait tout à fait cette opinion dans sa relation, l'été, avec sa grand-mère maternelle puisqu'il était le seul à obtenir d'elle à l'heure du goûter de ses très nombreux petits enfants dont il était le plus jeune, des biscuits BRUN chocolatés en grande quantité et des sirops faits maison avec des fruits innombrables de son jardin. La mère d'Octave, qui portait le même prénom que sa propre mère, Jeanne, trouvait d'ailleurs les largesses de sa mère excessives, débordant le cadre familial pour satisfaire aussi les ivrognes du petit bourg de Coucy-le-Chateau. Que faire de la phrase si troublante d'une mère aimée et admirée ? Un gamin qui se sait moche, rachitique, un peu poltron surtout pour aller chercher les œufs du poulailler, le soir sans lumière, sous la pluie, mais qui se plonge dans des livres d'adultes avec délectation y compris *MEIN KAMPF* à 8 ans après avoir questionné son Père. « Lis-le si tu le veux, tu verras bien !! » Il est aisé de répondre par : « Ta soif d'être aimé a-t-elle toujours été si forte que tu en es arrivé à tenter d'être aimé par des personnes aussi autistes dont tu as voulu par égocentrisme réussir à obtenir un soupçon d'attachement ? » Comment décrire la vie d'interne à Prémontré, bien semblable à celle de nombreux asiles départementaux ? Comment cela a été possible dans la situation très particulière d'un asile d'aliénés et comment, après la dévoration des quelques livres traduits en français sur le sujet, Octave Antrau choisit de rencontrer le premier secrétaire de la Société de psychanalyse de Paris. Comment décrire surtout une centaine de séances d'analyse auprès du premier psychanalyste dès l'âge de 19 ans, le premier secrétaire de la Société de la Société de Psychanalyse de Paris, le docteur Leuba, à un moment où il désespérait de ne pas réussir à se faire aimer par la jeune fille de 17 ans, son premier et sans doute le seul vrai (?) amour de sa vie d'adolescent qui voulait être un homme. À Prémontré, Pierre Margat et Michel Schweich lui proposèrent de travailler ensemble. Il découvrit qu'ils avaient pour but essentiel de comprendre quelques schizophrènes qu'ils avaient choisis parmi les centaines des hommes internés dans l'asile de Prémontré.

En m'associant à eux, j'ai choisi de tenter de communiquer avec les trois plus désespérantes des jeunes femmes internées là. La tentation est de s'intéresser aux plus aimables, aux plus demandeurs, aux plus cultivés des demandeurs de soins. Vouloir soigner des schizophrènes montre sans doute une tendance masochiste.

Au tout début de mon travail d'interne, ma cheffe de service m'avait donné pour tâche de faire à la suite les uns des autres quelques électrochocs à une dame très cultivée très aimable et très docile. L'appareil était un instrument préhistorique, une planche avec une rayure pour permettre à une boule de métal de rouler librement sous le maniement plus ou moins habile de l'interne qui acceptait de s'en servir. Tout autour, religieuses et gardiennes pesaient de tout leur poids sur le corps de cette dame consentante pour que la crise d'épilepsie recherchée ne lui luxe ou brise aucun membre et surtout aucune vertèbre. Personne sauf moi ne lui adressait la parole sauf pour la faire manger contre son gré ou l'aider à sa toilette. J'ai voulu donner un peu de liberté à cette dame camisolée. Et j'ai échappé de peu à la première faute grave de ma vie professionnelle. Un des premiers jours de mon service en 1951, j'ai demandé aux soignantes de détacher cette dame. Brutalement elle a bondi sur la fenêtre ouverte. J'ai pu user de toute la force de ma jeunesse pour qu'elle ne se tue pas. Après quelques électrochocs supplémentaires, je me suis désintéressé de cette dame, amnésique, hébétée et docile. Les religieuses l'avaient accueillie dans l'atelier de pluches de la cuisine en attendant la prochaine crise mélancolique. Cette dame était l'une des 340 femmes du service dont j'étais le seul interne. La psychiatre dont j'exécutais les ordres était intelligente, cultivée, mais elle ne pouvait, dans cet asile, mettre les pieds dans aucun des six pavillons. Elle séjournait dans son bureau. Elle signait les masses de papiers officiels et allait rejoindre le directeur, l'économe, son collègue du service de 335 hommes, le ou les internes et les médecins et visiteurs médicaux. Elle avait peur des malades dont elle avait la charge, elle passait des heures, seule, dans la forêt qui entourait les beaux bâtiments reconstruits après la guerre de 39/44. En dehors du fait qu'elle m'a conduit à faire des électrochocs dans des conditions sommaires, sans anesthésie comme ils étaient faits partout ailleurs, elle ne s'est pas opposée à ce que je pratique auprès de ma patiente Cécile, dans le but de tenter de lutter contre les cavernes tuberculeuses des sommets de ses deux poumons, trois fois par semaine pendant des mois en gonflant son ventre par un pneumopéritoine. Ma cheffe de service, Mlle Z, m'a fait faire aussi des séries de « barbotage », inventif traitement d'un psychiatre argentin. Il s'agissait de retirer par ponction lombaire, vingt centimètres cubes de liquide céphalo-rachidien et de les réinjecter aussitôt, et ceci plusieurs fois de suite. Ce traitement était réservé aux « déments précoces » chez lesquels les effets d'une lobotomie, destinée surtout à apaiser leur agitation et leurs hurlements, lors d'un bref transfert en neurochirurgie, à l'hôpital Sainte-Anne avaient été nuls ou peu durables. Le docteur David, qui faisait cette chirurgie du matin au soir, me répondit un jour : « Vous voulez savoir si cette chirurgie est justifiée ? Je n'en sais rien. Je ne fais qu'exécuter les prescriptions de vos collègues après un soigneux apprentissage sur les animaux, le reste est du domaine des psychiatres. » La mutation de ma cheffe de service sur sa demande, dans un poste d'aliéniste qui se libérait ailleurs, m'a plutôt soulagé bien que, pour l'essentiel, elle m'ait laissé entièrement libre du traitement psychothérapique de trois patientes. Cette collègue était si angoissée qu'un soir ou Pierre Margat et moi l'avions invitée à dîner dans notre petite maison charmante, dans les bois, l'Internat, elle est restée immobile toute la soirée sur un fauteuil dont un accoudoir était cassé. Nous avions eu la malice, et même la cruauté d'expérimenter l'hypothèse plausible de sa rigidité, aussi catatonique que celle de quelques-unes de nos patientes. C'est seulement en se levant pour rentrer chez elle en nous remerciant de notre bon accueil que le fauteuil s'est effondré. L'effort d'énergie affective et physique que nous déployions auprès de nos patients, en plus de la tâche quotidienne auprès des malades hospitalisés dans ce magnifique et gigantesque monastère, nous poussait à déverser vis-à-vis de nos patrons une stimulante cruauté. Nous nous offrions ainsi une thérapie de récupération narcissique pour chacun de nous, un paisible coocoonage mutuel ! Dans nos démarches d'analyse à la Capitale nous n'évoquions que très peu le climat dans lequel nous nous trouvions, sauf pour évoquer tel incident ou telle émotion qui nous avaient envahis dans notre travail. Lors de nos trois séances d'intercontrôle hebdomadaires, dont nous respections aussi soigneusement qu'il nous était possible l'établissement lors de notre contrat initial, nous avions décidé d'exclure tout ce qui n'était pas lié au sort de chacun de nous avec chacun de ses trois patients. Le départ de Michel Schweich, puis celui de Pierre Margat dans le Centre thérapeutique et de réadaptation sociale du docteur Sivadon à l'hôpital de Ville-Évrard m'ont laissé orphelin quelques semaines avant que je ne les rejoigne. Je faisais des démarches vaines pour que Françoise qui ne voulait et ne pouvait pas aller chez l'un de ses parents en continuant de venir me voir au moins une fois par semaine soit hébergée dans un pavillon de femmes à Ville-Évrard. Ses antécédents de tuberculose longtemps contagieuse étaient invoqués par le chef de service. Françoise mourut, m'a-t-on dit alors, un mois après mon départ, d'une rupture d'une artère pulmonaire. Je ne l'ai su qu'après son enterrement. J'ai très mal supporté ce deuil dont je me sentais responsable. Mes deux autres patientes choisies pour m'apprendre à connaître mon mouvement de transfert délibéré vers elles et les effets positifs de leur contre-transfert étaient reparties, l'une en Pologne dans sa famille où elle s'est remise au travail comme secrétaire bilingue et l'autre comme aide-soignante, avec le statut d'adulte handicapée, dans un hospice à Château-Thierry (?), et une feuille de salaire largement amputée. J'ai eu de bonnes nouvelles de l'une et l'autre, mais je ne les ai plus jamais revues. Pierre Margat, comme Michel Schweich, ont pu faire hospitaliser quelques semaines dans le service de P. Sivadon l'un ou l'autre de leurs patients. Le docteur Sivadon m'a confié, dès mon arrivée, la responsabilité d'un pavillon où étaient pratiquées des cures assez courtes de sommeil. Les locaux permettaient de soigner à la fois une vingtaine de patients, très encadrés par d'excellents infirmiers.

Durant son séjour, avec Geneviève, travaillant rue de Rome chez le musicologue Eschigue, Antrau fit deux découvertes psychothérapiques passionnantes. La première, dont quelques pages de ce livre parlent plus haut : l'expérience du premier groupe fermé, avec Pierre Margat, de paranoïaques ; la seconde, le début des soins de Paul et d'une très longue histoire de 44 ans, évoluant de la thérapie à la psychanalyse puis plus tard à une amitié aussi solide que tendre.

Premier groupe de psychotiques. Avec Pierre, nous avons invité quatre patients hospitalisés pour des psychoses délirantes hallucinatoires au long cours. Ces quatre patients, qui avaient pris le parti de s'isoler dans le service chacun dans un mutisme habituel ont accepté de se retrouver avec nous.

Ni Pierre ni moi n'intervenions beaucoup, car chaque participant a très vite fait part aux trois autres de son délire. Chacun ressentait les trois autres comme délirants sans admettre qu'il délirait lui-même, mais chacun a appris dans ce petit groupe la bienveillance vis-à-vis des trois autres. Cette psychothérapie d'empathie a permis aux quatre patients de rompre leur solitude, de se reconsolider avec le désir de vivre dans leur famille dont ils avaient été séparés parfois depuis plusieurs années et de retrouver leur ancien travail ou d'en trouver un meilleur. Lors de mon séjour d'interne à Ville-Évrard, j'ai eu l'opportunité de prendre en soins psychothérapiques un garçon de mon âge chez qui une deuxième cure de comas insuliniques (cure de Sakel) avait été interrompue après un « mauvais réveil ». (C'est-à-dire un réveil où sa vie avait été mise en danger.) Ce patient était par hasard entre les mains d'un camarade de vacances pendant son adolescence sur une plage bretonne. Son ancien camarade Bégouin me demanda si je pouvais prendre en charge ce patient qui voulait être soigné par un psychothérapeute chrétien. Je n'étais pas interne dans le service où avait échoué ce jeune homme. Le chef de service, malgré son hostilité aux soins psychanalytiques, accepta bien volontiers que je le rencontre. Il avait, après une paralysie de la main gauche survenue le jour de son concours d'admission en piano au Conservatoire de Paris, été confié à Françoise Dolto. Le traitement psychanalytique avait dû être interrompu à deux reprises par l'efflorescence de deux crises dépressives délirantes atypiques. Françoise Dolto l'envoya entre les mains de Leclerc qui dut l'envoyer d'urgence à Sainte-Anne. De Sainte-Anne, il fut dirigé sur Ville-Évrard. Il y subit à nouveau des électrochocs, une cure de Sakel. Ces soins n'eurent aucun effet durable sur son angoisse psychotique, et pas du tout sur son délire hallucinatoire. Il le dit, bien longtemps après, lors d'un séjour amical chez nous, alors que j'étais depuis des mois à la retraite. Il avait été sûr d'être une incarnation du Diable. Lorsqu'on me demanda si je pouvais le prendre en psychothérapie selon la technique que nous avions élaborée, Pierre Margat, Michel Schweich et moi, il venait de commencer une deuxième cure de comas insuliniques. Un matin, le traitement s'était mal passé et son réveil fut si laborieux que le docteur Rondepierre décida d'interrompre la cure. Ce garçon, terrifié par les souffrances du pénible réveil, y voyait une preuve supplémentaire de sa damnation. Avec mon étiquette d'interne en psychiatrie chrétien, j'ai eu le droit d'affronter ce pauvre malheureux dans un service où je n'étais pas affecté.

– Tu as déjà dit et écrit tout ça, mais ça me berce de l'entendre, m'interrompit mon voisin de chambre.

Je n'avais pas l'impression que les deux psychanalyses entreprises et interrompues par des décompensations psychotiques chez ce jeune homme torturé d'angoisse, me permettraient aisément d'établir une relation thérapeutique aisée. Il restait en effet dans le même service d'hospitalisation où mon camarade m'avait confié qu'il avait frôlé la mort. Il insistait pour que je le rencontre. Le chef de service semblait s'y résoudre malgré ses réserves sur la possibilité de soins psychothérapiques efficaces. Ma première rencontre avec ce jeune homme terrifié, mais relativement loquace lui a paru beaucoup plus sympathique qu'elle ne l'a été pour moi, mais je lui ai proposé cependant un contrat thérapeutique. Je lui ai proposé trois rencontres de trois quarts d'heure chaque semaine pendant un mois dans le pavillon où ce jeune homme était enfermé avant que l'un et l'autre d'entre nous choisissions la décision de poursuivre notre travail en commun. Très vite, connaissant son histoire d'étudiant en piano, je lui ai proposé de me montrer son talent au piano du pavillon qui se trouvait inutilisé dans une sorte de petit salon fermé à clef. Le surveillant du service nous en ouvrit la porte et la referma sur nous en me demandant d'appeler par le téléphone intérieur quand la séance serait finie. Dès qu'il a constaté que nous étions enfermés ensemble seuls, le patient a soulevé le couvercle du piano droit. Je lui ai demandé de me dire si cet instrument rarement utilisé était accordé. Il le fit volontiers, en silence, puis il me confirma que le piano était en bon état. Il n'y avait pas de partition, mais je lui ai dit mon plaisir à entendre un morceau de son choix de Debussy. « Lequel voulez-vous ? – *Jeux d'eau* ! » Aussitôt il s'installa très soigneusement sur le tabouret et de mémoire m'interpréta magnifiquement cette étude. Il commenta : « Cette œuvre que j'aime beaucoup est de Ravel, mais pas de Debussy. » Mon erreur nous a permis de rire ensemble de mon incompétence. Je lui devenais sympathique. L'humanité gigote entre son désir de jouir de ce qu'elle est humaine, libérée de toute aliénation, de croire qu'elle peut tout faire sur cette planète (où par hasard elle a prospéré) jouir, se reproduire, sans le savoir réussir mieux que ne le font les abeilles, les termites ou les rats, mieux que les micro vies unicellulaires qu'elles ne connaissent pas… et son besoin de se sécuriser auprès d'un dieu (ou auprès de Dieu). Un dieu, ses dieux, elle a réussi à les fabriquer pour un temps, Zeus, Akenopis, Jupiter, le marxisme ou toute autre idole, mais Dieu, s'il existe, comment se débrouille-t-il pour nous aimer tous, nous autres petits vers ?

Avant de rassembler ici en une brève biographie dans laquelle il tentera de dessiner ce qui, entre 1926 et 2000, a expliqué son désir de proximité avec les personnes réputées folles, aliénées, il souhaite évoquer ses démêlés avec Marie-Charlotte Fouillou, toute récente épouse Antoine. Celui-ci serait un lointain cousin dont la lignée serait Antoine. Octave ne l'a jamais vu dans les marchés, dans les villages et dans les forêts de la haute Picardie où pourtant on dit qu'il déambule depuis près de 80 ans, souvent sous de faux noms, avec son père d'abord puis seul, à vélo, en moto, en charrette tirée par un joli cheval puis dans une camionnette bourrée d'outils et d'objets hétéroclites. Certains Picards connaissent de réputation les remarquables compétences du père puis du fils. Ils étaient, tous deux, étiquetés bohémiens. La réputation d'Antoine de profonde culture autodidacte, sa connaissance de plusieurs langues indo-européennes et son habileté remarquable de bricoleur et d'artisan d'art compensaient la méfiance des paysans picards et des Polonais arrivés nombreux en Picardie en 1920. Voilà la lettre de la dénommée Marie-Charlotte à Octave Antrau.

« Cher Docteur, j'ai réussi enfin à trouver votre adresse au bord de la mer en Vendée. Notre éditeur commun a longtemps refusé de me la donner. Il estimait malgré mes sollicitations pressantes que vous aviez droit, à votre âge avancé, à une retraite discrète et paisible ».

– Comment cet éditeur était-il informé des différends de ces dernières années entre Marie-Charlotte et moi ? Je suis sûr que cette dame n'aurait pas eu l'imprudence d'en parler avec mon éditeur, mais elle a sûrement évoqué notre conflit de droits d'auteur. Est-ce lui – qui cède, dit-on, à tous ses caprices – qui a contacté l'éditeur ou l'un des imprimeurs ? Cette dame poursuit cette lettre étrange :

« Antoine, mon tendre mari après notre mariage tumultueux où nous avons fortement regretté votre absence a décidé de fêter notre mariage, maintenant je suis tout à fait rétablie. Je peux à nouveau nager aussi loin en mer que j'en ai envie, en Vendée et précisément dans l'île de Noirmoutier que ni l'un ni l'autre ne connaissons et où les bons hôtels s'ouvrent l'un après l'autre, dans ce printemps précoce. J'aurai de plus l'occasion de conduire à nouveau ma petite voiture si Antoine me la prête. Antoine prétend que l'hôtel d'Elbée tout récemment rénové est le plus confortable des gîtes de l'île et que dans une suite spacieuse je pourrai y poursuivre l'écriture de mon essai sur la psychiatrie au vingtième siècle en Europe. Je me souviens que vous aviez abandonné de projet d'écrire ce document tant le sujet vous paraissait trop émouvant pour vos souvenirs. Bien sûr, la mort tragique de mon frère Louis, schizophrène, me pousse à écrire mes souvenirs d'alors avec les commissaires de police et les psychiatres. L'effondrement du couple de mes parents m'a accablée, mais je suis sûre d'avoir le recul nécessaire pour relater tout ce que, dès mon adolescence, j'ai emmagasiné de connaissances sur la folie, la soumission, la culpabilité et les rejets des familles, l'intolérance de la société, les errements théoriques, les traitements sadiques, et aussi, heureusement, les gestes d'humanité de quelques-uns des soignants. Puisque j'ai eu le plaisir de vous rencontrer dès mes stages d'études, parfois de travailler avec vous, d'aller en votre compagnie à des colloques et des congrès, de connaître vos travaux, de les traduire parfois en anglais et en allemand, et aussi de corriger les erreurs de syntaxe de certains de vos textes, je suis sûre que je saurai dans le livre, dont j'ai déjà soigneusement rédigé le plan et les chapitres essentiels, intéresser un large public. Venir vous présenter mon mari, si vous acceptez de vous joindre à nous dans l'un des bons restaurants de l'île, et obtenir vos conseils, me serait très précieux. Il paraît que vous avez une femme charmante, très implantée dans l'île. Elle pourra, je l'espère, partager nos rencontres et nos repas durant notre séjour. Antoine a retenu une suite à l'hôtel du général d'Elbée entre le 2 avril et le 16. Vous pouvez bien sûr, nous joindre d'ici là si vous n'êtes pas disponible ou si, et j'espère très vivement que cela n'est pas le cas, vous ne désirez pas nous voir. J'ose espérer que votre santé reste bonne et que la maladie ne pourra pas être la cause d'un refus de nous voir. Celle qui a été votre étudiante-stagiaire bien accueillie par votre famille d'alors, puis votre ancienne employée, puis votre collaboratrice et enfin votre accompagnatrice suppléant à votre faible connaissance de l'anglais et de l'allemand lors de colloques et congrès vous salue chaudement.

P.S. Cette tâche m'a permis de rencontrer et de dîner avec des psychiatres étrangers remarquables. Chacun d'entre eux faisait grand cas de votre point de vue et de l'exposé de votre technique. J'étais fière d'être votre discrète partenaire.

Votre dévouée Marie-Charlotte.

P.S. L'éditeur a accepté de publier le livre dont je lui ai proposé de lire plusieurs pages. Il a approuvé mon initiative de vous rencontrer et de vous proposer de rédiger la préface. Si vous acceptiez, je vous propose, pour nous laisser, vous et moi, plus de spontanéité, que ni vous ni moi ne cherchions à lire, moi votre préface, vous mon ouvrage. Antoine, votre lointain cousin, toujours très attentif à chacun de mes souhaits, me pousse à terminer vite mon travail. Sa prodigieuse mémoire fait de lui une encyclopédie. Cela m'évite de consulter le dictionnaire ou Google. »

Cette lettre a plus enchanté encore qu'elle n'a surpris Octave Antrau. Voilà quelqu'un qui va faire, à sa place, un travail qu'il avait un certain temps envisagé de rédiger lui-même. Quelques heures plus tard, le fleuriste de Noirmoutier a apporté à l'épouse d'Octave Antrau un très élégant bouquet de fleurs. Nous aimons tous deux particulièrement l'accueil et le très bon patron cuisinier du restaurant Les Toqués. Marie-Charlotte le savait. Elle avait mené discrètement son enquête et avait préréservé 4 places à la date de notre choix. « Ce soir, assez tôt vers 19 h 30 a répondu au téléphone son interlocutrice ». Elle voulait éviter mes tergiversations habituelles. En quelques jours, Octave s'est réconcilié dans sa tête avec cette délicieuse auteure, qui était peut-être une ancienne malade oubliée ou plutôt le fruit de son imagination. À plus de soixante ans, elle en paraissait quarante.

– J'ai fait avec un vif plaisir la connaissance d'un nouveau cousin, au sein de ma très nombreuse famille et je me suis remis à ce travail d'écriture, longtemps manqué. Je parlais à nouveau de mes motivations, de mes balbutiements et de ma passion pour le métier de psychiatre. Effacer les lignes suivantes. Mon père, fermier à l'orée de la forêt aimait emmener nos très nombreux hôtes au magnifique monastère de Prémontré. Comme il était membre après son beau-père, député, du conseil de surveillance ou plutôt du conseil d'administration de l'asile. Il allait assez fréquemment voir le directeur, l'économe, les fermiers, les artisans de ce gros village dans la forêt tout entière reconstruit au milieu des arbres qui cachaient déjà leurs mutilations. Seul à la maison pendant les périodes scolaires où mes sept aînés étaient pensionnaires, je me glissais souvent dans sa voiture lorsqu'il partait ici où là pour ses fonctions d'agriculteur ou d'administrateur. J'avais six ans, mon père espérait n'avoir pas à discuter longtemps, mais il m'a autorisé, dans une des rues de l'hôpital, à marcher ou courir sans m'éloigner. La fréquentation de mes nombreux petits copains, fils de paysans polonais, chassés par la famine en 1920, n'avait pas encore, sur le plan du vocabulaire été assez nutritive. Les mots que je savais étaient les ordres de leurs parents et les injures des uns et des autres n'étaient pas suffisants pour le comprendre. C'est le chaleureux malade de l'asile qui a été à l'origine de ma relative facilité à comprendre le dialogue de mes patients, y compris dans les néologismes de leur psychose paranoïde. Les longs mois de mon père, accusé d'espionnage, dans les camps allemands les plus rudes, avec les déplacements d'un endroit à l'autre tous les trois mois, lui avaient appris à communiquer avec des Polonais, des juifs d'Europe de l'Est, des Russes, et avaient perfectionné son allemand. J'ai eu la liberté de revoir mon seul ami pendant près de deux ans avant de partir, tout fier, en pension à mon tour. À la même époque, dans notre petit village, habitaient une gardienne de l'asile et un gardien dont le frère était dément précoce. Lorsque le chien de la petite ferme où tous deux étaient nés était hargneux, cela voulait dire que le malade était en permission chez ses parents. Il m'était alors interdit dans mes pérégrinations de m'approcher de la petite ferme du village dans la vallée. Ce garçon malade, comme un cousin à lui, séjournaient tantôt à Prémontré, tantôt chez leurs parents. Ceux-ci auraient bien aimé qu'ils soient tous deux définitivement à l'asile où le moniteur fermier savait les amadouer, mais le séjour était cher pour les familles de petits fermiers et le retour à la maison évitait l'hypothèque de leurs terres. Peu d'autres choses me reliaient à l'univers de la folie. Mes nombreux oncles et tantes, mes nombreux cousins, me paraissaient équilibrés. Pourquoi ne pas utiliser ce privilège pour venir plus tard en aide à ces malheureux ?

Tout, dans mon enfance, valorisait l'altruisme. Maire du village, mon père a fait venir un train de 80 Espagnols, tout un village ayant fui la guerre civile. Il les hébergeait, les nourrissait et ceux-ci, très courageux, en 1938, pendant quelques mois, travaillèrent aux champs. Maman, bonne couturière rafistolait les longueurs, les déchirures. Une partie de moi, le surmoi, applaudissait. Une autre, surtout après mon arrivée en pension, à mon tour, à 8 ans, se posait quelques questions, lorsque quelques camarades me traitaient de cul-terreux, de bouseux ou de péquenot. Mais la guerre est arrivée, légitimant les valeurs de mes parents, même si les colis d'œufs et de beurre que maman envoyait à ses sœurs et demi-sœurs parisiennes n'arrivaient qu'exceptionnellement à la bonne destination.

À Prémontré, parmi les plus compétentes des gardiennes, se trouvait une religieuse de la communauté, Anglaise de l'Uster. Elle devait avoir 35 ans quand j'ai fait sa connaissance. Elle s'est cachée là pendant toute la guerre de 39/45 tout en exerçant avec un talent extrême son métier d'infirmière psychiatrique. Je me souviens d'elle, enfant ; d'elle pendant la guerre ; et d'elle pendant les deux ans et demi où j'ai exercé mon apprentissage, dans le service des 320 femmes internées là. Je la voyais aussi, toujours, dans les moments d'agitation pendant les journées de garde, un jour sur deux puisque nous étions deux seuls internes.

Louis Ogliastri et Sylvain Eliaschef, amis d'études, se sont mis d'accord pour me contraindre à prendre un poste de médecin-résident dès la fin de mon service militaire chez Sylvain.

Tout l'établissement, dont il était le patron, était d'une propreté et d'une sobriété monacales. Chaque matin, dimanche compris, nous devions tous être présents dans le bureau du patron, en cravate à huit heures trente. Sylvain Eliaschef n'embauchait aucune collègue femme. Grâce à notre soumission, nous étions assez grassement payés. Chaque jour, l'établissement était préparé à l'urgence. Il y avait toujours au moins une chambre disponible. Déplacer d'une chambre à l'autre l'un des patients pour libérer une seconde chambre de sûreté était fréquent. Le nombre des admissions, chaque année, avoisinait le millier. Les séjours étaient en effet presque toujours de courte durée. La préoccupation première du patron était la sécurité ; en effet la proportion de patients qui nous étaient adressés en état dépressif profond avec des risques de suicide était considérable. Certains d'entre eux, connaissant leur psychose mélancolique, demandaient eux-mêmes à entrer pour la troisième ou quatrième fois à la clinique et attendaient que le bilan cardiovasculaire soit fait pour bénéficier d'une série d'électro-chocs. Lorsqu'ils montraient une insomnie avec un syndrome maniaque délirant ou pas, ils étaient beaucoup moins vigilants à se soigner et écoutaient peu les conseils de leur entourage ou de leurs médecins traitants. Ceux d'entre eux qui se laissaient convaincre de venir à la clinique, en accès d'excitation comme lors des poussées dépressives graves, bénéficiaient du même traitement d'électro-chocs. Ils repartaient moins d'un mois plus tard. Nous veillions à les encourager à reprendre très vite leurs activités professionnelles et familiales avec le moins possible de convalescence, comme s'ils revenaient de vacances. Cette organisation des soins convenait aux cyclothymiques qui ainsi se désinséraient au minimum de leur vie sociale. Certains des usagers de la clinique prenaient même l'habitude de venir se sécuriser, pendant leurs congés d'été, pendant trois semaines de leurs vacances. C'était bien souvent des célibataires. La clinique n'était jamais archipleine pour que nous puissions accueillir les urgences de toute la région parisienne et le Dr Sylvain Eliascheff, lorsqu'il était là, supportait que ces hôtes de l'été ne bénéficient pas des 8 électrochocs sous curare et narcose, le traitement quasi systématique de son établissement. Nous étions très vigilants à remplir, les uns pour les autres, et pour le suivi des séjours de nos habitués, des dossiers contrôlés ensemble au moins une fois par semaine, mais nous n'utilisions pas la nomenclature du patron. Il fallait aussi, après des incidents fâcheux, que des examens médicaux préalables permettent de rendre raisonnable d'entreprendre ces soins traumatisants. La clinique était faite pour soigner, sans perte de temps et dans la meilleure sécurité possible les patients souffrant de cyclothymie sévère. Les grincheux, tristes et dépressifs étaient aussi les bienvenus si eux ou leurs familles signaient un accord pour un traitement d'électrochocs. (Quatre à dix électrochocs sous curare et narcose, un tous les deux à trois jours permettaient un oubli du délire mélancolique ou maniaque.) La mémoire revenait en quelques jours, le délire était mis à distance. Il était possible d'en parler sans réveiller l'angoisse de mort. Nous, les médecins résidents, à tour de rôle en pratiquions chaque matin un bon nombre après la visite de chaque chambre, deux par deux. Il était souhaitable de les chérir dans leur accablement et de rire avec eux de l'exubérance euphorique de leurs accès maniaques sauf s'ils s'y montraient agressifs. Ils acceptaient l'isolement dans leur chambre sans téléphone ni courrier pendant les 10 premiers jours de leur hospitalisation beaucoup mieux que leurs familles qui venaient prendre de leurs nouvelles, leur apporter lettres et gâteries, se pressaient à l'entrée de la rue de Plaisance en tout début d'après-midi pour rencontrer l'un des médecins ou téléphonaient matin et soir. Le fait est que chaque matin, dimanche compris, nous allions très tôt le matin, deux par deux, visiter tantôt une moitié tantôt l'autre moitié les chambres dont une bonne part était nue de meubles dangereusement manipulables. Durant les 9 ans de mon apprentissage à la clinique de Nogent-sur-Marne, j'ai à deux reprises, pratiqué au patron sur son insistante demande trois ou quatre électrochocs dont il éprouvait le besoin. Il se savait cyclothymique et était très vigilant sur l'apparition de phases dépressives. Il l'était, malheureusement un peu moins sur ses phases de suractivité au cours desquelles il montrait une impatience extrême vis-à-vis des salariés de sa clinique, médecins compris. Comme son impatience était par périodes très vive, il m'intimait avec beaucoup d'habile flatterie l'ordre de recevoir tel ou tel médecin du dehors venant visiter le patient qu'il nous avait confié et aussi de tel ou tel visiteur notable. Parmi ceux-ci Jacques Tati et son ami Achille Zavatta nous confiaient leurs collègues nécessiteux pour lesquels ils avaient constitué une bourse de solidarité. Tati interrompait le tournage de ses films pendant tout le temps où l'un ou l'autre des membres de sa troupe se remettait à boire ou s'enfonçait dans un mal-être dépressif. Avant moi, le médecin attitré à la tâche de soigner le patron était le plus âgé des adjoints. Il avait, pendant toutes les années de la guerre, géré les soins aux patients restés là. Ils étaient peu nombreux et une partie d'entre eux présentaient des états démentiels séniles, des syndromes hallucinatoires chroniques ou des paralysies générales syphilitiques.

Où était caché pendant l'occupation allemande Sylvain Eliaschef, son père ouvrier d'art en orfèvrerie, sa mère ouvrière en fourrures, et ses deux frères, l'aîné et le cadet nés comme Sylvain dans le quartier du Marais, rue des Francs-Bourgeois ? Pas loin de Nogent-sur-Marne puisqu'il tirait bénéfice sur sa propre initiative des électrochocs parfois, ceux qui étaient pratiqués avant que ne leur soient adjoints le curare et l'anesthésie. Plusieurs années après la guerre, avant d'apprendre intelligemment mon métier auprès de Paul Sivadon, j'avais pratiqué moi-même des électrochocs chez tel ou tel malade désigné par mon chef de service à Prémontré. Je faisais ces soins ici ou là, accompagné d'un groupe de soignantes. Les religieuses infirmières étaient parmi elles les plus habiles, par leurs gestes d'immobilisation des corps des patientes, par l'installation de serviettes bien serrées dans les mâchoires (il fallait mettre dans la bouche du patient un fort morceau de tissu, immobiliser sa mâchoire, sa tête, ses bras et jambes, placer des deux côtés de son front des électrodes ressemblant à un casque d'écoute de musique). Mon rôle alors était de faire rouler, plus ou moins vite, une bille d'acier dans la rainure d'une planche équipée de fils de cuivre, provoquant le plus doucement qu'il était possible une crise d'épilepsie généralisée dont les secousses étaient contenues par le poids des assistants très expérimentés et par les chiffons dans la bouche serrée. Ce sont ces traitements de sismothérapie qui pendant les longues années de 1941 à 1945 avaient permis à mon patron Sylvain de supporter les crises mélancoliques, l'enfermement et le secret pour éviter les rafles et les dénonciations. La seule chose qu'il m'en ait dite est qu'il avait pu ainsi étudier, lire, se cultiver pour rattraper l'absence d'études classiques. Il avait fait sa médecine puis la psychiatrie sans le baccalauréat, mais avec le brevet supérieur de l'enseignement dit primaire. Sa considérable culture littéraire et sa plus remarquable encore culture musicale venaient, en plus de sa curiosité dévorante, de sa remarquable mémoire. Cette curiosité ne le portait pas du tout vers les travaux philosophiques à la mode ni à la pensée et les livres de psychanalyse. Il avait été entre les deux guerres interne en psychiatrie à Sainte-Anne en même temps que Lacan et Mâle, mais toute sa sympathie allait vers le second avec lequel il avait beaucoup voyagé et beaucoup discuté de tout ce qui méritait leur curiosité commune. Pour Lacan, il n'avait qu'une hostilité profonde qu'il ne cherchait pas à justifier. Je me suis mis à la partager depuis les malencontres de ma rencontre prolongée avec lui. Dès qu'elle le put, Rachel, sa maman avait acheté un à un dans les hauts de Nogent-sur-Marne des pavillons contigus avec de grands jardins. Elle en fit pour lui une maison de retraite pour héberger les vieilles personnes des familles aisées et aussi les « infirmes cérébraux ». Sylvain devint psychiatre d'un petit empire de pavillons plus ou moins confortables, certains même luxueux. Elle en fut, je crois, la vigilante intendante jusqu'à sa mort. Ce n'est pas dans cette clinique qu'il était aisé pour moi d'établir des relations de transfert vis-à-vis des patients qui y présentaient une souffrance psychotique ni de me distraire en me penchant sur l'évolution et sur l'histoire de la psychose au siècle dernier. Le propriétaire de la clinique, le docteur Tison à Saint-Mandé était très amical avec moi et faisait semblant d'approuver sa directrice qui désirait fortement me voir, à la fin de mes études, devenir médecin directeur de ce joyau. La femme du docteur Tison, très charmante et superbement originale, portait une flamboyante toison rouge vif, une perruque sans nul doute, et la directrice, soignée d'abord pour un syndrome bipolaire assez spectaculaire, était au fil des ans devenue hôtesse de cet établissement très confortable et très bien équipé. Mais Tison avait refusé toute convention avec la sécurité sociale naissante. La clinique était toujours remplie, avec une clientèle aux moyens économiques très confortable. Dans des chambres individuelles se trouvaient encore quelques malades atteints de « paralysie générale », curieux nom, car ces patients, très diserts n'avaient aucun signe de paralysie. Ils étaient très accueillants dans leurs chambres dont ils ne sortaient dans le joli parc de la clinique qu'aux bras de deux rapides infirmiers. Cette maladie, en voie de disparition, était le stade ultime de la syphilis cérébrale. L'ensemble des patients avait donc deux points communs, l'aisance financière et la folie. Le personnel était très expérimenté et très stylé. Le cuisinier était très compétent et j'avais la chance, dans l'élégante salle à manger réservée aux médecins de passage de rencontrer le gratin des neuropsychiatres parisiens.

Mes sept frères et sœurs aînés étaient étudiants ou en pension. L'institutrice du village me donnait du travail pour la journée et me renvoyait à 8 h 30 dans la ferme de mes parents pour y faire mes devoirs, car la plupart de mes camarades de classe étaient enfants de Polonais, parlaient polonais chez eux et n'avaient pas la chance d'avoir des parents instruits. Monsieur X et moi avons conversé une douzaine de fois pendant que mon père était en réunion avec le directeur, le comptable et le chef de culture de l'immense Hospice, perdu dans la forêt de Saint-Gobain. Il savait que mon père était un notable et que le gamin que j'étais était bavard, mais surtout curieux. Il prétendait avoir connu la guerre de 14-18, adolescent, la plupart du temps dans le nord de la France occupée par les Allemands. Mais, grâce au vieux curé de son village en grande partie déserté, il a pu, m'a-t-il raconté, avec un vif plaisir étudier le français, l'allemand par nécessité et le latin par curiosité aussi. Être orphelin si jeune expliquait peut-être sa folie. Son histoire embrouillait parfois ma tête. L'assurance avec laquelle il me racontait son passé contrastait avec la poésie des lieux. Mon plaisir était de retrouver mon ami, habillé comme tous les autres en vêtements de travail, en galoches ou en savates, pas très différemment de leurs gardiens. L'allure des uns et des autres était bien semblable. Ces conversations nourrissaient pleinement mes deux désirs de connaissance et de romanesque. À l'asile de Prémontré, mon ami me parlait aussi de l'Algérie où étaient nés quatre de mes cousins, à peine plus âgés que moi, près de Tiaret. Il me disait aussi plein de choses que je ne comprenais pas et poussait parfois des cris dont il s'empressait de me dire que je n'avais pas à en avoir peur. Je parlais de ces rencontres à papa, qui me disait que Monsieur X. était un peu fou, mais qu'il était gentil, faisait de jolies choses en bois avec ses mains et apportait les mauvaises herbes des couloirs aux lapins de la ferme. Nous revenions beaucoup moins à la ferme, mais mon père, lorsque nous étions là, nous expédiait à nouveau pour apporter de la nourriture au cuisinier de l'asile. J'ai cru, ou j'ai eu envie de comprendre que mes collègues de l'Association scientifique des psychiatres d'exercice privé, créée sur l'initiative de Gérard Bles, sollicitaient un regard sur l'histoire de la psychose au siècle dernier, et de ce fait, cherchaient l'un des derniers survivants de ce siècle fécond en curiosité scientifique, en tentatives de thérapeutiques neuves, en conflits idéologiques, en passions, en réussites et en lassitude. Mes sept frères et sœurs aînés étaient étudiants ou en pension. L'institutrice du village me donnait du travail pour la journée et me renvoyait aussitôt dans la ferme de mes parents pour y faire mes devoirs, car la plupart de mes camarades de classe étaient enfants de Polonais, parlaient polonais chez eux et n'avaient pas la chance d'avoir des parents instruits. Ma tâche était vite finie et je guettais les déplacements de mon père en voiture tout autour de la ferme. Monsieur X savait que mon père était un notable et que le gamin que j'étais était bavard, mais surtout curieux. Il avait connu la guerre de 14-18, adolescent, la plupart du temps dans le nord de la France occupée par les Allemands. Mais, grâce au vieux curé de son village en grande partie déserté, il a pu, m'a-t-il raconté avec un vif plaisir, étudier le français, l'allemand par nécessité et le latin par curiosité aussi. Il ne pouvait pas sortir de sa tête la mort brutale de son professeur et de sa grand-mère peu avant novembre 1918.

En juin 1940, l'officier allemand occupait la ferme de mon père, un jour avant nous. Il nous décrivait la stratégie dans un français plus correct que celui de mon dernier frère et le mien. Ma mère se mettait en colère en un allemand auquel je ne comprenais rien. À l'asile de

Prémontré, mon ami m'avait parlé aussi de l'Algérie où étaient nés quatre de mes cousins, à peine plus âgés que moi près du désert du Sahara. Il m'avait dit aussi plein de choses que je ne comprenais pas et poussait parfois des cris dont il s'empressait de me dire que je n'avais pas à en avoir peur. Je parlais de ces rencontres à papa qui me disait que Monsieur X était un peu fou, mais qu'il était gentil, faisait de jolies choses en bois avec ses mains et apportait les mauvaises herbes des couloirs aux lapins de la ferme.

L'institutrice du village me donnait du travail pour la journée et me renvoyait à huit heures trente dans la ferme de mes parents pour y faire mes devoirs, car la plupart de mes camarades de classe étaient enfants de Polonais parlaient polonais chez eux et n'avaient pas la chance d'avoir des parents instruits. Ma tâche était vite finie et je guettais les déplacements de mon père, en voiture tout autour de la ferme. Grâce au vieux curé du village de Monsieur X, en grande partie déserté, celui-ci a pu me raconter, avec un vif plaisir, qu'il avait étudié le français, l'allemand par nécessité et le latin par curiosité aussi. Il parlait beaucoup de la mort. Celles de son professeur et de sa grand-mère avant novembre 1918 revenaient en boucle. Il les reliait à son hospitalisation à Prémontré. Il était tantôt indifférent, tantôt affolé. Certaines de ses confidences me semblaient incompréhensibles dans ce vallon de la forêt si magnifiquement paisible. Ces lieux magnifiques étaient, en eux-mêmes, déjà profondément apaisants pour les aliénés. J'imaginais, enfant, que c'était la superbe rampe de fer forgé, en spirale qui maintenait le tout. Je ne pouvais rien savoir de plus de mon grand-père maternel, sinon qu'il avait laissé son épouse très jeune veuve avec deux fillettes, dont la seconde était destinée à être ma mère, et un garçon de quelques semaines. Cet oncle, aviateur pendant la guerre comme son cousin, né au Faulx, est mort en 1918 quelques jours avant l'armistice aux manettes de son avion, quelque part autour de Givet.

À l'asile de Prémontré, mon ami m'avait parlé aussi de l'Algérie où étaient nés quatre de mes cousins, à peine plus âgés que moi au-delà de Vialar. Comment le savait-il ? Il me disait aussi plein de choses que je ne comprenais pas et poussait parfois des cris dont il s'empressait de me dire que je n'avais pas à en avoir peur. Je parlais de ces rencontres à papa qui me disait que Monsieur X était un peu fou, mais qu'il était gentil, faisait de jolies choses en bois avec ses mains et apportait les mauvaises herbes des couloirs aux lapins de la ferme. À maman, je n'en parlais pas.

La maman d'Octave avait appris, en mettant au monde sa deuxième fille, que son propre frère, son cadet qu'elle chérissait très fort était mort en pilotant son avion de reconnaissance. Elle n'en avait pas fait le deuil. Orpheline de son père, constructeur d'ouvrages de chemin de fer, fils et petit-fils de jardiniers bourguignons, dans des châteaux construits ou reconstruits au dix-huitième siècle, avec des clos de vignes devenus glorieux au fil de l'enrichissement de la bourgeoisie du monde industriel. Il avait épousé la grand-mère maternelle d'Octave à la fin du XIXe siècle et lui avait donné la joie de mettre au monde trois enfants avant de mourir des suites d'un accident sous un tunnel qu'il destinait à la ligne de chemin de fer, de Berne à Paris, pour des capitalistes suisses. Leur seconde fille, la maman d'Octave, avait très fort chéri et très fort veillé sur son petit frère, orphelin à six mois. Avec sa maman, sa sœur aînée et son petit frère, elle avait été hébergée par son oncle, veuf et papa de cinq enfants, ses cousins, neveux de sa maman. Celui-ci, fermier, catholique de gauche, a géré au début du vingtième siècle une famille agrandie une belle ferme prospère et plusieurs mandats de député, membre des diverses gauches, à Paris. Sa deuxième épouse, la grand-mère d'Octave, le remplaçait à la direction de la ferme pendant ses absences, au Parlement, jusqu'à la Grande Guerre (14-18) qui détruisit tous les bâtiments et laissa des tranchées, des obus non explosés et des mines, dans tous les champs. La ferme du papa d'Octave, au nord de la Picardie, fut détruite, elle aussi. La maison de maître, les bâtiments et tous les champs étaient ravagés et peuplés d'explosifs encore éminemment dangereux comme les champs des autres fermiers tout autour. Bien sûr, je n'ai pas vu cela, mais Antoine, mon mari, me l'a décrit avec un réalisme criant. Même les carrières de pierre sous les champs étaient éventrées par endroits. Des carcasses de chevaux de guerre y étaient nombreuses. Les deux enfants mâles de l'oncle d'Octave furent tués aux combats, le neveu, ingénieur agronome, reprit la ferme. Sa fausse cousine continua son métier de fermière et mit au monde cinq autres enfants dont Octave était le dernier. L'enfant était malingre et plutôt laid, mais jamais malade et passionnément curieux. Il se servit de l'apprentissage de ses sept aînés, les garçons dans la cour de ferme quand ils n'étaient pas en pension ; les filles au jardin, aux tâches ménagères quand elles n'étaient pas, elles aussi, en pension. La ferme était joyeuse autant que laborieuse. Octave sut très vite qu'il n'avait aucun espoir de devenir fermier, comme ses trois aînés mâles. Il apprit très vite à lire et à écrire sans aller vraiment à l'école du village avec ses copains, petits Polonais venus en nombre en 1920, après la famine de l'Europe de l'Est, avec leurs parents, fermiers ou métayers dans la lointaine Pologne. Les villages à l'entour étaient dépeuplés de Picards, repeuplés de Polonais. Le papa d'Octave, fermier de son oncle et beau-père, avant de devenir propriétaire, était tout naturellement le maire du village rebâti très vite avec les lourds dommages de guerre imposés par Clemenceau aux voisins bavarois et prussiens, monstrueux agresseurs, enfin vaincus. Le samedi, Antrau accompagnait son père aux inaugurations de monuments aux morts à cent kilomètres à la ronde. Le dimanche il suivait sa mère à la messe au premier rang tandis que son père s'asseyait tout au fond de l'église. Aussi souvent qu'il le pouvait, il accompagnait son père dans ses déplacements de négociation paysanne et surtout au tout proche asile d'aliénés, niché dans la forêt. Son père faisait partie du conseil d'administration. Il y connaissait chacun des employés, depuis le directeur et l'économe, les religieuses du quartier des femmes, les gendarmes à la retraite, gardiens du quartier des hommes, le fermier de l'asile, le boulanger, le boucher, le cordonnier, la cuisinière en chef, elle-même religieuse et bien sûr, beaucoup de filles des villages voisins, et quelques jeunes hommes, gardiens eux aussi. Les infirmières étaient des religieuses, dont certaines bien vieilles, mais d'autres maîtresses femmes comme la sœur Patricia, Irlandaise de l'Irlande du Nord. C'est dans les allées de l'asile qu'Octave se fit son premier vrai ami, un aliéné réputé guéri de son délire, mais pas de sa peur du dehors. Il était paisible et actif à l'asile et n'en voulait pas à qui que soit d'autre que ses voix. Le reste du temps, Octave lisait tout ce qui lui tombait sous la main, passait des heures dans le dictionnaire, dans les revues décrivant la guerre encore toute récente, très peu dans les livres pour enfants auxquels il aurait eu honte de s'intéresser. Pourtant il y avait les *Contes et Légendes*, les Jules Verne, les Pierre Loti et les traductions de *L'Iliade*, de *L'Odyssée*, *L'Enéide*, *La Guerre des Gaules* et toute une énorme collection de livres de sciences naturelles et d'agronomie. Il s'ennuyait un peu quand les sept autres étaient en pension, la sœur aînée déjà mariée et l'aîné, le parrain, ingénieur agronome à l'École d'officiers de Saumur ou ensuite au Cameroun pour y planter du café arabica sur les flancs du mont Cameroun. Pourquoi parler autant de ce

Antrau ? J'ai depuis mon enfance une âme de romancière. Elle n'était pas nourrie ni dans ma famille ni à l'école. Je n'ai pas su jouir et m'émerveiller de la campagne bretonne ni des Bretons. Le quotidien de ma longue vie professionnelle avec des psychiatres, cultivés, mais discutailleurs, individualistes souvent farfelus, fous eux-mêmes comme ils étaient souvent désignés, me bouffait mon temps et ma pensée lorsqu'ils n'étaient pas bouffés par le rôle que j'avais pris entre mes parents et mon frère psychopathe. Ce furent surtout les malades ou leurs familles qui prenaient mes bonnes oreilles et ma bonne tête timide et candide comme déversoir aux plaintes que leurs médecins, selon eux, ne voulaient pas entendre. Tout ce que j'entendais d'eux me paraissait si vrai que d'écrire des nouvelles ou des romans pendant mes loisirs me semblait dérisoire. J'en étais même arrivée à ne plus lire de littérature romanesque tant ce genre littéraire me paraissait futile face à ma vie quotidienne. Quelques auteurs échappaient à ce jugement. Dostoïevski, Proust, Steinbock et surtout Kafka évidemment. Pourquoi suis-je en train de mettre en scène un personnage de roman pour raconter l'histoire de la folie au siècle dernier ? C'est Pierre peut-être qui m'y pousse. Il imagine que je serai plus à l'aise en me servant de l'un des bons hommes qui s'étaient plongés corps et âme dans le soin des fous dont il se trouvait faire partie. J'en fais un cocktail et cela m'amuse ! Décidément Antoine est un sage mentor. C'est lui qui a choisi de me servir du plus niais de tous ces psychiatres. Il prétendait garder la naïveté de son adolescence où beaucoup l'appelaient « l'imbécile heureux ». Je l'ai rencontré dès mon premier stage professionnel à la fin de mes études puis de loin en loin, une fois pendant plus de 9 mois. D'autres fois encore dans des colloques en France et en pays francophones. Naïf, il ne s'apercevait pas que certains de ses collègues le trouvaient sot. Comme Antoine, il était, et il l'est toujours, paraît-il, quoique décrépi, picard, fier des deux qualités qu'il disait être celles de ses congénères, l'intelligence et la modestie.

J'essaie, il est grand temps, de mettre de l'ordre dans ce que j'ai cru comprendre, des différents états affectifs qui conduisent la relation des hommes et des femmes, des nourrissons, des enfants, des vieillards de l'espèce humaine. Les mouvements affectifs plus ou moins durables qui relient le couple, la famille, la collectivité amicale ou tribale. Parmi ceux qui consolident la compétence à vivre, la tendresse à distinguer de l'état fusionnel que moi, être masculin, je n'ai pas connu. L'état fusionnel entre une toute petite maman et son nouveau-né. Je ne l'ai pas connu dans mes viscères, mais je l'ai toujours admirée et aimée lorsque je l'ai ressentie « vraie » dans tout l'être d'une femme dès la naissance de son petit et dont, je pense, j'ai joui dès ma naissance auprès de ma maman qui pourtant l'avait connue sept fois avant de m'accueillir au monde. J'ai presque 90 ans, maman est décédée il y a 50 ans, mais je suis viscéralement sûr qu'elle a éprouvé à ma naissance le même mouvement fusionnel durable qui m'a permis d'aimer la vie après mes sept frères et sœurs aînés. Maman aimait être mère malgré la guerre qui l'avait séparée de papa entre 1914 et 1917 alors qu'elle élevait presque seule mes deux aînés. J'aimerais en savoir plus que ce que je sais ou que j'imagine avoir été la vie de mes deux parents, pendant ces temps de séparation, l'un dans des camps de surveillance extrême avec changements de camps tous les trois mois pour les espions ennemis réels ou supposés. C'est seulement grâce à la Croix-Rouge suisse qu'ils purent en 1917 se retrouver chez une grande dame, à Lausanne, qui hébergeait en même temps mon père et un homologue allemand, accueillant leurs deux familles. Elle exigeait d'eux la courtoisie. C'était laborieux, car chacun voulait défendre la gloire de son pays, l'un français, l'autre allemand, heureusement réunis par la Croix-Rouge suisse en 1917, à Lausanne après avoir prêté serment de respecter la loi de la Croix-Rouge. La tendresse est un affect durable, parfaitement asexué. J'ai eu le bonheur de la ressentir profonde venant de mes deux parents, déjà âgés de 45 et 43 ans à ma naissance. J'ai eu la chance profonde qu'ils ne se soient pas tout au long de notre vie, comportés en grands-parents. Ce sentiment m'a lié à toute une série de personnes sans que jamais il ne devienne fusionnel avec aucune d'entre d'elles ni surtout désir de séduire tant il était ancré plus fort en moi que le désir de plaire ou de posséder l'autre. Hasard de la vie ? Solidité de ce que mes deux parents m'avaient donné ? Chance d'avoir été un bébé maigrichon, mochard pas désirable, mais attendrissant malgré tout parce que l'amour pour moi de mes deux parents induisait chez mes sept aînés plus le désir de m'accueillir que de me foutre à la poubelle ?

CHAPITRE XXII.

Tendresse et abandon

Madame Marie-Charlotte Antoine, née Fouillou, malgré nos différends de plus en plus fréquents vient de me proposer de rédiger la préface de l'ouvrage qu'elle a décidé d'écrire sur les rapports de la société, des gardiens et des soignants avec les ***insensés et les aliénés***, tout au long du siècle dernier. Elle a l'ambition d'y évoquer la vie dans les cliniques psychiatriques innovantes ou rétrogrades, les quartiers asilaires non entretenus, les quartiers de force, et les informations qu'elle a pu tirer de ses lectures sur le mouvement de l'antipsychiatrie dans différents pays européens. Elle veut aussi évoquer l'errance de beaucoup de fous sur les trottoirs des villes et dans les campagnes au cours de ce siècle où les aliénés et les infirmes cérébraux ont presque autant souffert que les juifs, certains Roms et les homosexuels dans les camps nazis. Elle est prête aussi à évoquer les rivalités nuisibles aux aliénés entre le service public de la psychiatrie et la colonie grossissante des psychiatres libéraux. Elle veut même, courageusement, aborder le douloureux conflit entre les familles de malades et les professionnels du monde des soins psychiatriques. Elle sait bien que j'avais eu, en son temps, le désir d'écrire un second livre sur le sujet après la publication de *Psychothérapies de psychotiques : La Source* aux éditions L'Harmattan en 2001. Madame Antoine, je dois le reconnaître, est spirituelle, séduisante, elle est le condensé le plus exquis des secrétaires de psychiatres, très intelligente et très cultivée, que j'ai pu rencontrer dans ma longue vie professionnelle. J'en fais l'éloge avec vanité puisque c'est moi qui l'ai inventée. Mais nous savons l'un et l'autre qu'un réel malaise s'est institué entre nous deux, peu à peu, depuis plusieurs mois. Peut-être Marie-Charlotte Fouillou imagine-t-elle aussi que je suis devenu jaloux d'elle. Imagine-t-on d'Artagnan ou le comte de Monte Cristo ferrailler avec le pauvre Dumas ? Pense-t-elle que le Captain Cap, malgré sa notoriété passagère ait eu envie de dénigrer méchamment Alphonse Allais ou que Madame Bovary ait été tentée de nous faire croire que Gustave Flaubert était une invention d'écrivassiers en mal de copie ? Y a-t-il actuellement plus de Gustaves que d'Emmas ? Certes nous restons perplexes sur la réalité de l'existence de Shakespeare, mais jamais Falstaff, ni Roméo, ni Henry VIII n'ont voulu chercher à lui nier une existence. Restent la lointaine histoire d'Homère et le pittoresque Pinocchio. Marie-Charlotte a été la confidente des familles des patients, et aussi de certains de ceux-ci lorsqu'ils attendaient, parfois interminablement, l'heure de leurs rendez-vous. L'extrême aveuglement de la mère de Marie-Charlotte devant le comportement de son frère, l'extrême faiblesse de son père auprès du couple pathologique que sa femme et son fils formaient, l'ont aidée, sans le besoin d'une psychothérapie, à acquérir le recul nécessaire pour participer au drame familial sans s'y enliser. Par ailleurs, le mariage qu'Octave Antrau lui a inventé avec son lointain cousin très original qui a sûrement existé quelque part dans les forêts picardes, la bienveillance de celui-ci vis-à-vis d'elle, la délicatesse que ce cousin, Antoine Antoine, a mise à lui faciliter son besoin d'écrire, dans la mesure où la réparation difficile de sa jambe cassée le jour même de leur mariage l'a obligée à moins marcher, moins jardiner, moins pédaler dans les petites côtes cruelles de la Picardie du Sud aurait pu la rendre plus reconnaissante vis-à-vis de moi. Au contraire, cela lui a donné la grosse tête. Enfant indigne ! À sa décharge je reconnais être sensible, pour avoir connu ma vie personnelle par petits bouts, Marie-Charlotte s'engage à écrire ma biographie centrée sur mon choix puis ma formation et enfin ma pratique de la psychiatrie grâce à mon environnement familial, et les amitiés qui l'ont permise. Si elle ne me tenait pas à la culotte, je serais un paresseux vieillard. Je me sens donc encouragé par une personne aussi charmante que sensée à parler à nouveau de moi comme je l'avais déjà fait dans mon premier livre édité. Je ne serai pas le premier à parler de moi dans une biographie. C'est, me semble-t-il, la mode actuellement si j'en juge par les conversations qu'il m'est arrivé de surprendre entre les vers à soie. Ces discrètes chenilles du bombyx du mûrier, si habituées à la discrétion et à une ascèse aristotélicienne de l'ordre moral disparaîtraient de notre planète si elles étaient sous l'effet d'un pesticide quelconque privées de parler de soie les unes auprès des autres. Plus évidemment encore, les invités de Busnel à la

« Grande Librairie » nous régalent et surtout se régalent chaque mercredi à parler chacun de soi avec une avantageuse modestie. Et je me répète pour Marie-Charlotte, devenue ma cousine, et pour toi Octave Ceytou, auditeur bienveillant. Je suis né, fils de fermiers, le huitième et dernier de la fratrie, dans une grande maison toute neuve à l'angle nord-ouest d'une grande ferme picarde, construite de jolies pierres blanches des carrières de Picardie et d'ardoises sur des bâtiments à toits très pentus. Avant de partir en pension à huit ans, la ferme, le village et le chef-lieu de canton, Coucy-le-Château, étaient mon seul univers et je m'y sentais très bien et très heureux. Les livres dans la grande armoire du grenier me faisaient voyager en Afrique, en Chine, aux États-Unis, en Indochine. Il y avait très souvent quelqu'un de mes aînés qui y avait voyagé. J'étais globe-trotter par procuration. Les *Illustrations* de la guerre de 14-18 et les inaugurations de monuments aux batailles du nord de Paris où je suivais mon père, contraint d'y être, alimentaient largement ma passion pour la géographie et la cartographie. Dans un carré de bâtiments d'un hectare, la vie grouillait avec les 28 chevaux, les 18 bœufs de trait les 4 à 500 moutons et agneaux, le bruit de la forge et celui plus intense et plus tenace de l'immense batteuse dans le plus altier des bâtiments, la grange, le pédiluve pour chasser les bêtes et les cailloux, incrustés aux pieds des animaux de trait. J'avais le droit d'accompagner Madame Druet à l'étable où elle soignait une dizaine de vaches pour le lait le beurre, la crème des habitants du village et le petit-lait pour les 4 à 6 gros porcs de la basse-cour. De l'autre côté de la maison, je pouvais à ma guise questionner Monsieur Vivier, le jardinier, sur ses plantations d'asperges et d'artichauts, ses infaillibles prédictions météorologiques, sa guerre de 14 à lui avec son cheval, Ramona, sa mise en rangs dans la cave des endives, dans le sable pour l'hiver et ses trouvailles de nids d'oiseaux, de terrier de mulots, les morilles au printemps, les papillons et les abeilles. Il me fallait découvrir sous son enseignement, mais ne rien déranger de la vie du grand jardin. Les ardoises étaient encore toutes neuves ; elles venaient des carrières d'Anjou. La guerre était violemment passée par là et les vaincus avaient payé de lourds dommages de guerre pour permettre aux paysans picards qui n'étaient pas morts à la guerre de reconstruire des fermes modèles en pierre du pays. Ces mêmes pierres, issues de carrières sous les champs des fermes des plateaux du Soissonnais, avaient permis de faire naître les magnifiques cathédrales du nord de Paris. Cette pierre avait permis aussi, à la même époque, il y a plus de

800 ans, de construire des châteaux forts impressionnants comme celui tout proche de Coucy tout près de chez nous, comme, dans la forêt de Saint-Gobain la grandiose abbaye des prémontrés et sa cour d'honneur du temps de sa splendeur au XVIIIe siècle. Les maisons de force gardaient enfermés côte à côte les criminels, les mauvais sujets du roi et les aliénés. Cette loi avait-elle pour principal but de protéger les insensés errant par routes et cours des miracles ? Elle était faite pour les cacher aux regards et surtout protéger la population de ces êtres étranges et souvent répugnants qui faisaient peur. Marie-Charlotte certainement en parlera dans son traité. En effet, ce qui était vrai en 1800 le restait encore tout au long du siècle suivant. Je constate que dans cette préface je ne respecte pas le contrat qui me lie à Madame M.-Ch. Antoine. Je préfère évoquer, moi-même, sur ces deux sujets liés l'un à l'autre, ma profonde ambivalence intellectuelle et affective vis-à-vis d'elle. Oser exhiber mon autobiographie et réfléchir sur ma relation avec Madame Marie-Charlotte André, née Fouillou. Parler de moi n'intéresse que moi. Parfois je le regrette fort. Évoquer ma jalousie vis-à-vis de Marie-Charlotte ne m'honore pas. Je me réfugie derrière le fait que c'est elle qui m'a suggéré d'écrire cet aspect de mon existence qui a mangé des heures et des heures de ma vie depuis l'âge de 17 ans. Marie-Charlotte ne vient plus se joindre à nous depuis l'accident de notre jolie collègue de l'aristocratie touareg. Son travail auprès de moi, son travail à l'Association la Source sont loin déjà. Est-elle à la retraite, a-t-elle vraiment épousé mon lointain cousin Antoine Antoine ? Elle va peut-être me faire parvenir prochainement un récit que je n'ai jamais su faire aboutir. À moins que… Pourtant, je suis certain qu'elle a plus de chances que moi, homme dont les plus de quatre-vingt-dix années m'autorisent à me croire assez mûr, de réussir cet exposé sur les découvertes fascinantes, les convulsions et les contradictions de la psychiatrie au vingtième siècle en France. Cette écrivaine, à qui je prête du talent, n'existe peut-être que dans mon imagination. Certes quelques lecteurs et surtout quelques lectrices m'avaient dit que je savais mieux intéresser lorsque je décrivais les femmes que lorsque j'évoquais le sort des hommes. Cela m'a poussé à inventer ce délicieux petit bout de femme bretonne, jolie et modeste, digne dans son métier de secrétaire plus souvent au service d'hommes que de femmes. Aimer ce qu'on invente, le bichonner, se soumettre à ses caprices, lui en fabriquer même est bien banal. Se réfugier derrière son invention pour se protéger du ridicule narcissisme est bien banal aussi. J'ai pris mes risques et je

suis contraint de les assumer. J'ai eu une enfance sans souci. Je pouvais confortablement nourrir une dévorante curiosité auprès de mes aînés, même s'ils avaient une forte tendance à m'envoyer promener, le petit, assez rachitique, que tous disaient laid comme un singe, discrètement, mes quatre sœurs et à voix haute, mes trois frères. Jamais cependant je ne me lassais d'obtenir des adultes une réponse lorsque je désirais une information. C'est à Prémontré que je me suis fait, à six ans, mon premier ami. Tous les aliénés, sauf ceux dont les familles payaient une pension de séjour dans l'un des deux Pensionnats, celui des femmes et celui des hommes, étaient habillés du même costume gris pâle. Tous portaient les mêmes galoches soigneusement fabriquées à la cordonnerie de l'asile par certains d'entre eux, travailleurs sous l'autorité d'un gardien artisan. À l'intérieur de très hauts murs ou de très hautes grilles, ils déambulaient solitaires, silencieux et paisibles. Parfois, cependant, un cri strident sortait de la bouche de l'un d'eux. Mon père m'expliquait que ces personnes désœuvrées se parlaient à elles-mêmes. Si la voiture de mon père était en stationnement dans l'une des allées, ils venaient me voir. Je leur disais bonjour et ils me répondaient gentiment. L'un d'eux surtout devint quelques mois, quelques heures par mois, mon ami. Je rabâche ! Mais, dans mon désœuvrement de vieillard, penser à l'histoire de mon choix obstiné de devenir psychiatre, de vivre au plus près de ces personnes que la société se cachait à elle-même, m'est indispensable.

Waceslaw a été mon premier ami à moi, malgré la gentillesse des gens du village qui aimaient le fils du maire et le dernier-né des enfants du patron. Il me faisait des cadeaux de brindilles joliment appareillées. Il me parlait en polonais, langue que je comprenais un peu, car les Polonais avaient remplacé dans les maisons neuves les Picards morts à la guerre ou installés dans de nouveaux métiers, mieux payés, dans la banlieue nord de Paris. Il me parlait aussi le plus souvent en patois picard que je comprenais bien et parfois quand sa pensée était ailleurs dans un drôle d'allemand que papa me dit être du yiddish. Toujours auprès de moi, il était souriant, mais son sourire sans que je puisse comprendre pourquoi était plus ou moins lointain. Jamais je ne l'ai vu en colère sauf lorsqu'il répondait à ses voix. C'était, me disaient les soignants, par crises très courtes. Jamais je ne l'ai senti malheureux, mais toujours, lorsque nous nous retrouvions, je savais le rendre plus ou moins heureux. De ses propos je distinguais certains mots picards, certains mots polonais et surtout des mots qui ressemblaient à l'allemand que parlait mon père avec les ingénieurs qui venaient visiter sa ferme toute neuve et très moderne avec des petites écuelles à la taille des bouches des chevaux, des vaches et des bœufs. Cela les aidait à boire sans gaspillage l'eau des citernes sous les toits. J'ai bien sûr questionné mon Père en tête à tête sur cet interné :

– Qui est cet homme gentil et quelle est sa langue ? Sais-tu pourquoi il est là ?

– Souviens-toi qu'il est malade puisqu'il est dans cet hôpital. Souviens-toi qu'il t'a fait de très jolis cadeaux avec des petits bouts de bois minutieusement taillés, mais oublie qu'il parle allemand et surtout yiddish, la langue des juifs venant de Pologne et d'Allemagne. Et oublie surtout qu'on dit de lui qu'il est fou, qu'il est juif, qu'il est allemand !

Ces consignes de mon père étaient pour moi très précieuses. Plus de 80 ans après, elles sont présentes dans mes oreilles. Je ne sais pas quel a été le sort de mon premier ami, mais j'ai rêvé de lui tout dernièrement. J'ai rêvé aussi des propos de mon père en me voyant en sa compagnie. C'est depuis cette date qu'il m'arrivait le soir, dans mon lit d'enfant, souvent le désir de devenir psychiatre ou gendarme après avoir appris la médecine, car les gardiens étaient souvent des gendarmes à la retraite. Ma chambre, dans cette grande maison de ferme construite selon les vœux de mes deux parents, mais surtout de mon père, se trouvait juste au-dessus de la salle de séjour où se trouvait la cheminée, l'entrée du bureau de mon père, assez sacré, l'entrée du salon et du petit salon, bureau de maman, la porte de la grande salle à manger, l'entrée des toilettes et l'accès à la cuisine. S'y trouvait aussi le grand escalier qui permettait d'aller aux six chambres du premier étage. J'étais couché d'autorité par ma mère bien avant les aînés. Ceci avait lieu à 19 heures hiver comme été. De mon lit j'entendais les rires, les disputes parfois, les conversations des grands avec mes parents ou du moins avec ma mère, car mon père cherchait le silence dans son bureau. Dans le noir, aussi souvent que je le pouvais, je m'installais à mi-escalier dans un coin le plus sombre possible pour mieux entendre et surtout ne pas me faire voir. Très vite, l'un ou l'autre de mes aînés retrouvait ma trace et signalait à maman ma présence illicite. Celle-ci m'accompagnait à mon lit et me disait :

« Pour t'endormir, pense à ce que tu feras quand tu seras grand. » Devenir fermier, vivre au milieu des bêtes, était hors de portée pour moi. Avec quels sous aurais-je payé un fermage ? Il y avait très peu de médecins en Picardie, très peu aussi de vétérinaires et j'avais peur de faire de très près le tour d'un cheval et d'approcher une oie. Seul un cousin de mes parents que je voyais très peu et auquel, enfant, je n'ai jamais parlé, exerçait la médecine à près de 100 kilomètres. Papa avait aussi un ami médecin qui se passionnait pour son émetteur-récepteur de radio avec lequel il recevait en chiffres des nouvelles des bateaux franchissant le Pas-de-Calais. Il y passait ses nuits et ne se cachait pas de ne plus aimer son métier. Il me fit cependant cadeau des livres de médecine de sa génération et cela me permit de savoir très tôt ce qu'était le corps humain, son cerveau, son impressionnant système nerveux moteur ou inconscient. La pratique du métier de médecin m'était donc moins connue que celle du vétérinaire, mais la chirurgie me tentait qui pourrait me donner plus tard l'occasion de me venger de mes aînés en les charcutant si l'occasion s'en présentait. Puis, la fascination d'être au milieu des centaines d'aliénés de l'Asile de Prémontré, de pouvoir communiquer avec eux et peut-être de les soigner est devenue une rêverie tenace. Certains de ces hommes et de ces femmes venaient à l'automne à pied avec des brouettes jusque dans les champs de la ferme, encadrés par des gendarmes en retraite, leurs gardiens et quelques religieuses leurs gardiennes. Ils glanaient dans la bonne humeur les épis restés au sol, les pommes de terre, quelques pommes et quelques bottes de foin. L'une des bonnes sœurs, la sœur Patricia, avait une autorité chaude très particulière. Elle était irlandaise de la partie anglaise de l'Irlande. Son prestige est devenu plus grand encore dans les années de la guerre, car elle avait réussi à se faire inscrire comme folle à la préfecture et échappait à la contrainte de rejoindre les prisonniers alliés civils en Hollande. Si un contrôle était fait, la sœur Patricia se faisait enfermer au pavillon 6 des femmes, celui des violentes et des agitées. Elle a tenu à la perfection pendant les quatre années de l'occupation son rôle de démente agitée, grossière et provoquant le médecin allemand venu vérifier l'authenticité du diagnostic. Elle reprenait gaiement sa tâche d'infirmière dès la fin de l'alerte. Cela accentuait son prestige auprès des autres gardiens. Son prestige allait jusqu'aux fermes des petits villages tout autour. Elle y partait en commando, elle entraînait les plus valides des aliénés pour rapporter de la nourriture aux affamés de l'asile. Mon père veillait auprès de ses voisins à ce que leurs aigreurs de propriétaires spoliés soient atténuées. Il leur faisait remarquer que dans chacun des villages voisins, l'un ou l'autre des habitants séjournait dans l'asile. À partir de l'âge de 8 ans, je suis parti en pension, rejoignant la cohorte de mes aînés. Le berger, Monsieur Véron et ses 500 moutons chargés de débarrasser les champs de leurs mauvaises herbes avant les semailles me manquaient. Les désherbants n'existaient pas. Me manquait surtout le bruit de la batteuse et de son moteur électrique du matin au soir dès l'automne et tout l'hiver pour les chariots de gerbes ramenés des hangars et des meules, les nôtres et celles des fermes voisines. Me manquait la vue de l'affairement des charretiers et de leurs chevaux sous l'auvent de la grange abritant les équipages de la pluie, pour que la batteuse ne tourne pas à vide. Me manquaient les mots parcimonieux de Monsieur Vivier. Avant son jardinage, il se chargeait de l'entretien de la cour de la ferme avec son vieux cheval Ramona avec qui il avait fait toute la guerre. Par ailleurs, il était l'homme de confiance de Maman. Il volait pour elle des grains de blé dans le coffre des grains cassés pour nourrir les poules. Au fil des heures de la journée, il s'isolait dans le potager de la ferme. Je l'y suivais. Il prédisait sans erreur possible le temps du lendemain ! Sont arrivées les invasions simultanées des troupes allemandes nazies et des troupes bolcheviques sur la Pologne, les déclarations de guerre de la Grande-Bretagne puis de la France et une drôle de guerre qui a rempli aussitôt la ferme du Faulx de soldats français. La ferme avait été pointée lieu de campement 4 étoiles pour hommes et bêtes sur les cartes d'état-major. Cela nous a valu des visiteurs et occupants courtois ou discourtois, français puis allemands, autrichiens, italiens et enfin américains. Je fréquentais les uns et les autres lors de mes vacances de pension. Les premiers Allemands que nous avons vus à notre retour de la débâcle étaient les élèves officiers sous les ordres du lieutenant Souffa. Il était responsable de la formation de tous les jeunes gens bien élevés de l'aristocratie prussienne et de ce que les natifs de Picardie destinée à devenir allemande soient bien traités par les élèves officiers allemands installés chez nous quelques heures avant nous. Ces jeunes gens étaient les premiers Allemands que je voyais en si grand nombre. Dans la ferme, ils apprenaient la discipline sous nos yeux, avant de devenir chefs de bataillon dans une Angleterre que nos hôtes pensaient conquérir en quelques semaines avec leurs sous-marins basés à Dunkerque. Aucun des jeunes élèves officiers de 18 ans ne savait ni n'osait fumer. Aucun d'eux ne buvait autre chose que de l'eau et la frênette trouvée dans la cave de Monsieur Druet, le contremaître resté avec le village dans la Nièvre. Tous accouraient du grenier de la maison où ils dormaient sur la paille, harnachés dès 5 heures du matin pour courir, monter et dresser leurs chevaux, tirer sur des cibles. Ils recevaient des coups de fouet de leurs chefs dès qu'ils étaient irrespectueux avec nous, les jeunes Français nés dans la ferme picarde de la zone interdite aux autres Français. Nous étions destinés à devenirs jeunes Européens de l'Europe germanique. Dès la drôle de guerre, dans les bois, erraient quelques vagabonds. L'homme que nous prenions pour un espion transportait un gros sac de morilles qu'il comptait donner à l'économe de l'asile chez qui il jardinait. Il me semble que nous étions plutôt déçus que cet individu n'ait pas appartenu à la cinquième colonne dont on parlait tant dans la radio. Papa prit dans sa voiture le malheureux espion et le raccompagna à l'asile avec ses hardes et ses champignons. Nous avons reçu pendant les 4 années de l'occupation des troupes françaises puis allemandes, puis quelques semaines les troupes américaines, des soldats noirs chauffeurs de gros camions bourrés de nourriture et surtout de munitions, sans armes parce que noirs. Ils prenaient dans leurs camions Patricia, heureuse de parler anglais avec ses maraudeuses, et les gavaient de bonbons. J'allais volontiers, en bicyclette puis à cheval, à travers la forêt jusqu'à l'asile de Prémontré devenant peu à peu hôpital. Il y avait deux médecins et souvent un seul interne qui avait été élève du même pensionnat que moi à Reims. Il était cultivé, curieux, humaniste. Il était, je ne savais pas alors, proche cousin de ma future première femme. Un jour il me parla de son chef de service, esthète, ami de Cocteau. Ce médecin logeait dans l'un des appartements de la cour d'honneur. Il avait fixé sur le mur de son séjour des esquisses de Miro, de Picasso, une fresque de Dali. Un très beau tableau de Delaunay. J'ai dîné un soir chez lui avec mon ami Claude Hollande, son interne. Il m'offrit son dernier bouquin sur les maladies mentales, pour la collection « Que sais-je ? » C'était alors le texte de vulgarisation le plus organiciste qui soit sur les maladies mentales.

La schizophrénie s'y dénommait démence précoce : « démence de l'adulte jeune découverte plus ou moins voyante, plus ou moins brutale chez le jeune homme fréquemment à l'âge du service militaire et chez les femmes à la suite parfois de la première grossesse ». Etc. Etc.

CHAPITRE XXIII.

« Comment peux-tu aimer ces gens-là ? »

Antrau comme Ceytou (pendant sa trop courte carrière) et comme avait pu le faire pendant trop peu de temps Amazigh Smadja, se répondent à eux-mêmes. C'est aisé de répondre par : « Ma soif d'être aimé(e) a-t-elle toujours été si forte que j'en sois arrivé(e) à tenter d'être aimé(e) par des personnes aussi insensées ? J'ai voulu par égocentrisme réussir à obtenir d'eux un soupçon d'attachement. » Cela est possible avec, tout près de chez soi un asile d'aliénés et après la dévoration des quelques livres traduits de l'allemand et surtout de l'anglais en français sur le sujet, avec une vive curiosité d'autrui et une image très ambivalente de soi-même.

– J'ai entrepris, dit Antrau, une centaine de séances d'analyse auprès de mon premier psychanalyste dès l'âge de 19 ans avec le premier secrétaire de la Société de psychanalyse de Paris, Monsieur Leuba. À cette époque, ces séances d'analyse se nommaient, me semble-t-il, analyses de formation. À cet âge, je désespérais de ne pas réussir à me faire aimer par une jeune fille de 17 ans, mon premier et sans doute le seul vrai (?) amour de ma vie de gamin qui n'avait pas eu d'adolescence et qui voulait être un homme respectueux des valeurs morales très exigeantes de ma Mère. Je me suis associé à Margat et Schweich. J'ai découvert ensuite qu'ils avaient pour but essentiel de comprendre les schizophrènes plus que de les aimer tels qu'ils se montraient, jeunes adultes envahis par le noyau psychotique de leur folie. Ils les avaient choisis, plus intéressants que d'autres parmi les centaines d'hommes internés dans l'asile de Prémontré. Leur transfert vers eux vint peu à peu. En m'associant à eux, j'ai choisi de tenter de communiquer avec les trois plus hostiles et les plus désespérantes des jeunes femmes internées là. Dès les premiers jours de mon activité d'interne, j'avais longuement parlé avec une dame d'une quarantaine d'années, professeur de philosophie. Cette dame, cordiale, très cultivée, montrait un grand plaisir à parler avec moi dans le dortoir où elle était attachée en permanence à son lit sauf pour les soins infirmiers qui lui étaient prodigués d'autant plus volontiers qu'elle était courtoisie et docile. J'avais pour tâche de lui faire deux fois par semaine des électrochocs avec un instrument préhistorique, une planche avec une rayure pour permettre à une boule de métal de rouler librement sous le maniement plus ou moins habile de l'interne qui acceptait de s'en servir. Tout autour, religieuses et gardiennes, pesaient de tout leur poids sur le corps de cette dame consentante pour éviter que la crise d'épilepsie recherchée ne lui tranche une partie de la langue, ne lui luxe ou brise aucun membre et surtout aucune vertèbre. Elle se trouvait là depuis quelques mois. Mélancolique depuis des mois, le traitement avait fait d'elle une névrosée obsessionnelle monoïdéique, envahie par le désir de suicide. Personne sauf moi ne lui adressait plus la parole sauf pour lui dire : « Ouvrez la bouche, serrez les dents sur le mouchoir au moment des électrochocs serrez la mâchoire sur le mouchoir que j'ai mis entre vos dents, serrez fort ! »

Un des premiers jours du printemps 1951, j'ai demandé aux soignantes de détacher cette dame pendant le temps de l'entretien où elle me parlait d'elle, de son enfance, de l'agrégation de philosophie, de ses parents décédés à la guerre, de son fils, aviateur, de la honte d'avoir été fille-mère. J'avais pourtant lu sur le dossier de cette très attachante malade qu'elle avait fait plusieurs tentatives de suicide très impulsives qui expliquaient ses liens de cuir aux deux jambes et aux deux poignets. Le personnel, réticent, l'avait détachée. Nous parlions elle et moi et brutalement elle a bondi sur la fenêtre ouverte. J'ai pu user de toute la force de ma jeunesse pour qu'elle ne se tue pas. Après quelques électrochocs supplémentaires, je me suis désintéressé de cette dame qui m'avait menti. Les chocs l'avaient rendue amnésique, hébétée et docile. Les religieuses l'avaient accueillie dans l'atelier de pluches de la cuisine en attendant la prochaine crise. Cette dame était l'une des 340 femmes du service dont j'étais le seul interne.

La psychiatre dont Octave exécutait les ordres était intelligente, cultivée, mais ses phobies, m'avait-il semblé, la privaient de mettre les pieds dans aucun des six pavillons. Elle séjournait dans son bureau. Elle signait les masses de papiers officiels et allait rejoindre le directeur, l'économe, son collègue du service de 335 hommes, le ou les internes et les médecins et visiteurs médicaux. Elle y avait peur des malades dont elle avait la charge, elle passait des heures, seule, dans la forêt qui entourait les beaux bâtiments reconstruits après la guerre de 39/-45. Pourtant, lorsque son collègue, médecins des aliénés hommes était absent, flanquée du surveillant-chef ancien gendarme, elle allait au-devant d'un forcené sans aucune appréhension apparente. En dehors du fait qu'elle m'a conduit à faire des électrochocs dans des conditions sommaires, sans anesthésie comme ils étaient faits partout ailleurs, elle ne s'est pas opposée à ce que je pratique un pneumopéritoine à Françoise, dans le but de tenter de lutter contre les géodes tuberculeuses des sommets de ses deux poumons, trois fois par semaine pendant des mois en gonflant son ventre, comme on gonfle un ballon. La cheffe de service avait tenté de me faire faire aussi à cette patiente des séries de « barbotage », ingénieux traitement d'un psychiatre argentin. C'était le seul traitement médical en usage alors qu'elle n'avait pas subi. Il s'agissait de retirer, par ponction lombaire, dix centimètres cubes de liquide céphalo-rachidien et de les réinjecter aussitôt, et ceci plusieurs fois de suite. Ce traitement était réservé aux déments précoces. La mutation de ma cheffe de service sur sa demande dans un poste d'aliéniste qui se libérait ailleurs m'a soulagé. Cependant pour l'essentiel, elle m'a laissé entièrement libre du traitement psychothérapique de mes trois patientes, comme le fit quelques mois plus tard Sylvain Eliachef, lui aussi hostile à la psychothérapie. Cette collègue, ma patronne, était si angoissée qu'un soir où Pierre Margat et moi l'avions invitée à dîner dans notre petite maison charmante, dans les bois, elle est restée raide, pendant le dîner et toute une soirée assez arrosée sur un fauteuil. L'un des accoudoirs était cassé. Nous avions eu la cruauté de nous confirmer l'hypothèse plausible de sa rigidité, aussi grande que celle de quelques-unes de nos patients. C'est seulement en se levant pour rentrer chez elle en nous remerciant de notre bon accueil que le fauteuil s'est effondré. L'effort d'énergie affective et physique que nous déployions auprès de nos patients, en plus de la tâche quotidienne auprès des malades hospitalisés dans ce magnifique et gigantesque hospice nous poussait à déverser vis-à-vis de nos patrons une stimulante cruauté. Nous nous offrions ainsi une thérapie de récupération narcissique pour chacun de nous et de cocooning mutuel à très bon compte ! Lors de nos trois séances de contrôle hebdomadaires dont nous respections aussi soigneusement qu'il nous était possible l'établissement lors de notre contrat initial, nous avions décidé d'exclure tout ce qui n'était pas lié au sort de chacun de nous avec chacun de ses trois patients.

Antrau a dû abandonner Françoise, la première et la plus fortement atteinte de ces 9 privilégiées. Tous ses efforts pour l'emmener dans une clinique ou un hôpital parisien étaient vains. Les hommes et les femmes étaient dans des pavillons séparés. Le passé de tuberculose, le désintérêt de la famille après la mort du père étaient des obstacles infranchissables. Le départ de Michel Schweich, puis celui de Pierre Margat vers le Centre thérapeutique et de réadaptation sociale du docteur Paul Sivadon, à l'hôpital de Ville-Évrard, m'ont laissé orphelin quelques semaines avant que je ne les rejoigne. J'étais cependant joyeusement jeune marié et marié avec une femme qui avait elle-même un vif intérêt pour Françoise et son sort. Nous constituions tous trois un de nos premiers groupes thérapeutiques avec une psychotique. Je faisais des démarches vaines pour que Françoise qui ne voulait et ne pouvait pas aller chez l'un de ses parents en continuant de venir me voir au moins une fois par semaine soit hébergée dans un pavillon de femmes à Ville-Évrard. Ses antécédents de tuberculose longtemps contagieuse étaient invoqués par le chef de service. Françoise mourut un mois après mon départ d'une rupture d'une artère pulmonaire peut-être – malgré la vigilance de mon ami Baudrand et P. C. Racamier dans un bâtiment tout neuf où elle se trouvait dans l'hôpital qui se modernisait peu à peu. J'ai très mal supporté ce deuil dont je me sentais et me sens encore responsable. Mes deux autres patientes *choisies* étaient reparties, l'une en Pologne dans sa famille où elle s'est remise au travail comme secrétaire bilingue et l'autre comme aide-soignante dans un hospice à Château-Thierry avec un demi-salaire pour personne handicapée. J'ai eu de bonnes nouvelles de l'une et l'autre, mais je ne les ai plus jamais revues. Pierre Margat, comme Michel Schweich ont pu faire hospitaliser quelques semaines dans le service de P. Sivadon, l'un ou l'autre de leurs patients. Celui-ci, qui ne me connaissait que par ma participation à quelques articles dans les revues spécialisées et mon travail, très soudé alors à celui de Margat et Schweich, m'a confié dès mon arrivée la responsabilité d'une grande pièce équipée pour les cures de sommeil. Elle pouvait accueillir 20 patients à la fois. Les soignants de cette petite unité de soin étaient très motivés et pratiquaient, lors des demi-réveils des malades, un accompagnement de nursing de très chaleureuse qualité. Avec Pierre, d'autre part, nous avions invité une quinzaine de patients hospitalisés, des hommes emmurés dans des psychoses paranoïaques. Cinq d'entre eux, qui avaient pris le parti de s'isoler dans le service, chacun dans un mutisme habituel entrecoupé de cris et de gestes violemment désordonnés comme le faisait parfois le premier ami de mon enfance à l'asile de Prémontré, ont accepté de se retrouver avec nous. Ni Pierre ni moi n'intervenions beaucoup, car chaque participant a très vite fait part aux quatre autres de son propre drame dont il n'avait jamais parlé. Chacun ressentait les quatre autres comme délirants sans admettre qu'il délirait lui-même, mais chacun a appris dans ce petit groupe la bienveillance vis-à-vis des autres. Cette psychothérapie d'empathie a permis à chacun des cinq patients de rompre sa solitude, d'aller ensemble dans un atelier du service, de se reconsolider avec le désir de vivre dans sa famille, dont ils avaient été séparés parfois depuis plusieurs années, et de retrouver son ancien travail ou même d'en trouver un meilleur. Les cinq patients se sont trouvés solidaires face à nous deux, valets d'une société corrompue et injuste.

Nous étions tantôt des nazis, des agents du KGB, des francs-maçons ou des chrétiens sectaires. Ils prenaient un grand désir à nous injurier en tentant de nous pousser à bout et s'étonnaient de nous voir calmes et solidaires auprès d'eux. Puis ils devinrent peu à peu ambivalents vis-à-vis de chacun de nous, sensibles à l'intérêt que nous leur portions. Enfin, ils se mirent à réfuter, avec une prudente délicatesse, les idées délirantes de leurs voisins sans que chacun remette en question, des mois entiers, ses propres certitudes délirantes.

CHAPITRE XXIV.

Avec Paul

Lors de mon séjour d'interne à Ville-Évrard, j'ai de plus été conduit à prendre en psychothérapie selon la technique que nous avions codifiée à l'hôpital de Prémontré un garçon de mon âge très délirant. Une deuxième cure de comas insuliniques venait d'être interrompue après un « mauvais réveil ». (C'était le terme employé par les soignants lorsque la vie du malade avait été mise en danger par les soins.) Ce patient était par hasard interné dans le service voisin du mien. Un des internes de ce service, un camarade de vacances en Bretagne en bord de mer et lui s'étaient retrouvés là, l'un malade, l'autre soignant, pendant leur adolescence sur une plage bretonne. Son ancien camarade Bégouin, mon ami d'alors, me demanda si je pouvais prendre en charge ce patient qui voulait être soigné par un psychothérapeute chrétien. Je n'étais pas interne dans le service où avait échoué ce jeune homme. Le chef de service, malgré son hostilité aux soins psychanalytiques, accepta bien volontiers que je le rencontre. Il avait, après une paralysie de la main gauche survenue le jour de son concours d'admission en piano au Conservatoire de Paris été confié à Françoise Dolto. Le traitement psychanalytique avait dû être interrompu à deux reprises par l'efflorescence de deux crises dépressives délirantes atypiques. Françoise Dolto l'envoya entre les mains de Leclerc qui dut l'envoyer d'urgence à Sainte-Anne. De Sainte-Anne il fut dirigé sur Ville-Évrard. Les électrochocs, à deux reprises, puis une première cure de Sakel n'eurent aucun effet durable sur son angoisse psychotique, et pas du tout sur son délire hallucinatoire. Il était sûr d'être une incarnation du Diable puisque celui-ci parlait dans ses oreilles. Il m'en fit part bien après les six années de thérapie qui furent aussi éprouvantes pour lui que pour moi. Lorsqu'on me demanda si je pouvais le prendre en psychothérapie selon la technique que nous avions élaborée, Pierre Margat, Michel Schweich et moi, il venait de commencer une deuxième cure de comas insuliniques. Un matin, le traitement s'était mal passé et son réveil fut si laborieux que le médecin-chef décida d'interrompre la cure. Ce garçon, terrifié par les souffrances du pénible réveil, y voyait une preuve supplémentaire de sa damnation. Avec mon étiquette d'interne en psychiatrie chrétien, j'ai eu le droit d'affronter ce pauvre malheureux. Je n'avais pas l'impression que les deux psychanalyses entreprises et interrompues par des décompensations psychotiques me permettraient d'établir une relation thérapeutique aisée. Il restait en effet dans le même service d'hospitalisation où mon camarade m'avait confié qu'il avait frôlé la mort. Il insistait pour que je le rencontre. Le chef de service semblait s'y résoudre malgré ses réserves sur la possibilité de soins psychothérapiques efficaces. Ma première rencontre avec ce jeune homme terrifié, mais relativement loquace, lui a paru beaucoup plus sympathique qu'elle ne l'a été pour moi, mais je lui ai proposé cependant un contrat de soins selon le protocole que mes deux collègues et moi avions établi. Trois rencontres chaque semaine pendant un mois dans le pavillon où ce jeune homme était enfermé avant que l'un et l'autre d'entre nous choisissions de poursuivre notre travail en commun. Très vite, connaissant son histoire d'étudiant en piano, je lui ai proposé de me montrer son talent au piano du service qui se trouvait inutilisé dans un salon fermé à clef. Le surveillant du service nous en ouvrit la porte et la referma sur nous en me demandant d'appeler par le téléphone intérieur quand la séance serait finie. Dès qu'il a constaté que nous étions enfermés ensemble seuls, le patient a soulevé le couvercle du piano droit. Je lui ai demandé de me dire si cet instrument rarement utilisé était accordé. Il le fit volontiers, en silence puis il me confirma que le piano était en bon état. Il n'y avait pas de partition, mais je lui ai dit mon plaisir à entendre un morceau de son choix de Debussy. « Lequel voulez-vous ? – *Jeux d'eau* ! » Aussitôt il s'installa très soigneusement sur le tabouret et de mémoire m'interpréta magnifiquement cette étude. Il commenta : « Cette œuvre que j'aime beaucoup est de Ravel, mais pas de Debussy. » Mon erreur nous a permis de rire ensemble de mon incompétence. Je lui devenais sympathique. L'humanité gigote entre son désir de jouir de ce qu'elle est humaine, libérée de toute aliénation, lui permettant de croire qu'elle peut tout faire sur cette planète (où par hasard elle a prospéré), jouir, se reproduire sans le savoir réussir mieux que ne le font les abeilles, les termites ou les rats, mieux que les micro vies unicellulaires qu'elles ne connaissent pas, et son besoin de se sécuriser auprès d'un dieu (ou auprès de Dieu) ; un dieu, ses dieux, elle a réussi à les fabriquer pour un temps, Zeus, Jupiter, le marxisme ou toute autre Idole.

L'attachement de Marie-Charlotte

Marie-Charlotte Fouillou vient de m'adresser la lettre suivante : « Cher Docteur, j'ai réussi enfin à trouver votre adresse. Notre éditeur commun a longtemps refusé de me la donner. Il estimait malgré mes sollicitations pressantes que vous aviez droit, à votre âge avancé, à une retraite discrète et paisible ».

Comment était-il informé des différends de ces dernières années entre Marie-Charlotte et moi ? Je suis sûr que cette dame n'aurait pas eu l'imprudence d'en parler avec mon éditeur. Est-ce lui, dit-on, qui cède à tous les caprices de Marie-Charlotte, qui a contacté l'éditeur ou l'un des imprimeurs ?

« Antoine, mon tendre mari, après notre mariage tumultueux où nous avons fortement regretté votre absence a décidé de fêter notre mariage, maintenant je suis tout à fait rétablie. Je peux à nouveau nager aussi loin en mer que j'en ai envie, en Vendée pourquoi pas et précisément dans l'île de Noirmoutier que ni l'un ni l'autre ne connaissons et où les bons hôtels s'ouvrent l'un après l'autre, dans ce printemps précoce. J'aurai de plus l'occasion de conduire à nouveau ma petite voiture si Antoine me la prête. Antoine prétend que l'hôtel d'Elbée tout récemment rénové est le plus confortable des gîtes de l'île et que dans une suite spacieuse je pourrai y poursuivre l'écriture de mon essai sur la psychiatrie au vingtième siècle en Europe. Je me souviens que vous aviez abandonné le projet d'écrire ce document tant les souvenirs de ce sujet vous paraissaient émouvants. Bien sûr, la mort de mon frère Louis me pousse à écrire mes conflits d'alors avec les journalistes, les policiers et les psychiatres. L'effondrement du couple de mes parents m'a accablée, mais je suis sûre d'avoir le recul nécessaire pour en parler enfin. Relater tout ce que, dès mon adolescence, j'ai accumulé de connaissances sur la folie, la soumission, la culpabilité et les rejets des familles, l'intolérance de la société, les errements théoriques, les traitements sadiques, et aussi, heureusement les gestes d'humanité de quelques-uns des soignants. J'ai eu le plaisir de vous rencontrer dans mes stages d'études, parfois de travailler avec vous, d'aller en votre compagnie à des colloques et des congrès, de connaître vos travaux de les traduire parfois en anglais et en allemand. J'ai aussi corrigé les erreurs de syntaxe de certains de vos textes. Pour toutes ces raisons, je suis sûre que je saurai dans le livre dont j'ai déjà soigneusement rédigé le plan et les chapitres essentiels intéresser un large public. Venir vous présenter mon mari si vous acceptez de vous joindre à nous dans l'un des bons restaurants de l'île et obtenir vos conseils me serait très précieux. Il paraît que vous avez une femme charmante, très implantée dans l'île. Elle pourra, je l'espère, partager nos rencontres et nos repas durant notre séjour. Antoine a retenu une suite à l'hôtel du général d'Elbée entre le 2 avril et le 16. Vous pouvez bien sûr, nous joindre d'ici là si vous n'êtes pas disponible maintenant, à moins que vous ne désiriez pas nous voir. J'ose croire que votre santé reste bonne et que la maladie ne pourra pas être la cause d'un refus de nous voir.

Bien respectueusement Marie-Charlotte. »

« J'ai suppléé à votre faible connaissance de l'anglais et de l'allemand lors de colloques et congrès. Cette tâche m'a permis de rencontrer et de dîner avec des psychiatres étrangers remarquables dont Arnold Searles. »

Cette lettre m'a plus amusé encore qu'elle ne m'a surpris. En quelques jours, je me suis réconcilié dans ma tête avec cette délicieuse auteure, fruit de mon imagination. À plus de soixante ans, elle en paraissait quarante. Marie-Charlotte raconte, une fois de plus, que mon père était membre, après son beau-père, du conseil d'administration de l'asile. Mon grand-père, mort lorsque j'avais six mois, était député de gauche et chrétien (espèce rare), et ami de Bernard Honorat, créateur avec lui de la Cité universitaire internationale. L'un après l'autre fut membre du conseil de gestion de l'asile. Mon père allait assez fréquemment voir le directeur, l'économe, les fermiers, les artisans de ce gros village dans la forêt, reconstruit au milieu des arbres qui cachaient déjà leurs mutilations. Seul à la maison pendant les périodes scolaires où mes sept aînés étaient pensionnaires, je me glissais souvent dans sa voiture lorsqu'il partait ici où là pour ses fonctions d'agriculteur ou d'administrateur.

J'avais six ans, mon père espérait n'avoir pas à discuter longtemps, mais il m'a autorisé, dans une des rues de l'hôpital, à marcher ou courir sans m'éloigner de l'auto. C'est ainsi que, hors des gens du village et des membres de ma très nombreuse famille composée d'adultes et d'adolescents, je fis connaissance de mon premier ami, dont la silhouette était à la fois bonhomme et élégante. J'étais curieux et sujet à l'ennui lorsque je n'avais rien à faire. Dans une bordure d'arbustes, ce monsieur a fait pour moi, en ramassant les brindilles, un cheval de bois de quelques centimètres. De sa poche, il a sorti un tube de colle à bois et une lime à ongles. Il me parlait tout en travaillant avec une dextérité phénoménale. Je ne comprenais pas tout ce qu'il me disait, car il parlait en plus du picard, le polonais et un sabir proche de l'allemand que mes parents utilisaient parfois devant moi quand ils désiraient ne pas me voir les questionner sur la guerre d'Espagne et la montée du fascisme en Italie, du nazisme en Allemagne et les dérives sanglantes du communisme en Russie. Je disais, dans la ruelle de l'asile, à ce monsieur, que je ne comprenais pas tout ce qu'il me disait. Il ralentissait alors son débit de paroles, en fabriquant un cheval jouet, il me décrivit ceux, à demi sauvages de Silésie et la beauté des forêts de là-bas. Mon père est arrivé. Je lui ai présenté mon nouvel ami. Il a dit son nom, interminable, qui se terminait par *pruk* ou *prouk.* Il a salué profondément mon père et m'a donné le petit cheval. Lorsque nous sommes remontés en voiture, il nous a dit en souriant : *ze widzema, panie, mam nadzieje, ze zejesze.* Heureusement que Papa était là pour m'écouter, m'expliquer, me traduire. La fréquentation de mes nombreux petits copains, fils de paysans polonais, chassés par la famine en 1920 n'avait pas encore, sur le plan du vocabulaire été assez nutritive. Les mots que je savais par eux étaient les ordres de leurs parents et les injures des uns et des autres et n'étaient pas suffisants pour le comprendre. C'est lui qui a été à l'origine de ma facilité relative à comprendre le dialogue de mes patients, y compris dans les néologismes de leur psychose paranoïde.

Les longs mois de mon père, accusé d'espionnage, dans les camps allemands les plus rudes, avec les déplacements d'un endroit à l'autre tous les trois mois, lui avaient appris à communiquer avec des Polonais, des juifs d'Europe de l'Est, des Russes et avaient perfectionné son allemand, racontait Octave Antrau à son ami Octave Ceytou.

– J'ai eu la liberté de revoir mon seul ami pendant près de deux ans avant de partir, tout fier, en pension à mon tour. À la même époque, dans notre petit village, habitaient une gardienne de l'asile et un gardien dont le frère était dément précoce. Lorsque le chien de la petite ferme où tous deux étaient nés était hargneux, cela signifiait que le malade était en permission chez ses parents. Il m'était alors interdit dans mes pérégrinations de m'approcher de la petite ferme du village avec quelques vaches et quelques prés humides dans la vallée. Ce garçon malade, comme un cousin à lui séjournait tantôt à Prémontré, tantôt chez leurs parents. Ceux-ci auraient bien aimé qu'ils soient tous deux définitivement à l'asile où le moniteur fermier savait les amadouer, mais le séjour était cher pour les familles de petits fermiers et le retour à la maison évitait l'hypothèque de leurs terres. Peu d'autres choses me reliaient à l'univers de la folie. Mes nombreux oncles et tantes, mes nombreux cousins me paraissaient équilibrés. Pourquoi ne pas utiliser ce privilège pour venir plus tard en aide à ces malheureux ? Nous étions huit et je mettais toujours les vêtements qu'avaient portés avant moi mes aînés garçons. Maman, bonne couturière rafistolait les longueurs, les déchirures. Une partie de moi, le surmoi, applaudissait. Une autre, surtout après mon arrivée en pension, à mon tour, à huit ans se posait quelques questions, lorsque quelques camarades me traitaient de cul-terreux, de bouseux ou de péquenot. Mais la guerre est arrivée, légitimant les valeurs de mes parents, même si les colis d'œufs et de beurre que maman envoyait à ses sœurs et demi-sœurs parisiennes n'arrivaient qu'exceptionnellement à la bonne destination. La peur de retrouver les envahisseurs allemands se vivifia en Picardie.

– Continue l'histoire de ton apprentissage du métier, je la connais déjà, mais j'ai plaisir à t'entendre parler, cela me berce, dit Octave Ceytou.

– À Prémontré, parmi les plus compétentes des gardiennes se trouvait une religieuse de la communauté, Anglaise de l'Ulster. Elle devait avoir 35 ans quand j'ai fait sa connaissance. Elle s'est cachée là pendant toute la guerre de 39-45 tout en exerçant avec un talent remarquable son métier d'infirmière psychiatrique. Je me souviens d'elle, enfant ; d'elle pendant la guerre ; et d'elle pendant les deux ans et demi où j'ai exercé mon apprentissage, dans le service des 340 femmes internées là. Je la voyais aussi, toujours, dans les moments d'agitation pendant les journées de garde, un jour sur deux puisque nous étions deux seuls internes.

La Sœur Patricia a été, à son insu, ma meilleure enseignante du métier de psychiatre. Ce métier, me dit quelques années plus tard le docteur Sivadon, ne s'apprend pas dans les livres, il s'apprend très mal auprès d'un enseignant, aussi pédagogue soit-il. Je le répète avec tendresse, il s'apprend tout au long de la vie auprès de chacun des malades que le soignant a rencontrés. Et Paul Sivadon insistait : « Il n'y a pas de maladies mentales étiquetées par l'un ou l'autre de nos prédécesseurs, il y a des personnes souffrant de troubles affectifs et de troubles du cours de la pensée, tantôt, envahis par une angoisse de mort qu'ils ne savent pas décrire, tantôt ayant trouvé dans un comportement apparemment insensé un mode de guérison. »

L'attachement entre deux malades, dans ces asiles, par ailleurs si peu respectés, était plus fréquent que les soignants peu nombreux et peu attentifs ne pouvaient le reconnaître. C'est ce qui rendait, au sens noble du terme, pour les familles des pensionnaires de l'asile et pour les soignants embauchés dans les environs, le mot ***Asile*** tout à fait respectable.

Le docteur Ogliastri de Gentile faisait, presque chaque année, depuis la fin de ses études de médecine des voyages avec Mâle et S. Eliaschef. Il s'agissait pour ma femme et moi d'accepter, dans les délais les plus courts, un poste de psychiatre-résident, dans une clinique de plus de cent lits à Nogent-sur-Marne dont son ami Sylvain Eliaschef était propriétaire depuis le décès de Rachel Eliaschef qui avait patiemment acheté, pavillon de banlieue après pavillon de banlieue, un empire pour le second de ses fils. Quelques pavillons, dont certains fort jolis, dans un parc. Une rue traversait la maison de santé et la coupait en deux. De l'autre côté de cette rue, deux pavillons neufs. L'un, sur trois niveaux abritait une quarantaine de chambres d'isolement (des cellules) entre deux jardins ou plutôt des cours. Le second pavillon était réservé à une vingtaine de chambres pour les employées venues de Bretagne ou de Vendée. Tout l'établissement était d'une propreté et d'une sobriété monacales. Chaque matin, dimanche compris, nous devions tous être présents dans le bureau du patron, en cravate à huit heures trente. Sylvain Eliaschef n'embauchait aucune collègue femme. Grâce à notre soumission, nous étions assez grassement payés. Chaque jour, l'établissement était préparé à l'urgence. Il y avait toujours au moins une chambre disponible. Déplacer d'une chambre à l'autre l'un des patients pour libérer une seconde chambre de sûreté était fréquent. Le nombre des admissions chaque année avoisinait le millier. Les séjours étaient en effet presque toujours de courte durée. La préoccupation première du patron était la sécurité, en effet la proportion de patients qui nous étaient adressés en état dépressif profond avec des risques de suicide était considérable. Certains d'entre eux, connaisseurs experts de leur psychose mélancolique demandaient eux-mêmes à entrer pour la troisième ou quatrième fois à la clinique et attendaient que le bilan cardiovasculaire soit fait pour bénéficier d'une série d'électrochocs. Lorsqu'ils montraient une insomnie avec un syndrome maniaque délirant ou pas, ils étaient beaucoup moins vigilants à se soigner et écoutaient peu les conseils de leur entourage ou de leurs médecins traitants. Ceux d'entre eux qui se laissaient convaincre de venir à la clinique en accès d'excitation comme lors des poussées dépressives graves bénéficiaient du même traitement de choc. Ils repartaient moins d'un mois plus tard, paisibles, un peu abasourdis, pressés de reprendre leur travail sans plus de 5 jours de convalescence pour ne pas perdre leur congé d'été. Nous veillions à les encourager à reprendre très vite leurs activités professionnelles et familiales comme s'ils revenaient de vacances. Cette organisation des soins convenait aux cyclothymiques qui ainsi se désinséraient au minimum de leur vie sociale. Soignés pendant peu de temps, sans psychotropes abrutissants, la plupart d'entre eux retrouvaient leur compétence à la cordialité qui les rendait plus serviables, plus tolérants, plus joueurs avec leurs enfants s'ils en avaient. Mais ils oubliaient les crises de mélancolie suicidaires ou les accès d'euphorie débordante et de ce fait avaient bien du mal à prendre chaque jour l'un des trois médicaments de l'humeur efficaces et oubliaient, sauf s'ils avaient avec lui ou elle une relation d'attachement transférentiel positif plus solide que leur bien-être avec eux-mêmes, les rendez-vous mensuels indispensables. Cependant certains des usagers de la clinique prenaient l'habitude de venir se sécuriser chez Sylvain Eliaschef, dans leur chambre habituelle si elle était disponible, avec leurs infirmières, pendant deux ou trois semaines de leurs vacances. C'était bien souvent des célibataires. La clinique n'était jamais archipleine l'été et nous pouvions accueillir les urgences de toute la région parisienne. Le Dr Sylvain Eliascheff, lorsqu'il était là, supportait que ces hôtes bien portants de l'été ne bénéficient pas d'électrochocs sous curare et narcose, le traitement quasi systématique de son établissement. Sans soins codifiés par des actes en K, la rémunération de ces séjours permettait aux cliniques privées de rendre le rendement économique du séjour journalier des patients hospitalisés plus compatible avec une bonne gestion.

N'ayant pas oublié les bénéfices des cures de sommeil à traitement sédatif modéré, telles que j'avais eu à les contrôler chez le Dr Sivadon à Ville-Évrard, je suggérais à mon patron que nous en prescrivions, mais peu de chambres étaient suffisamment isolées des bruits extérieurs et Eliaschef n'aimait pas l'usage des médicaments, mes suggestions ne pouvaient se réaliser que rarement malgré l'appétit des déprimés pour ce genre de cures. Nous étions très vigilants à remplir, les uns pour les autres, et pour le suivi des séjours de nos habitués, des dossiers contrôlés ensemble au moins une fois par semaine, mais nous n'utilisions pas la nomenclature du patron. Les déments et les emmerdeuses que nous avions à éviter d'admettre dans l'un des 110 lits de la clinique. Les déments n'y avaient leur place que si une cure de 50 comas insuliniques leur était prescrite par l'un des notables de la neuropsychiatrie parisienne (le professeur Georges Heuyer, le professeur Michaux ou le docteur Marette par exemple et mes amis Bonis. Nous, les médecins résidents, à tour de rôle en pratiquions chaque matin un bon nombre. Ces traitements étaient les bienvenus pour les psychiatres qui nous envoyaient leurs patients à la louche. La docilité des patients était remarquable. Il était même souhaitable de les chérir dans leur accablement et de rire avec eux de l'exubérance euphorique de leurs accès maniaques sauf s'ils s'y montraient agressifs. Ils acceptaient l'isolement dans leur chambre sans téléphone ni courrier pendant les 10 premiers jours de leur séjour hospitalier beaucoup mieux que leurs familles qui venaient prendre de leurs nouvelles, confier aux infirmières des dessins de leurs enfants, des lettres et des gâteries, mais ils repartaient avec leurs fleurs interdites dans les chambres. Les familles se pressaient à l'entrée de la rue de Plaisance en tout début d'après-midi pour rencontrer l'un des médecins-résidents. Durant les 9 ans de mon apprentissage à la clinique de Nogent-sur-Marne, j'ai à deux reprises, pratiqué au patron sur son insistante demande 3 ou 4 électrochocs dont il éprouvait l'impérieux besoin. Il se savait cyclothymique et était très vigilant sur l'apparition de phases dépressives. Il l'était, malheureusement, un peu moins sur ses phases de suractivité au cours desquelles il montrait une impatience et une agressivité impulsive autant qu'inhabituelle vis-à-vis des salariés de sa clinique, médecins compris. Comme son impatience était par périodes très vive, il m'intimait avec beaucoup d'habile flatterie l'ordre de recevoir à sa place tel ou tel médecin du dehors venant visiter le patient qu'il nous avait confié, surtout si celui-ci était un notable de la profession. J'avais ordre aussi de recevoir tel ou tel visiteur notable. Parmi ceux-ci, Jacques Tati et son ami Achille Zavatta nous confiaient leurs collègues nécessiteux pour lesquels ils avaient constitué une bourse de solidarité. Tati interrompait le tournage de ses films lorsque l'un ou l'autre des membres de sa troupe se remettait à boire ou s'enfonçait dans un mal-être dépressif. Comme Berger avant moi, le médecin attitré à la tâche de soigner le patron était le plus âgé des adjoints. Il avait, pendant toutes les années de la guerre, géré les soins aux patients restés là. Ils étaient peu nombreux et une partie d'entre eux présentaient des états démentiels séniles, des syndromes hallucinatoires chroniques ou des paralysies générales syphilitiques.

Où était caché pendant l'occupation allemande Sylvain Eliaschef, son père ouvrier orfèvre qui n'avait jamais voulu apprendre à lire le français depuis son arrivée dans le Marais, sa mère ouvrière puis patronne d'un très célèbre atelier de fourrures, et ses deux frères, l'aîné et le cadet nés comme Sylvain dans le quartier du Marais, rue des Quatre-Fils peut-être ? Pas loin de Nogent-sur-Marne puisqu'il arrivait à nourrir sa famille avec les séjours et les électrochocs parfois, avant l'usage du curare et de l'anesthésie, dans sa clinique archipleine y compris d'officiers allemands. Plusieurs années après la dernière guerre, j'ai pratiqué moi-même des électrochocs chez tel ou tel malade de Prémontré désigné par ma cheffe de service. Je faisais ces soins ici ou là, accompagné d'un groupe de soignants. Les religieuses infirmières étaient parmi elles les plus habiles. Il fallait mettre dans la bouche du patient un fort morceau de tissu, immobiliser sa mâchoire, sa tête, ses bras et jambes, placer des deux côtés de son front des électrodes ressemblant à un casque d'écoute de la musique de maintenant. Mon rôle alors était de faire rouler, plus ou moins vite, une bille d'acier dans la rainure d'une planche équipée de fils de cuivre, provoquant le plus doucement qu'il était possible une crise d'épilepsie généralisée dont les secousses étaient contenues par le poids des assistants très expérimentés et par les chiffons dans la bouche serrée. Ce sont ces traitements de sismothérapie qui pendant les longues années de 1941 à 1945 avaient permis à mon patron Sylvain de supporter l'enfermement et l'isolement pour éviter les rafles et les dénonciations. La seule chose qu'il m'en ait dite est qu'il avait pu étudier, lire, se cultiver pour rattraper l'absence d'études classiques. Il avait fait sa médecine puis la psychiatrie sans le baccalauréat, mais avec le brevet supérieur de l'enseignement dit primaire. Sa considérable culture littéraire et sa plus remarquable encore culture musicale venaient, en plus de sa curiosité dévorante, de sa très grande mémoire. Sa curiosité ne le portait pas du tout vers les travaux philosophiques à la mode ni vers les livres d'auteurs de psychanalyse. Il avait été, entre les deux guerres, interne en psychiatrie à Sainte-Anne en même temps que Lacan et Mâle, mais toute sa sympathie allait vers le second avec lequel il avait beaucoup voyagé, parfois en compagnie de Louis Ogliatri de Gentile. Tous trois ont discuté de tout ce qui méritait leur curiosité commune. Pour Lacan, il n'avait qu'une hostilité profonde. Je me suis mis à la partager depuis les malencontres de ma rencontre prolongée avec lui avec un contrat dont il n'a, très vite, plus respecté les règles. Dès qu'elle le put, Rachel, la maman de Sylvain, acheta un à un dans les hauts de Nogent-sur-Marne des pavillons contigus avec de grands jardins. Elle fit abattre les clôtures et constitua un grand parc. Elle en fit pour lui une maison de retraite pour héberger les vieilles personnes des familles aisées et aussi les infirmes cérébraux. Sylvain devint médecin compétent en psychiatrie d'un petit empire de pavillons plus ou moins confortables, certains même presque luxueux. Un chef jardinier, Polonais, homme à tout faire, entretenait le parc à merveille. L'intendante-chef de cuisine partait avec lui aux halles dès l'ouverture du marché chaque jour. Rachel était la vigilante surintendante de cet empire jusqu'à sa mort. Pour honorer sa mère, Sylvain donna le prénom de Rachel à un pavillon de deux niveaux avec le confort parfait et surtout la sécurité des barreaux aux fenêtres, réservé aux patients les plus préoccupants. Aucun d'entre eux n'était officiellement sous un régime de tutelle, mais leurs familles acceptaient bien volontiers la privation de visites pendant les 10 premiers jours du séjour, l'absence de téléphone, sauf avec les médecins résidents et l'absence de courrier. Ces malades souffraient de mélancolies délirantes dramatiques avec des nuits successives d'insomnie absolue, ou au contraire éprouvaient une agitation fantaisiste et irrésistible qui les faisait fuir de chez eux, vider leurs comptes en banque, faire des achats et des dons inconsidérés, conduire à 160 à l'heure sur des routes départementales et repartir après une nuit d'insomnie dans une auberge, à 4 heures du matin, dans une direction imprévisible seule connue de leur inconscient délirant. L'un d'entre eux avec une extrême fierté me raconta qu'il venait d'étrangler un renard à mains nues. Celui-ci le trouvant accroupi dans son jardin, pyjama et cul nu le regardait avec une curiosité indécente. Oubliant ce qu'il était en train de faire, mon patient fut si prompt qu'il étrangla l'animal malgré ses efforts pour le mordre. Un autre, professeur agrégé vivant avec sa Maman, faisait de fréquents séjours pendant les congés scolaires. Il se tira une fois une balle dans le cerveau ; soigné, il arriva à la clinique en très bonne santé physique et mentale, mais aveugle. Sa Maman eut le droit de séjourner, sur un lit de camp, avec lui. Elle lui faisait la lecture, l'habillait, le nourrissait. Ce patient revint lors des suivantes vacances scolaires. Aveugle, mais apparemment débarrassé de sa dangereuse cyclothymie. Il était infirme, à la merci des soins de sa mère, charmant infirme, mélomane et cultivé. Il avait droit chaque jour à un circuit d'une heure s'il faisait beau, dans la partie la plus odorisée du parc, au bras de sa mère. Le chef jardinier y veillait particulièrement. Seule la visite médicale quotidienne d'un des médecins, avec les droits de séjour que la sécurité sociale des enseignants n'osait pas refuser de payer, permettait à Eliaschef de l'accueillir. Ce dernier lui offrait, par solidarité de pathologie, des vacances.

Les familiers de ces patients dits maniacodépressifs prévenaient les gendarmes ou les commissariats habitués à un bon accueil à Nogent. Les employeurs, les amis, désespérés de cette agitation soudaine chez des cadres supérieurs ou des patrons très aisés, hommes ou femmes, mais surtout des hommes, suppliaient les cliniques psychiatriques de les accepter en urgence. Les familles, sidérées malgré les antécédents qu'ils avaient voulu oublier, restaient souvent passives et parfois terrifiées. S'ils arrivaient à Nogent, après un séjour de moins d'un mois chez le docteur Eliaschef, ils étaient le plus souvent heureux et tolérants à leur retour au boulot. Ceux d'entre eux qui faisaient des délires mélancoliques, persuadés d'être responsables d'un drame dont on parlait en Australie, qui se blessaient en tentant de se tuer pour se punir, malgré leur sincère cordialité après la crise, avaient souvent plus de mal à retrouver leur place s'ils n'appartenaient pas aux classes supérieures. S'ils avaient des blessures très apparentes au cou ou aux poignets, ils devaient ruser pour se les cacher à eux-mêmes et s'inventer des accidents de jardinage ou de voiture fantaisistes. Un professeur agrégé d'histoire vivant célibataire auprès de sa mère faisait de fréquents accès mélancoliques. Le dernier s'est achevé avec une balle de revolver derrière son oreille droite. Il put être tiré d'affaire, la balle retirée de son lobe temporal gauche. Quelques semaines plus tard, aveugle, il retrouva toute sa lucidité et reprit son travail aidé de sa canne blanche, de son sourire et de la sollicitude de sa mère. Sa mère lui devint d'autant plus nécessaire. Ils allaient plus souvent qu'auparavant aux concerts, parfois même au cinéma et tous deux venaient faire chambre commune sans justification médicale dans leur clinique habituelle en Bretagne, comme auparavant, mais ne venaient qu'un mois aux vacances scolaires.

Antrau se parlait à lui-même :

– Il y avait à nouveau des désagréments dans ma tête. Mon cou était si raide ! Apparemment, je m'en suis bien tiré. Je suis manifestement dans une belle chambre d'hôpital, mais où ? Un médecin est rentré dans notre chambre sans nous dire bonjour et dit à voix haute et péremptoire : « Il n'y a rien de nouveau pour ces deux-là ? La pleurésie de l'un, l'obstruction progressive des bronches de l'autre ne légitiment plus leur présence ici. Il va falloir reprendre contact avec leurs médecins et leurs familles ! », a-t-elle dit à la plus mignonne des deux jeunes femmes qui la suivait. Le silence est retombé.

– Nos collègues ont droit à des excuses, m'a dit mon voisin. Ils nous savent vieux psychiatres et nous imaginent lacaniens de surcroît. Ce qui était enviable il y a 50 ans est devenu ringard. Nous autres ignorons les neurosciences. Nous avons aimé apprendre et tenté de comprendre la souffrance des malheureux dans les grands dortoirs de la Pitié ou de Cochin même si nous découpions sauvagement leurs symptômes en morceaux bien distincts les uns des autres. Les jeunes trouvent nos propos et nos écrits incompréhensibles. D'ailleurs maintenant, ne l'oublions pas, comme il y a 50 ans, les psychiatres restent des marginaux ou les derniers aux examens aux concours et examens qui nous ont aliénés durant sept ou dix ans. Vraiment, je suis heureux d'avoir échoué dans cette chambre auprès de toi. J'ai lu tes travaux plus sans doute que tu as lu les miens, mais je te sais bienveillant.

Ainsi mon voisin avait été psychiatre comme je l'avais été toute ma vie. Il ne disait pas de mal du métier qui avait été le sien pas plus que de ses collègues d'alors. J'avais ainsi la preuve que mon voisin de chambre, dont le nom, Ceytou, me disait vaguement quelque chose, n'avait dû appartenir à aucun moment à l'Association scientifique des psychiatres d'exercice privé, phalange d'individualistes notoires, amoureux de mythologie grecque et orientale, chacun en conflit avec toute la société sauf avec ses patients et au gré des réunions de travail avec les uns ou les autres de ses collègues. L'heure où ma femme, aidée d'une soignante, avec ses plâtres encombrants, devait me téléphoner, comme chaque soir depuis mon arrivée dans cette chambre, arrivait. C'est un bout de mon noyau psychotique, être heureux ici et malheureux de n'être pas là-bas. L'ambivalence est un virus qui traîne partout. Je pouvais lui raconter que ce voisin avait mon âge et qu'il portait un petit calot de laine de cachemire identique à ceux qu'achetait Zizi Jeanmaire en quintuple exemplaire, dans un joli petit magasin au moment des soldes, pour le crâne de plus en plus dégarni de son homme. Tous deux, chacun au bout de son fil, en riraient. Cela ferait un lien. Nous pourrions ensuite parler de choses et d'autres et remettre à demain les éclaircissements que cette venue dans ma vie de ce voisin, un peu jumeau, était en train de provoquer. Le téléphone a sonné. Accroché au mur, il m'était inaccessible. Inaccessible aussi pour mon voisin Ceytou. Mais la plus serviable des aides-soignantes est arrivée dans la chambre en courant silencieusement. Elle m'a tendu l'appareil en jetant un regard sur mon voisin. « J'espère, lui dit-elle, que l'échange téléphonique ne va pas vous déranger. Au besoin, bouchez-vous les oreilles ». Au bout du fil, ma femme s'étonnait de m'entendre lui parler si bas. Je lui ai expliqué que j'avais un voisin, discret et très sympathique, que je ne voulais pas importuner. « Un autre ? me dit-elle, ou toujours le même qui va et vient et que ta tête oublie ? » Elle me donna, sur ma demande, des nouvelles de ses fractures. La clavicule gauche était remise en place. Il n'y avait aucun bout d'os baladeur, mais les mobilisations kiné étaient encore tout à fait contrindiquées. Pour la cheville gauche, elle ne savait rien. Elle avait un plâtre qu'on lui avait dit à fenêtre. Sa jambe était très douloureuse, mais les soignants étaient très délicats. Un homme de belle allure, venant de l'assurance, lui avait rendu visite. Nous étions bien couverts par notre contrat, les torts étaient entièrement à l'adversaire qui l'avait reconnu. La rééducation risquait d'être longue ; les indemnisations aussi. Les soins pouvaient se faire à la maison, mais alors mon contrat ne jouait plus. Ma femme s'étonnait que je me souvienne de tous ces détails de papiers en oubliant l'essentiel de ce qui avait été important pour moi toute ma vie. Sans doute pourrais-je prolonger mon séjour en maison de convalescence, car elle ne m'imaginait pas apte à vivre seul en attendant son retour. Quoique discrète, la voix de mon épouse était audible pour mon voisin. J'ai écourté notre échange téléphonique autant que je l'ai pu, oubliant de demander, comme les jours précédents, des nouvelles des uns et des autres. Habituellement notre coup de téléphone quotidien durait près d'une demi-heure. Dès que j'ai reposé le téléphone, j'ai senti nécessaire de parler de mon sort. Je me suis senti obligé, du fait de la courtoisie de mon voisin, de lui expliquer ma situation actuelle. Je n'avais d'autre maladie que le cortège des maux de la vieillesse. Certes, j'avais une sinusite, une bronchite, une anémie assez sévère, quelques séquelles de trois infarctus, une artérite des membres inférieurs et des troubles digestifs douloureux, mais tout cela ne justifiait pas l'hospitalisation. Je pouvais tout à fait, attendre la mort tranquillement chez mon épouse en bénéficiant de sa vigilante tendresse. Mais un camionneur distrait lui avait coupé la route. Elle avait une voiture en moins, un mari sénescent au loin et des fractures en plus. Par chance, je me suis mis à tousser et à avoir de la fièvre. Le médecin m'a hospitalisé pour soins et bilan. La Mutuelle paie la chambre individuelle et nos enfants se mobilisent pour prendre soin de ma femme comme de moi à un bout et à l'autre de l'hôpital. Sommes-nous au Val-de-Grâce ? La ***faucheuse***, débordée par une nouvelle et méchante épidémie, nous avait, chacun de nous deux, oubliés. Comme je tiens obstinément à écrire un texte sur Folie et Tendresse, tout a été programmé pour que je profite de ces vacances et envoyer le texte aussitôt à l'éditeur.

– M'autorises-tu à t'aider ? Je vois tout un matériel sur la table qui va pouvoir écrire nos propos sans nous fatiguer. Je connais un bon secrétaire qui pourrait mettre ton travail, et le mien en complément, au propre. Le silence du monastère où nous sommes cloîtrés et enchaînés nous est propice. Qu'en penses-tu ?

J'étais ravi de l'offre de mon collègue Ceytou. L'ordinateur fut immédiatement rebranché, le gros micro semi-professionnel réinstallé entre les deux lits. Cependant, l'aide joyeuse de la jeune aide-soignante qui gérait le sort de la chambrée, fut cause, à l'arraché, qu'elle accepte, de la main à la main quelques billets de 20 euros. Elle avait dit tout de suite qu'elle s'ennuyait dans sa chambre loin de son village et de ses parents vendéens et qu'une rémunération ne lui était pas nécessaire. L'installation du matériel informatique devant lequel même Ceytou était stupide fut pour elle un jeu d'enfants.

– Vous avez la tête de deux joyeux conspirateurs, nous avait-elle dit, dès son arrivée dans notre chambre. Octave, pragmatique l'a informée de notre projet et lui a demandé si elle connaissait une secrétaire.

– Moi, bien sûr, si vous me faites confiance.

Et en quelques minutes tout avait été mis en place. Nous avions deux assistantes. Ces employées de l'établissement étaient entrées très discrètement. L'une, sans masque, cheveux volants sous un bonnet seyant a promené un thermomètre sur ma tempe.

– Bonjour, Monsieur, je suis une nouvelle aide-soignante comme ma voisine qui est auprès de votre voisin. Avez-vous des douleurs quelque part ? Avez-vous soif et faim ? Il y a dans le couloir du café au lait chaud et du thé. Cela vous tente-t-il ? J'ai reçu l'ordre de vous encourager à vous hydrater. Cela vous permettrait de vous débarrasser de la perfusion qui n'est plus utile.

– J'aimerais bien un demi-bol de thé non sucré !

– À moi aussi cela serait agréable, dit mon voisin d'une voix assez ferme, mais mélodieuse.

Silencieuses, les deux jeunes femmes quittèrent la chambre, fermèrent puis rouvrirent notre porte, sans bruit et nous proposèrent sur deux plateaux minuscules deux petites tasses et un gâteau sec.

– Voulez-vous de notre aide pour boire ?

– Merci, je boirai ce thé quand il sera moins chaud. Voulez-vous le poser près de moi ?

Les deux jeunes femmes sortirent en disant, l'une et l'autre : « À tout à l'heure, Messieurs. » Mon voisin et moi avions dit la même phrase en même temps. Mon voisin avait donc au moins un bras disponible et adroit. Il avait la même autonomie que moi. J'ai décidé de tourner la tête vers lui. Il me regardait lui aussi avec cordialité. Puis nous nous sommes l'un et l'autre réfugiés dans le silence pendant quelques minutes avant de nous emparer prudemment de nos petits bols.

– Le personnel est discret et délicat, me dit d'une voix douce mon voisin. Vous êtes ici depuis longtemps ?

– Je ne sais pas trop. Trois ou quatre jours, je suis arrivé ici sans avoir toute ma connaissance à la suite d'un accident de voiture.

Apparemment, je n'ai aucune lésion grave et je retrouve peu à peu ma lucidité, mais j'ai plus de 90 ans.

– Moi aussi. Est-ce un bel âge ou plutôt un naufrage ? J'ai aperçu tout un équipement électronique autour de vous. Vous êtes chercheur, écrivain ? Je vous prie d'excuser mon indiscrétion.

– Vous n'êtes pas indiscret ! Lorsque j'en ai l'énergie, je tente d'achever un texte sur lequel je m'acharne depuis 3 ou 4 ans. Il me semble que je suis contraint de ne pas mourir avant. J'en ai marre certains jours comme aujourd'hui. Chacun de mes quatre enfants se comporte avec moi comme un ange gardien. Chacun me stimule à sa façon et tente, enfin, de faire mon éducation.

Mon voisin ne fit aucun commentaire. Le silence réenvahit la chambre. À travers la porte vers le couloir le bruit de l'étage ne passait pas. Les aides-soignants ne s'interpellaient pas d'une pièce à l'autre comme dans les autres établissements de soins. J'étais stupéfait d'avoir peut-être laissé entendre à un inconnu que mes enfants m'importunaient. Dès leur enfance, leur maman et moi les considérions plus riches de charme et de qualités que chacun de nous.

Antrau, dans le silence de la chambre où il entendait à peine le souffle du sommeil de son voisin, se remit à se parler un peu fort. Il lisait sa biographie envoyée par Marie-Charlotte.

LE RÉCIT de MARIE-CHARLOTTE

Mon grand-père maternel est né en 1850, et est mort, jeune, en 1890. Je ne sais presque rien de lui. Il avait fait très tôt les Arts et Métiers à Chalons qui ne portait pas encore le joli nom de Chalons-en-Champagne. Mobilisé et sergent-sapeur en 1870, il fit sept mois de prison entre les mains des Prussiens. Puis il fut entrepreneur de construction de ponts et de tunnels grâce à son général qui avait remarqué son extrême talent de maître d'œuvre. Je ne sais que peu de choses de plus sur lui. Il avait sans doute deux frères et une sœur. Son grand-père était chef jardinier du beau château de Fontaine-Française, tout près de l'Abbaye et du vin célèbre de Bèze. Ni ma mère ni ma grand-mère ne me parlaient de lui. Je n'osais pas les questionner. Il avait construit avec ses compagnons des tunnels et des ponts dans les monts du Morvan entre Paris et la Suisse. Il était mort à la suite de ses blessures. Il tentait vainement de secourir ses compagnons dans l'éboulement d'un tunnel. Orpheline à moins de 4 ans, ma mère s'attacha particulièrement à élever son frère cadet, qui avec sa mère et sa sœur fut hébergé par le mari de sa tante maternelle, veuf lui aussi, et veuf de la sœur de Jeanne, ma gentille grand-mère. Celle-ci était tendre avec moi et n'avait que rarement l'obligation du redoutable dressage d'enfants si nombreux : huit cousins germains dans la ferme du frère de mon grand-père paternel. Ce troisième grand-père était prestigieux, député, catholique comme tous les Picards, mais de gauche comme beaucoup d'entre eux. J'avais six mois à sa mort, mais ma grand-mère me l'a bien fait connaître ! Il avait quatre filles et un seul fils. Lui et le jeune frère de ma mère étaient presque jumeaux. Tous deux, aviateurs pendant la Grande Guerre, moururent peu avant l'armistice aux commandes de leurs avions. Comment se seraient-ils partagé la ferme où je suis né ?

– Que marmonnes-tu, mon vieux collègue ?

– Je pense tout haut à mon sort, et je lis mes propres mémoires écrites par Marie-Charlotte. Vainqueurs en 1870, les Allemands furent à nouveau maîtres de la Picardie en 1914. Je pense à l'officier allemand qui fouettait ses élèves officiers, tous jeunes gens de 18, 20 ans. Ils se faisaient maltraiter sans broncher pour une chute de cheval ou une plainte de ma mère. Les Allemands occupaient la ferme de mon père et s'affairaient à la nettoyer. Cet officier nous appelait, nous les enfants, pour faire notre éducation de futurs sujets allemands. Sa tâche dans les semaines à venir était d'envahir l'Angleterre. Il nous en décrivait la stratégie dans un français plus correct que le nôtre. Je n'osais pas lui demander de me renseigner sur le sort de mon ami à l'asile de Prémontré. Celui-ci m'avait parlé aussi de l'Algérie où étaient nés quatre de mes cousins, à peine plus âgés que moi près de Tiaret. Comment le savait-il ? Il m'avait dit aussi plein de choses que je ne comprenais pas en poussant parfois des cris dont il s'empressait de me dire que je n'avais pas à en avoir peur. J'avais parlé de ces rencontres à papa qui me disait que Monsieur W était un peu fou, mais qu'il était gentil, faisait de jolies choses en bois avec ses mains et apportait les mauvaises herbes des couloirs aux lapins de la ferme de l'asile. À maman, je n'en avais pas parlé, pas plus qu'au lieutenant Souffa plus tard. Je n'ai plus revu mon ami dès que je suis allé, fièrement, dans une pension de très haut niveau à la suite de mes aînés. Il n'y avait personne pour me donner des nouvelles de mon ami. Je ne désirais pas révéler mon secret à mon père. Il y avait moins de personnes hébergées par l'asile, mais surtout il y avait nettement moins de gardiens.

– Moi non plus je ne sais presque rien de ma nombreuse famille, intervint Ceytou. Je n'ai pas connu mes ancêtres. Il me faut les inventer. Je n'ai pas connu ma mère. J'avais quelques mois lorsqu'elle a été emportée par une fièvre puerpérale. J'avais ma grand-mère, sa mère, qui m'a toujours accusé de l'avoir tuée. Il y a beaucoup de morts dans nos vies, comme dans la psychose. Dans la mienne je sais qu'il y a eu plus de haine que de tendresse, sauf la tendresse effacée de mon père et celle, fugitive aussi d'Amazigh, que j'appelais Miriam dans le secret de mes rêves, depuis que j'avais appris qu'Amazigh, ce prénom chantant et enchanteur signifiait, tout simplement, touareg. Tous nos malades ont été profondément blessés dans leur enfance. Nos blessures, nos failles, lorsque nous entrions en contact avec eux dans le but de leur porter des soins leur ont-elles été plus utiles que néfastes ?

Nous somnolions, Octave Ceytou et moi lorsqu'il commença de me confier un souvenir qui lui tenait à cœur. Ses conversations à travers une porte avec un adolescent violemment opposant, barricadé dans sa chambre. Une aide-soignante est venue nous prendre notre tension, sans frapper, sans courtoisie aucune. Elle était pressée, de médiocre humeur. Son attitude lui était inhabituelle. Le silence revint bientôt et Octave Ceytou commenta :

– Es-tu musicien ? Nous vivons toi et moi dans cette chambre une valse à quatre temps. Le premier où chacun de nous réfléchit ou croit le faire. Le second où le bruit du dehors nous bouscule. Le troisième où l'un ou l'autre reprend le fil de sa pensée à voix haute. Et le quatrième temps où nous dormons vraiment. J'ai mal tout autour de la poitrine. Je me sens très fatigué, mais la rencontre avec toi m'a redonné le besoin de vivre et ce besoin, grâce à nos bavardages m'a donné l'envie de penser et de dire, moi aussi, le mot tendresse. J'avais accepté de prendre soin d'un adolescent taciturne très doué et très précoce à l'école. Il a réussi très tôt le concours d'entrée aux Arts et Métiers de Paris, mais au moment de quitter la maison familiale, il s'enferma dans sa chambre, ne se nourrissant que la nuit. Malgré la tolérante bienveillance de ses deux parents, il refusa tout projet. Son père me sollicita. Pendant plus de deux mois, j'ai parlé à ce jeune invisible, à la porte de sa chambre close. Il me répondait parfois : « Vous perdez votre temps, vous ne pouvez pas comprendre. » J'avais, à ce moment-là, bien plus de travail qu'il m'en fallait, mais je sentais de l'autre côté de la porte une angoisse très émouvante, aussi ai-je décidé, deux fois par semaine, de m'installer sur une chaise confortable face à la porte fermée, rassuré d'entendre, très près de l'autre côté une respiration rapide et haletante, car il guettait ma venue. L'intervention des pompiers ou de la police m'aurait paru une violence risquant d'aggraver fort sa bouffée psychotique sans aucune alerte préalable. Ce patient fantôme était sûrement délirant, mais il ne disait rien qui puisse me faire tenter un petit bout d'échange. Le seul indice qui m'était fourni le fut par le fait que lui, qui jusqu'alors était sportif, se nourrissant bien, sans conflit avec ses parents, admiré par son jeune frère, tout à coup s'était mis à refuser la nourriture que cuisinait sa mère. Elle laissait à sa porte le plateau auquel elle le suppliait de goûter. Il ne mangeait, dans la nuit, que des conserves descellées par lui et de l'eau minérale encapsulée. Un matin, il ouvrit brutalement sa porte et me jeta par terre avec ma chaise. Il se précipita dans les toilettes où je l'entendis se faire vomir. Il revint assez vite, le visage mouillé de s'être rafraîchi, et me proposa de pénétrer dans sa chambre assez bien ordonnée. « Je n'ai plus besoin de vous, convoquez ma mère. Essayez d'obtenir d'elle qu'elle se soigne. Moi, je pars dès que possible à mon foyer de la Cité-U pour entreprendre les cours des Arts et Métiers. J'ai compris votre présence. J'ai rêvé avant-hier que vous étiez collé à moi comme une nourrice, une bonne nourrice. » Antrau se souvint d'avoir lui aussi vécu, sans la comprendre, une histoire un peu semblable. Dans l'un et l'autre cas, les deux chambres s'étaient ouvertes comme se casse la coquille d'un bébé oiseau tout neuf.

Après un long silence, Ceytou reprit :

– Si, par hasard, moi avec ma pleurésie silencieuse, mais tenace, je devais être le premier de nous deux à mourir, ouvre mon portefeuille. Il contient deux très belles et surtout très précieuses photos. L'une, c'est la seule que j'ai de ma mère. Ma grand-mère a tout détruit des albums que mon père avait constitués et des petites photos d'identité. J'ai appris, très longtemps après, que le poêle du salon, pendant des heures, a brûlé tous les documents que cette garce a pu trouver alors qu'elle n'était que depuis quelques jours chez mon père pour s'occuper de moi. Maman était mourante dans la chambre à côté. Mes frères et sœurs aînés étaient hébergés volontiers chez des camarades de classe parce que mon père était aimé de tout le monde sauf de sa belle-mère.

– Et pourquoi était-il si aimé ? Un directeur d'école, surtout d'une grosse école, a toujours des conflits avec l'une ou l'autre des familles, l'un ou l'autre des instituteurs. L'un ou l'autre des conseillers municipaux.

– Lui, pas ! Dans mon souvenir, mon père était un homme respectueux de tous et de tout. Il ne pouvait pas en vouloir à ma mère d'être morte si tôt après ma naissance. Elle et lui m'avaient beaucoup désiré, selon les dires de tout le monde sauf ceux de ma grand-mère. Il ne pouvait pas en vouloir à l'orage qui a précipité sa voiture dans le fossé alors qu'on venait de l'avertir que l'état de santé de sa femme s'était brusquement aggravé. Il ne pouvait pas en vouloir à sa femme, pressentant sa mort prochaine, de vouloir rester avec son bébé auprès d'eux deux. Il ne pouvait pas en vouloir à sa belle-mère qui se sentait volée par lui. Il avait arraché par amour une fille unique adorable et soumise.

Depuis que toi et moi nous causons, nous en venons à découvrir que peut-être la bonté de cœur, reconnue par tout le monde, n'est que colère enfouie. Une colère si violemment refoulée : le désir d'assassiner sa belle-mère qui est venue tout régenter chez lui depuis qu'il s'est retrouvé veuf, père de huit enfants dont l'aînée avait 16 ans et le dernier quelques semaines. Exaspérés, mais non solidaires dans leur exaspération contre une grand-mère méchante et tyrannique, mes aînés n'ont sans doute pas su créer un noyau familial positif. Ma naissance et la mort de sa femme avaient contraint mon père à appeler au secours une belle-mère furieuse d'être là où sa fille avait été assassinée. Heureusement ma sœur aînée, les employées au ménage étaient paisibles et tendres avec moi.

– Merci de la confiance avec laquelle tu me parles de toi. La blessure de n'avoir eu que des relations infimes petit bébé-maman a assurément été redoutable pour toi, or c'est ce qui crée la compétence à vivre au grand jour le besoin et la compétence à dire sa tendresse. Je croyais pourtant que tes aînés et toi aviez vécu dans l'école-caserne et triste une fratrie solidaire.

– Oui, mais mes frères et sœurs malgré tout ressentaient que moi, après eux, j'étais en trop, et me le faisaient souvent lourdement sentir. Mais avec Papa, toujours, ou l'un ou l'autre me défendait. J'ai eu cette chance. De même sur l'obsession de laideur que je portais en moi. Sur cette laideur qui confirmait ma méchanceté, selon ma grand-mère, ils me foutaient la paix. Dans les BD qu'avaient lues mes aînés, il y avait toujours un bon élève antipathique, chouchou de l'institutrice, moche comme un pou et binoclard. Moi, j'avais une très bonne vue de tout près comme de loin, malgré le fait que j'étais sûr de loucher. Lorsque je me suis présenté à l'école navale de Bordeaux, bien différente alors de ce qu'elle est devenue, je n'étais pas capable de comprendre que cet aveuglement était le mien. Est-ce cette douloureuse ambivalence qui m'a fait aimer mon travail de psychiatre, car les infortunés dont le sort me peinait m'ont renvoyé les signes d'attendrissement que je leur adressais, désolé par mon impuissance à les soigner ? Les membres de ma famille, sauf mon père parfois, étaient trop lâches pour me montrer une quelconque bienveillance face à ma cruelle grand-mère, dans son délire acharné contre moi. Solidaire des fous, face à la société et à leurs familles, je n'imaginais pas, moi non plus, pouvoir par mon mouvement de tendresse vers eux participer à une démarche de soignant. C'était affolant d'entendre ma grand-mère confondre obstinément laid et mauvais. Ma mère, que je ne connaissais que sur de très rares photos, était pour l'éternité, aux yeux de sa mère, merveilleusement belle et donc merveilleusement bonne. Moi seul, en venant au monde, j'avais détruit cette merveille. Tous les deux, les Octave, nous sommes au bout de notre chemin et nous pouvons pourtant nous tendre la main avec amitié. Tu me montres même plus de respect que de compassion, tu es un être bizarre. Du moins, j'ai envie de te considérer comme cela. C'est peut-être ton égarement, celui qui t'a conduit à aimer ces gens-là, qui leur a permis parfois de retrouver, auprès de toi, le paradis sur terre. Je t'ai entendu parler de la sœur Patricia. Moi, on m'a appris dans ma famille à rire de ces déguisements de curés et de grenouilles de bénitier et de leur hypocrisie. Ma grand-mère et mon père étaient d'accord là-dessus. C'était si rare de les voir d'accord que j'étais aussi complice de leurs convictions. Certain d'être répugnant de laideur, bien plus que Quasimodo.

Octave Antrau s'était étonné que la gouvernante de celui-ci se soit manifestée si peu auprès de cet hôte qu'elle avait hébergé si longtemps avec patience pendant ses longues périodes de silencieuse tristesse auprès d'elle. Toujours dans son jardin ou dans sa cuisine, elle thésaurisait sans but une pension assez grasse de veuve et une pension généreuse de son locataire. La logeuse avait l'âge de l'aînée des nièces du psychiatre. Celle-ci était morte jeune, peu après son mari, instituteur comme elle, de tuberculose. Le couple n'eut pas d'enfant. Ces neveux étaient les seules personnes de sa nombreuse famille que Ceytou, psychiatre de cette famille d'accueil, avait tendrement fréquentées. Le mari mourut tôt, dans leur petite ferme avec quelques chèvres tout à fait paisibles. Les locaux d'habitation se prêtaient à des aménagements confortables. Lorsque le malade devint trop lourd à traîner, Ceytou, amoureux de la nature et surtout de la solitude allait souvent visiter le malade en séjour prolongé dans le couple. Devenue seule, cette gentille fermière ne pouvait plus héberger le malade sénile, croupissant chez elle. Le docteur Ceytou proposa de s'installer à sa place dans sa spacieuse maison de ferme. La dame était encore accorte. La fermette était très aménageable. Tout au long de son séjour de travail à Ainay, il avait vécu, en pension, chez les uns ou les autres des paysans, des artisans ou des infirmiers. Il s'y conduisait comme un grand-père bienveillant et casanier. Il entretenait cependant sa modeste 303 tout seul dans son atelier. Parfois, il partageait l'hébergement avec un des aliénés habitué à une civilisation modérée.

Parfois, l'un de ceux-ci préférait dormir dans la paille de la bergerie parce qu'il aimait la compagnie des bêtes, trayait les brebis et allait avec ses hôtes vendre sur les marchés du lait cru et d'excellents fromages.

– Nous allons bientôt, soit nous séparer, Octave, soit être malgré nous être séparés l'un de l'autre. Il nous reste pourtant bien des choses à partager !

– Quoi donc, Octave ? ».

– Je ne t'ai pas parlé du sort de Robert. Jeune encore, il paraissait un vieillard parce qu'il refusait de mettre un dentier dans sa bouche édentée. Te souviens-tu de ce psychotique, qui parfois quittait Dun-sur-Auron pour retrouver le triste atelier de ses parents, en permission ? Sa mère me téléphona un soir où son fils, une fois de plus, voulait égorger la chienne ? Je lui ai dit de les isoler l'un de l'autre. Elle me répondit : « Mais vous savez bien que cette chienne pour laquelle Robert passe de l'amour à la haine est une représentation de moi, c'est moi qu'il veut tuer ! »

Une embolie cérébrale vint à bout de la force physique et du caractère tenace de cette femme. Robert choisit de s'installer dans une maison de retraite en compagnie de son vieux père à qui pourtant il ne parlait plus depuis des mois. L'héritage était confortable, mais Robert préféra partager la chambre d'un vieux monsieur artiste, plutôt que de partager la chambre de son père ou de se replier dans la solitude d'une chambre individuelle. Il se remit à dessiner, à peindre, à encadrer ses tableaux. Il était si discret, lorsqu'on ne l'empêchait pas de fumer, que tout se passait bien pour lui. Je n'ai plus eu de nouvelles de lui et je n'en ai pas cherché.

– Moi, ce sont mes cauchemars qui réveillent tardivement mes souvenirs. Heureusement que tu es là, n'en pas parler me serait insupportable !

– Et Marie-Charlotte ?

– La Marie-Charlotte que tu as vue quelquefois a surtout existé pour moi dans mon imaginaire romanesque, et pourtant je suis attaché à elle. D'une part, grâce à elle, j'ai pu parler d'un fait divers terrifiant et scandaleusement évoqué par la Presse : l'accusation de meurtre d'une petite fille en pleine rue par un schizophrène clochardisé après une sortie prématurée de l'hôpital. Et plus gaiement, le mariage rocambolesque de Marie-Charlotte avec Monsieur Antoine Antoine. Celui-ci était probablement un réel lointain cousin de moi, dans ma famille maternelle. Enfin, Marie-Charlotte m'a permis d'évoquer l'affection que je porte à la Bretagne presque autant qu'à la Picardie.

Épilogue

Octave Ceytou, essoufflé, dit en riant :

– Notre bavardage si répétitif et désordonné ne nous permet plus de dire qui est qui entre toi et moi. Est-ce la vieillesse ou la proximité d'une réelle tendresse qui nous rend fusionnels ? Bénéfice collatéral, cette rencontre m'arrache à la morosité.

Les jours passent tout autour de la chambre, la femme d'Octave Antrau est guérie de ses fractures. La gymnastique avec le kinésithérapeute, beau et joyeux garçon martiniquais, l'a rajeunie. L'hôtesse de l'autre Octave est prête à l'accueillir à nouveau. Mais la santé du vieux monsieur s'aggrave. Sa pleurésie réputée ***a frigore*** nécessite des ponctions de plus en plus fréquentes. La mort va venir à bout de ces jours affectueux entre les deux hommes. Un soir, Ceytou s'endormit profondément, mais il avait demandé auparavant à Antrau de garder sa main dans la sienne. C'est ainsi qu'ils s'endormirent tous deux. Au réveil, Octave Antrau tenait toujours la main droite d'Octave Ceytou. Elle était déjà presque froide.

Le jour même du décès d'Octave Ceytou, la gentille épouse d'Octave Antrau vint chercher son mari comme il était convenu. Son retour chez sa logeuse et gouvernante avait été décidé pour la même date.

L'épouse d'Antrau arriva dans la chambre avec un brancardier. Elle était en pleine forme. Aucun pansement ne venait cacher ses jambes solides. Le repos contraint à l'hôpital, l'alimentation très modérée par la tristesse des repas qui lui avaient été proposés, une excellente coiffeuse, des soins de massage l'avaient encore rajeunie. Elle vint le chercher en ambulance pour poursuivre, clopin-clopant, tendrement, leur vie de tous les jours. La logeuse du docteur Ceytou portait le prénom d'Angèle. Il lui allait fort bien. Elle fut stupéfaite de se retrouver légataire universelle de son vieil hôte fort économe de sa retraite. Celui-ci lui avait laissé le loisir d'entretenir son jardin comme ils l'aimaient. Les œufs à la coque étaient cuits comme ils l'aimaient. Si les deux femmes des nonagénaires pensaient un peu moins à leurs hommes, elles avaient cependant créé l'une avec l'autre, par SMS, par téléphone, une intimité chaleureuse. Les villages des deux retraitées étaient proches. Angèle, âme servante sans aigreur, pétrie de tendresse tout au long de son existence, conduisait sa 4 L et faisait seule, pour le couple, ce que le vieillissement d'Octave les contraignait à ne plus faire ensemble. Toutes deux attendirent un jour de grand vent du nord, accompagnées de quelques infirmiers retraités, pour lancer dans le jardin les cendres d'Octave Ceytou, selon ses discrets désirs. Iraient-elles, portées par le vent, aux dunes du Sahel, au-delà d'Erfoud, ou plus loin dans le beau désert des Touaregs ?

Table des matières

Structures éditoriales du groupe L'Harmattan

L'Harmattan Italie
Via degli Artisti, 15
10124 Torino
harmattan.italia@gmail.com

L'Harmattan Hongrie
Kossuth l. u. 14-16.
1053 Budapest
harmattan@harmattan.hu

L'Harmattan Sénégal
10 VDN en face Mermoz
BP 45034 Dakar-Fann
senharmattan@gmail.com

L'Harmattan Cameroun
TSINGA/FECAFOOT
BP 11486 Yaoundé
inkoukam@gmail.com

L'Harmattan Burkina Faso
Achille Somé – tengnule@hotmail.fr

L'Harmattan Guinée
Almamya, rue KA 028 OKB Agency
BP 3470 Conakry
harmattanguinee@yahoo.fr

L'Harmattan RDC
185, avenue Nyangwe
Commune de Lingwala – Kinshasa
matangilamusadila@yahoo.fr

L'Harmattan Congo
67, boulevard Denis-Sassou-N'Guesso
BP 2874 Brazzaville
harmattan.congo@yahoo.fr

L'Harmattan Mali
ACI 2000 - Immeuble Mgr Jean Marie Cisse
Bureau 10
BP 145 Bamako-Mali
mali@harmattan.fr

L'Harmattan Togo
Djidjole – Lomé
Maison Amela
face EPP BATOME
ddamela@aol.com

L'Harmattan Côte d'Ivoire
Résidence Karl – Cité des Arts
Abidjan-Cocody
03 BP 1588 Abidjan
espace_harmattan.ci@hotmail.fr

Nos librairies en France

Librairie internationale
16, rue des Écoles
75005 Paris
librairie.internationale@harmattan.fr
01 40 46 79 11
www.librairieharmattan.com

Librairie des savoirs
21, rue des Écoles
75005 Paris
librairie.sh@harmattan.fr
01 46 34 13 71
www.librairieharmattansh.com

Librairie Le Lucernaire
53, rue Notre-Dame-des-Champs
75006 Paris
librairie@lucernaire.fr
01 42 22 67 13

www.ingramcontent.com/pod-product-compliance
Lightning Source LLC
LaVergne TN
LVHW011314061026
849535LV00005B/1556